AF721395

Kontaktadresse nach EU-Produktsicherheitsverordnung:
produktsicherheit@fischerverlage.de

»Dieses Buch«, so schrieb Foucault im Nachwort, »ist ein Versuch, in dem so verworrenen, so wenig und so schlecht strukturierten Bereich der Ideengeschichte zu einer Methode zu gelangen.« Diese Methode, die Foucault als eine »Archäologie« der Humanwissenschaften begriff, operiert hier auf scheinbar schmaler historischer Basis: die Geschichte der Medizin an der Wende vom 18. zum 19. Jahrhundert. Es ist dies nicht nur die Epoche der Aufklärung und der Französischen Revolution, sondern auch eines dramatischen Wandels des menschlichen Selbstbildes, der zuallererst in der Medizin zu greifbaren Konsequenzen führt. Die Neuorganisation des Spitalwesens, die Entstehung der modernen Klinik und ihre Abkoppelung von den ärztlichen Praxen, die systematische Untersuchung von Leichnamen und die daraus resultierende pathologische Anatomie, die Entschleierung des Körperinnenraums und die neuen ärztlichen Fachsprachen – all dies entziffert Foucault als Anzeichen eines grundlegend neuen, rationalen Umgangs mit Krankheit und Tod. Die Krankheit ist nicht mehr das »Unheil« schlechthin, sondern ein endliches, körperliches Netz von Symptomen, das der ärztliche Blick leidenschaftslos freilegt. Der Tod ist nicht mehr metaphysischer Abgrund, sondern eine dem Körper inhärente Möglichkeit. Indem so die Medizin dem Menschen einen Spiegel radikaler Endlichkeit andauernd vorhält, rückt sie an einen zentralen Ort im System der Humanwissenschaften.

Michel Foucault (1926–1984) hatte von 1970 bis zu seinem Tod den für ihn eingerichteten Lehrstuhl für Geschichte der Denksysteme am Collège de France inne.
Im Fischer Taschenbuch Verlag ist ferner lieferbar: *Die Ordnung des Diskurses* (Bd. 10083).

Unsere Adressen im Internet: www.fischerverlage.de
www.hochschule.fischerverlage.de

MICHEL FOUCAULT

Die Geburt der Klinik

Eine Archäologie des ärztlichen Blicks

Aus dem Französischen von Walter Seitter

FISCHER Taschenbuch

FISCHER WISSENSCHAFT

11. Auflage

Lizenzausgabe mit freundlicher Genehmigung
des Carl Hanser Verlags, München
Die französische Originalausgabe erschien unter dem Titel:
›Naissance de la Clinique‹,

Druck und Bindung: BoD – Books on Demand GmbH,
Norderstedt, Germany
ISBN 978-3-596-27400-0

Inhalt

Vorrede

In diesem Buch ist die Rede vom Raum, von der Sprache und vom Tod. Es ist die Rede vom Blick.

Um die Mitte des 18. Jahrhunderts behandelte und heilte Pomme eine Hysterikerin, indem er sie »zehn Monate hindurch jeden Tag zehn- bis zwölfstündige Bäder« nehmen ließ. Am Ende dieser Kur gegen die Hitze, welche die Austrocknung des Nervensystems bewirkte, sah Pomme »Hautteile, die durchnäßten Pergamentstücken glichen ... sich unter leichten Schmerzen ablösen und jeden Tag im Urin abgehen. Der Harngang der rechten Seite häutete sich und ging auf demselben Wege ganz ab.« Ebenso war es »mit den Gedärmen, die sich zu einer anderen Zeit von ihrer inneren Tunika lösten, welche wir durch den Mastdarm abgehen sahen. Die Speiseröhre, die Luftröhre und die Zunge häuteten sich gleichfalls. Die Kranke gab mehrere Stücke durch Erbrechen oder durch Schleimauswurf von sich.«[1]

Und weniger als hundert Jahre später sieht ein Arzt eine anatomische Läsion des Gehirns und seiner Hüllen auf diese Weise: es handelt sich um »falsche Membranen«, die man häufig bei Personen mit »chronischer Gehirnhautentzündung« findet. »Ihre äußere Oberfläche, die auf der Spinnwebenhaut der harten Hirnhaut aufliegt, ist mit dieser Haut manchmal sehr locker verbunden, so daß man sie leicht trennen kann, manchmal aber sehr fest und eng, in welchem Falle sie nur schwer abzulösen ist. Ihre Innenseite berührt die Spinnwebenhaut lediglich, ohne eine Verbindung mit ihr einzugehen ... Die falschen Membranen sind häufig durchsichtig, besonders wenn sie sehr dünn sind. Aber gewöhnlich haben sie eine weißliche, gräuliche oder rötliche, seltener eine gelbliche, bräunliche oder schwärzliche Farbe. Oft weist die Färbung auch verschiedene Nuancen auf, je nach den Teilen der Membran. Die Dicke dieser zufälligen Bildungen variiert ebenfalls sehr stark; manchmal sind sie so dünn, daß man sie mit einem Spinnengewebe vergleichen könnte ... Auch die Organisation der falschen Membranen ist in sich sehr verschieden. Die dünnen sind speckhäutig, ähnlich den Eiweißhäutchen und ohne eigene deutliche Struktur. Die anderen zeigen häufig auf einer Seite Spuren von sich kreuzenden und unterlaufenen Blutgefäßen. Oft sind sie mit überein-

[1] P. Pomme, *Traité des affections vaporeuses des deux sexes* (4. Aufl., Lyon 1769), Bd. I, S. 60—65.

andergelegten Blättern zu vergleichen, zwischen denen mehr oder weniger entfärbte Blutgerinnsel liegen.«[2]

Zwischen dem Text von Pomme, der noch einmal die alten Mythen der Nervenpathologie aufgreift und variiert, und demjenigen von Bayle, der in einer noch immer gültigen Weise die Gehirnläsionen der allgemeinen Paralyse beschreibt, ist der Unterschied winzig und total. Für uns ist er total, weil jedes Wort von Bayle in seiner qualitativen Präzision unseren Blick in eine Welt konstanter Sichtbarkeit führt, während der vorausgehende Text, der sich auf keine Wahrnehmung stützt, für uns die Sprache von Phantasmen spricht. Aber welche fundamentale Erfahrung kann diese Unterscheidung begründen, und zwar vor unseren Gewißheiten — dort, wo diese Gewißheiten entstehen und sich rechtfertigen? Wer kann uns versichern, daß ein Arzt des 18. Jahrhunderts das nicht sah, was er sah? Daß aber einige Jahrzehnte genügten, damit die phantastischen Gestalten sich zerstreuten und ein befreiter Raum die Gliederung der Dinge frei vors Auge kommen ließ?

Es hat keine »Psychoanalyse« der medizinischen Erkenntnis* und auch kein spontanes Aufbrechen der Einbildungen gegeben. Die »positive« Medizin ist nicht diejenige, die über die Objektivität selber eine »Objektwahl« getroffen hat. All die Mächte eines visionären Raumes, in dem Ärzte und Kranke, Physiologen und Praktiker miteinander kommunizierten: gespannte und verdrehte Nerven, brennende Trockenheit, verhärtete oder verbrannte Organe, Neugeburt des Körpers im wohltätigen Element des Wassers — diese Mächte sind nicht verschwunden; sie sind vielmehr verlegt worden: eingeschlossen in den individuellen Kranken gehören sie nun zur Region der »subjektiven Symptome«, die für den Mediziner nicht mehr die Weise der Erkenntnis, sondern die Welt der zu erkennenden Gegenstände definiert. Das phantastische Band zwischen dem Wissen und dem Leiden ist nicht gerissen, es ist vielmehr noch komplexer geworden als es die bloße Transparenz der Imaginationen sein konnte. Die Anwesenheit der Krankheit im Körper mit seinen Spannungen und Verbrennungen, die stumme Welt der Eingeweide, die ganze schwarze Innenwelt des Körpers, die von augenlosen Träumen bebildert wird — sie werden vom reduzierten Diskurs des Mediziners in ihrer Objektivität bestritten und zugleich als Objekte für seinen positiven Blick begründet. Die Gestalten des Schmerzes sind nicht zugunsten einer neutralisierten Erkenntnis verbannt; sie sind in dem Raum, in dem sich die Körper und die

[2] A.-L.-J. Bayle, *Nouvelle doctrine des maladies mentales* (Paris 1825) S. 23 f.

* Anspielung auf G. Bachelard, *La formation de l'esprit scientifique*. Contribution à une psychanalyse de la connaissance objective. 6. Aufl. Paris 1969. (Anm. d. Ü.)

Blicke kreuzen, zu einer neuen Verteilung gelangt. Geändert hat sich die stumme Konfiguration, auf der die Sprache aufruht, das Verhältnis zwischen dem, was spricht, und dem, wovon gesprochen wird.

Und die Sprache selber: von welchem Augenblick an, durch welche semantische oder syntaktische Veränderung ist sie zu einem rationalen Diskurs geworden? Welche entscheidende Linie trennt eine Beschreibung, die Membranen als »durchnäßte Pergamente« schildert, von jener anderen nicht weniger qualitativen, nicht weniger metaphorischen, die über den Gehirnhüllen so etwas wie Eiweißhäutchen ausgebreitet sieht? Haben die »weißlichen« und »rötlichen« Blätter von Bayle für einen wissenschaftlichen Diskurs einen anderen Wert, eine größere Dichte und Objektivität als die verhärteten Blätter, die die Ärzte des 18. Jahrhunderts beschrieben haben? Ein etwas ängstlicherer Blick, ein langsameres und besser auf die Dinge gestütztes Protokollieren, mannigfache und gelegentlich etwas verworrene Epitheta — ist das nicht einfach das Weiterwuchern eines Stiles der medizinischen Sprache, der seit Galen über das Grau der Dinge und ihrer Formen Teppiche aus Qualitäten gespannt hat?

Um die Mutation des Diskurses in dem Moment zu erfassen, da sie sich vollzogen hat, muß man zweifellos etwas anderes befragen als die thematischen Inhalte oder die logischen Modalitäten. Man muß sich jener Region zuwenden, in der die »Dinge« und die »Wörter« noch nicht getrennt sind, wo die Weise des Sehens und die Weise des Sagens auf der Ebene der Sprache noch eins sind. Man wird die ursprüngliche Verteilung des Sichtbaren und des Unsichtbaren befragen müssen, wo sie mit der Teilung zwischen dem sich Aussprechenden und dem Verschwiegenen zusammenhängt. Dann wird in einer einzigen Figur zum Vorschein kommen, wie sich die medizinische Sprache und ihr Objekt ineinander fügen. Einen Vorrang gibt es nur für eine rückblickende Frage; ein unparteiischer Blick vermag nur die sprachliche Struktur des Wahrgenommenen zu erfassen, jenen *vollen* Raum, in dessen *Höhlung* die Sprache ihr Volumen und ihr Maß findet. Man muß sich ein für alle Mal auf die Ebene der fundamentalen *Verräumlichung* und *Versprachlichung* des Pathologischen begeben, also dorthin, wo der beredte Blick, den der Arzt auf das giftige Herz der Dinge richtet, entsteht und sich sammelt.

Die moderne Medizin hat selber ihr Geburtsdatum in den letzten Jahren des 18. Jahrhunderts angesetzt. Sobald sie über sich selber reflektiert, identifiziert sie den Ursprung ihrer Positivität mit einer Rückkehr von der Theorie zur wirksamen Bescheidenheit des Wahrgenommenen. Tatsächlich beruht dieser angebliche Empirismus nicht auf einer Wiederentdeckung der absoluten Werte des Sichtbaren, nicht auf einer entschlossenen Abkehr von den Systemen und ihren Chimären, sondern auf einer Reorganisation jenes sichtbaren und unsichtbaren Raumes, der sich aufgetan hatte, als vor Jahrtausenden ein Blick beim Leiden der Menschen haltmachte. Die Verjüngung der medizinischen Wahrnehmung, das Hellerwerden der Farben und der Dinge unter dem Blick der ersten Kliniker ist indessen kein Mythos; am Anfang des 19. Jahrhunderts haben die Ärzte beschrieben, was Jahrhunderte lang unter der Schwelle des Sichtbaren und des Aussagbaren geblieben war. Aber das kam nicht daher, daß sie sich wieder der Wahrnehmung zuwandten, nachdem sie allzulange spekuliert hatten, oder daher, daß sie nun mehr auf die Vernunft hörten als auf die Einbildungskraft. Das lag vielmehr daran, daß die Beziehung des Sichtbaren zum Unsichtbaren, die für jedes konkrete Wissen notwendig ist, ihre Struktur geändert hat und unter dem Blick und in der Sprache etwas hat erscheinen lassen, was diesseits und jenseits ihres Bereiches lag. Zwischen den Wörtern und den Dingen knüpfte sich ein neues Bündnis, welches das Sehen und das Sagen ermöglichte, und zwar manchmal in einem wirklich so »naiven« Diskurs, daß er auf einer archaischeren Stufe der Rationalität zu liegen schien — so, als wäre man endlich wieder zu einem morgendlichen Blick zurückgekehrt.

Im Jahre 1764 wollte J. F. Meckel die Veränderungen des Gehirns bei bestimmten Krankheiten (Schlagfluß, Manie, Schwindsucht) studieren. Er hielt sich dabei an die rationelle Methode, das Gewicht gleich großer Massen zu vergleichen, um festzustellen, welche Teile des Gehirns bei welchen Krankheiten ausgetrocknet oder verschleimt sind. Die moderne Medizin hat von diesen Untersuchungen praktisch nichts beibehalten. Die Pathologie des Gehirns hat für uns ihre positive Form gewonnen, als Bichat und vor allem Récamier und Lallemand zum berühmten Hammer griffen, »der in eine breite und dünne Fläche ausläuft. Wenn man damit schwache Schläge ausführt, so werden bei einem vollen Schädel keine Erschütterungen hervorgerufen, die etwas verändern könnten. Am besten beginnt man am hinteren Teil; denn, wenn nur mehr der Hinterkopf zu zerbrechen bleibt, dann ist er meist so beweglich, daß die Schläge fehlgehen ... Bei ganz kleinen Kindern sind die Knochen zu weich zum Brechen und zu dünn zum Sägen; man muß sie mit starken Scheren schneiden.«[3] So öffnet sich denn die Frucht: unter der vorsichtig gespaltenen Schale kommt etwas zum Vorschein: eine weiche und graue Masse, eingewickelt in klebrige und geäderte Häute, ein tristes und zerbrechliches Fruchtfleisch, in dem der Gegenstand des Wissens, endlich

[3] F. Lallemand, *Recherches anatomo-pathologiques sur l'encéphale* (Paris 1820), Einleitung, S. VII, Anm.

befreit und an den Tag gebracht, ausstrahlen kann. Die handwerkliche Gewandtheit des Schädelbrechers hat die wissenschaftliche Präzision der Waage verdrängt und in ihr erkennt sich seit Bichat unsere Wissenschaft wieder; die präzise Geste, die ohne Messung dem Blick die Fülle der konkreten Dinge mit ihren mannigfachen Qualitäten eröffnet, begründet eine Objektivität, die für uns wissenschaftlicher ist als die instrumentellen Vermittlungen der Quantität. Die Formen der medizinischen Rationalität senken sich in die wunderbare Tiefe der Wahrnehmung ein und bieten als erstes Gesicht der Wahrheit die Oberfläche der Dinge, ihre Farbe, ihre Flecken, ihre Härte, ihre Adhäsion dar. Der Raum der Erfahrung scheint mit dem Bereich des aufmerksamen Blicks identisch zu werden, mit dem Bereich jener empirischen Wachsamkeit, die nur für die Erscheinung sichtbarer Inhalte offen ist. Das Auge wird zum Hüter und zur Quelle der Wahrheit; es hat die Macht, eine Wahrheit an den Tag kommen zu lassen, die es nur empfängt, sofern es ihr das Tageslicht geschenkt hat; indem es sich öffnet, eröffnet es die Wahrheit: diese Wendung markiert den Übergang der »Aufklärung« von der Welt der klassischen Klarheit zum 19. Jahrhundert.

Für Descartes und Malebranche war das Sehen ein Wahrnehmen (und zwar bis in die konkretesten Erfahrungsformen hinein: die Anatomie bei Descartes, mikroskopische Beobachtungen bei Malebranche); aber es ging darum, die Wahrnehmung, ohne ihr den sinnlichen Körper zu nehmen, auf den Vollzug des Geistes hin transparent zu machen: das Licht, das vor jedem Blick da war, war das Element der Idealität, der nicht angebbare Ort des Ursprungs, an dem die Dinge ihrem Wesen entsprachen, die Form, in der sie durch die Geometrie der Körper hindurch ihr Wesen wieder gewannen. Zu seiner Vollendung gelangt, wurde der Akt des Sehens von der krümmungslosen und zeitlosen Gestalt des Lichtes wieder aufgesaugt. Am Ende des 18. Jahrhunderts hingegen heißt Sehen, daß man der Erfahrung ihre größte körperliche Undurchsichtigkeit läßt. Das Feste, das Dunkle, das Dichte der in sich verschlossenen Dinge hat Wahrheitskräfte, die nicht dem Licht entliehen sind, sondern der Langsamkeit des Blicks, welcher die Dinge durchläuft und umkreist und langsam durchdringt, wobei er ihnen immer nur seine eigene Helligkeit spendet. Der Aufenthalt der Wahrheit im dunklen Kern der Dinge ist paradoxerweise an diese souveräne Macht des empirischen Blicks gebunden, der ihre Nacht an den Tag bringt. Das ganze Licht ist auf die Seite der winzigen Fackel des Auges übergegangen, das nun um die Körper kreist und auf diesem Weg ihren Ort und ihre Form beschreibt. Der rationale Diskurs stützt sich weniger auf die Geometrie des Lichtes als auf die beharrliche, unaufhebbare Dichte des Gegenstandes: in seiner dunklen aber für jedes Wissen notwendigen Gegenwart sind Quelle, Umfang und Grenze der Erfahrung gegeben. Der Blick ist passiv an diese erste Passivität gebunden, die ihn der unendlichen Aufgabe weiht, sie in ihrer Gesamtheit zu durchlaufen und sie zu beherrschen.

Dieser Sprache der Dinge und ihr allein fiel es zu, ein Wissen vom Individuum zu ermöglichen, das nicht bloß historischer oder ästhetischer Natur war. Daß die Definition des Individuums eine unendliche Arbeit ist, bildet kein Hindernis mehr für eine Erfahrung, die, indem sie ihre eigenen Grenzen akzeptiert, ihre Aufgabe ins Unendliche erweitert. Die einzigartige Qualität, die unberührbare Farbe, die vergängliche Form — indem sie den Status des Gegenstandes annehmen, werden sie gewichtig und fest. Kein Licht wird sie mehr in ideale Wahrheiten auflösen können. Die Aufmerksamkeit des Blicks wird sie vielmehr nach und nach aufwecken und ihnen Objektivität verleihen. Der Blick reduziert nicht mehr, er begründet vielmehr das Individuum in seiner unreduzierbaren Qualität. Und dadurch wird es möglich, eine rationale Sprache um es herum zu organisieren. Das *Objekt* des Diskurses kann ebensogut ein *Subjekt* sein, ohne daß die Gestalten der Objektivität dadurch verändert würden. Es ist diese formelle Reorganisation *in der Tiefe* — mehr als das Aufgeben der Theorien und der alten Systeme, die die Möglichkeit einer *klinischen Erfahrung* eröffnet hat. Sie hat das alte aristotelische Verbot aufgehoben: nun sollte man endlich über das Individuum einen Diskurs von wissenschaftlicher Struktur halten können.

In diesem Zugang zum Individuum sehen unsere Zeitgenossen die Eröffnung eines »einzigartigen Gesprächs« und die bündigste Formulierung eines ärztlichen Humanismus, der so alt ist wie das Mitleid der Menschen. Die kopflosen Phänomenologien des Verstehens mischen zu dieser schlecht gefügten Idee auch noch den Sand ihrer Begriffswüste; das schwächlich erotisierte Vokabular der »Begegnung« und des »Paares Arzt — Patient« verzehrt sich in dem Bestreben, so vielem Nicht-Denken auch noch die matten Mächte einer Eheträumerei an die Seite zu stellen. Die klinische Erfahrung, in der zum ersten Mal in der abendländischen Geschichte das konkrete Individuum der Sprache der Rationalität erschlossen wurde, dieses bedeutende Ereignis im Verhältnis des Menschen zu sich selbst und der Sprache zu den Dingen, ist rasch für ein schlichtes begriffloses Zusammentreffen eines Blicks und eines Gesichtes, eines Auges und eines stummen Körpers gehalten worden, für einen Kontakt, der jedem Diskurs vorhergeht, aber von den Hindernissen der Sprache noch frei ist, durch welche zwei lebende Individuen in den »Käfig« einer gemeinsamen aber nicht reziproken Situation gesperrt werden. In ihren letzten Zukkungen beruft sich nun die sogenannte liberale Medizin — zugunsten eines freien Marktes — auf die alten Rechte der Klinik, die sie als persönlichen Vertrag und stillschweigendes Übereinkommen von Mensch zu Mensch versteht. Man spricht diesem geduldigen Blick sogar die Fähigkeit zu, durch maßvolles Hinzufügen von Verstandestätigkeit — nicht zuviel und nicht zu wenig — die allgemeine Form einer wissenschaftlichen Feststellung zu erreichen: »Um jedem unserer Kranken eine seiner Krankheit und ihm selber vollkommen angemessene Behandlung vorschlagen zu können, suchen wir, von seinem Fall eine objektive und vollständige Idee zu gewinnen; wir sammeln in einem Dossier, das ihm gehört und das seine ›Beobachtung‹ ausmacht, Informationen, die wir über ihn haben. Wir ›beobachten ihn‹ in derselben Weise, wie wir die Sterne beobachten oder ein Experiment im Laboratorium.«[4]

So leicht geschehen die Wunder aber nicht. Die Mutation, die es ermöglicht hat und immer noch ermöglicht, daß das »Bett« des Kranken zum Feld der Untersuchung und des wissenschaftlichen Diskurses wird, ist nicht dieses schnell abbrennende Gemisch aus einer alten Gewohnheit und einer noch älteren Logik, aus einem Wissen und der bizarren Sinneskombination eines »Feingefühls«, eines »Blicks« und eines »Gespürs«. Die Medizin als klinische Wissenschaft ist unter Bedingungen entstanden, die mit ihrer historischen Möglichkeit den Umfang ihrer Erfahrung und die Struktur ihrer Rationalität definieren. Diese Bedingungen bilden ihr konkretes *Apriori*, das man jetzt an den Tag bringen kann — vielleicht, weil eine neue Erfahrung der Krankheit im Entstehen ist, die die Möglichkeit einer historischen Kritik jener Erfahrung, die von ihr verdrängt wird, nun erst schafft.

Aber eine Abschweifung ist hier zur Fundierung dieses Diskurses über die Geburt der Klinik notwendig — eines sonderbaren Diskurses, ich gebe es zu, stützt er sich doch weder auf das gegenwärtige Bewußtsein der Kliniker noch auf die Wiederholung dessen, was sie ehemals zu sagen hatten.

Sehr wahrscheinlich gehören wir einem Zeitalter der Kritik an, dem eine »Erste Philosophie« fehlt. Unser Schicksal ist es, daß unser Reflexionsstand uns unwiderruflich von einer ursprünglichen Sprache fernhält. Für Kant war die Möglichkeit einer Kritik und ihre Notwendigkeit an das durch bestimmte wissenschaftliche Inhalte vermittelte Faktum gebunden, daß es Erkenntnis gibt. Heute ist sie — und Nietzsche, der Philologe, ist unser Zeuge — an das Faktum gebunden, daß es Sprache gibt und daß in den zahllosen von den Menschen ausgesprochenen Worten — seien sie verständig oder wahnsinnig, beweisend oder dichterisch —

[4] J.-Ch. Sournia, *Logique et morale du diagnostic* (Paris 1962), S. 19.

ein Sinn Gestalt angenommen hat, der uns überragt, der unsere Verblendung führt, aber in der Dunkelheit auf unser Bewußtwerden wartet, um an den Tag zu kommen und das Wort zu ergreifen. Unser geschichtliches Schicksal ist die Historie, die geduldige Konstruktion von Diskursen über Diskurse, ein Vernehmen dessen, was schon gesagt worden ist.

Ist es aber auch ein unwiderrufliches Verhängnis, daß wir keinen anderen Umgang mit dem Wort kennen als den kommentierenden? Der Kommentar befragt in der Tat den Diskurs über das, was er gesagt hat und hat sagen wollen. Er möchte jenen doppelten Boden des Wortes an die Oberfläche bringen, wo es sich in einer Identität mit sich selbst wiederfindet, die man seiner Wahrheit näher glaubt; im Aussprechen des Gesagten soll noch einmal gesagt werden, was nie ausgesprochen wurde. In dieser Tätigkeit des Kommentars, die einen gedrängten, alten und zu sich selber schweigenden Diskurs in einen anderen übergehen lassen will, der redseliger, zugleich archaischer und zeitgenössischer ist — in dieser Tätigkeit verbirgt sich eine merkwürdige Haltung zur Sprache: der Kommentar setzt per definitionem einen Überschuß des Signifikats im Verhältnis zum Signifikanten voraus, einen notwendigerweise nicht formulierten Rest des Denkens, den die Sprache im Dunkeln gelassen hat, einen Rückstand, der dessen Wesen ausmacht und der aus seinem Geheimnis hervorzuholen ist. Aber Kommentieren setzt auch voraus, daß dieses Nicht-Gesprochene im Wort schläft und daß man, indem man es befragt, aufgrund einer dem Signifikanten eigenen Überfülle einen Inhalt zum Sprechen bringen kann, der gar nicht explizites Signifikat war. Dieser zweifache Überschuß, der die Möglichkeit des Kommentars schafft, stellt uns vor eine unendliche Aufgabe, der keine Grenzen gesetzt werden können: es gibt immer ein Signifikat, das übrigbleibt und dem man noch das Wort erteilen muß; und der Signifikant ist uns immer in einer Reichhaltigkeit gegeben, die uns wider unseren Willen darüber befragt, was sie »sagen will«. Signifikant und Signifikat erhalten so eine substantielle Autonomie, die jedem von ihnen reiche Bedeutungsmöglichkeiten verleiht; am Ende könnte die eine Seite ohne die andere existieren und von sich aus zu sprechen beginnen. In diesem Raum hat der Kommentar seinen Platz. Aber gleichzeitig erfindet er zwischen den beiden Seiten ein komplexes Band, ein ganzes Gewebe, das die poetischen Werte des Ausdrucks ins Spiel bringt: der Signifikant soll nicht »übersetzen«, ohne zu verbergen und das Signifikat in einer unerschöpflichen Reserve zu lassen; das Signifikat enthüllt sich nur in der sichtbaren und schwerfälligen Welt eines Signifikanten, welcher selber mit einem Sinn beladen ist, dessen er nicht Herr wird. Der Kommentar beruht auf dem Postulat, daß das Wort eine »Übersetzung« ist, daß es mit den Bildern das gefährliche Privileg teilt, durch Verbergen zu zeigen, und daß es in der offenen Reihe der diskursiven

Reprisen endlos durch sich selber ersetzt werden kann. Kurz, er beruht auf einer Interpretation der Sprache, die seinen historischen Ursprung ziemlich klar anzeigt: die Exegese, die durch Verbote, Symbole und Bilder, durch den ganzen Apparat der Offenbarung hindurch nach dem Wort Gottes horcht, das immer geheim bleibt, immer jenseits seiner selber. Wir kommentieren seit Jahren die Sprache unserer Kultur genau von dem Punkt aus, von dem aus wir vergeblich jahrhundertelang auf den Bescheid des Wortes gewartet haben.

Über das Denken der anderen zu sprechen, sagen zu wollen, was sie gesagt haben, bedeutet üblicherweise, daß man eine Analyse des Signifikats anstellt. Ist es aber unumgänglich, daß die anderswo und von anderen gesagten Dinge ausschließlich unter dem Gesichtspunkt des Signifikanten und des Signifikats behandelt werden? Wäre nicht eine Diskursanalyse möglich, die in dem, was gesagt worden ist, keinen Rest und keinen Überschuß, sondern nur das Faktum seines historischen Erscheinens voraussetzt? Man müßte dann eben die diskursiven Tatsachen nicht als autonome Kerne vielfältiger Bedeutungen behandeln sondern als Ereignisse und funktionelle Abschnitte, die ein sich allmählich aufbauendes System bilden. Der Sinn einer Aussage wäre nicht definiert durch den Schatz der in ihr enthaltenen Intentionen, durch die sie zugleich enthüllt und zurückgehalten wird, sondern durch die Differenz, die sie an andere wirkliche und mögliche, gleichzeitige oder in der Zeit entgegengesetzte Aussagen anfügt. So käme die systematische Gestalt der Diskurse zum Vorschein.

Bis jetzt hat die Geschichte der Ideen wohl nur zwei Methoden gekannt. Die eine, die ästhetische, war die der Analogie. Den Wegen dieser Analogie ging man in der Zeit nach, indem man die Genese, die Abstammungen, die Verwandtschaften und Einflüsse bestimmte, oder an der Oberfläche einer bestimmten historischen Landschaft, wo man den Geist einer Epoche, ihre Weltanschauung*, ihre fundamentalen Kategorien, die Organisation ihrer soziokulturellen Welt untersuchte. Die andere Methode, die psychologische, ist eine Verneinung der Inhalte (z. B.: dieses Jahrhundert war nicht so rationalistisch oder irrationalistisch, wie es sagte oder wie man geglaubt hat), wodurch sich eine Art von »Psychoanalyse« der Gedanken entwickelt, die stets umgekehrt werden kann — denn der Kern eines Kerns ist immer sein Gegenteil.

Hier soll die Analyse eines bestimmten Diskurses versucht werden, des Diskurses der medizinischen Erfahrung einer Epoche, in der er — vor den großen Entdeckungen des 19. Jahrhunderts — weniger seine Inhalte als seine systematische Form geändert hat. Die Klinik ist sowohl eine neue

* Im Original deutsch (Anm. d. Ü.)

Gliederung der Dinge wie auch das Prinzip ihrer Artikulierung in einer Sprache, in der wir die Sprache einer »positiven Wissenschaft« zu sehen pflegen.

Wollte jemand die Klinik auf ihre Inhalte hin befragen, so würde ihm die Idee der Klinik zweifellos recht verschwommen und vage erscheinen. Er würde da so farblose Formeln entdecken wie die einzigartige Wirkung der Krankheit auf den Kranken, die Vielfalt der individuellen Temperamente, die Wahrscheinlichkeit der pathologischen Entwicklung, die Notwendigkeit einer auf der Lauer liegenden Wahrnehmung, die sich über die kleinsten sichtbaren Nuancen beunruhigt, die empirische, kumulative und immer offen bleibende Form des medizinischen Wissens — lauter alte Begriffe, die schon seit langem in Gebrauch waren und zweifellos bereits zum Instrumentarium der griechischen Medizin gehörten. Nichts in diesem alten Arsenal kann eine klare Vorstellung von dem geben, was am Ende des 18. Jahrhunderts geschehen ist, als die Wiederaufnahme des alten Gedankens der Klinik — wie es den Anschein hat — eine wesentliche Mutation im medizinischen Wissen »produziert« hat. Betrachtet man sie aber in ihrer Gesamtstruktur, so erscheint die Klinik als eine für die Erfahrung des Arztes neue Profilierung des Wahrnehmbaren und des Aussagbaren: als Neuverteilung der diskreten Elemente des körperlichen Raumes (z. B. Isolierung des *Gewebes* als zweidimensionaler funktioneller Ebene, die sich von der funktionierenden Masse des Organs abhebt und das Paradox einer »inneren Oberfläche« schafft); als Reorganisation der Elemente, die das pathologische Phänomen konstituiert (die Botanik der Symptome wird von einer Grammatik der Zeichen ersetzt); als Definition der linearen Reihen der Krankheitsereignisse (im Gegensatz zur Verzweigung der nosologischen Arten); als Einfügung der Krankheit in den Organismus (Verschwinden der allgemeinen Krankheitswesenheiten, die die Symptome zu einer logischen Figur vereinigten, zugunsten einer Lokalisierung, die die Krankheit mit ihren Ursachen und Wirkungen in einem dreidimensionalen Raum ansiedelt). Das Erscheinen der Klinik ist als historisches Faktum mit dem System dieser Reorganisation identisch. In einer winzigen aber entscheidenden Veränderung kündigt sich diese neue Struktur an — natürlich ohne sich darin zu erschöpfen: wurde im 18. Jahrhundert der Dialog zwischen dem Arzt und dem Patienten mit seiner spezifischen Grammatik und Stilistik durch die Frage »Was haben Sie?« eröffnet, so finden wir die Spielregeln der Klinik und das Prinzip ihres Diskurses in jener anderen Frage wieder: »Wo tut es Ihnen weh?«. Damit gestaltet sich das ganze Verhältnis des Signifikanten zum Signifikat um, und zwar auf allen Ebenen der medizinischen Erfahrung: also das Verhältnis zwischen den Symptomen und der Krankheit, die deren Signifikat bildet; das Verhältnis zwischen der Beschreibung und ihrem

Gegenstand; das Verhältnis zwischen dem Ereignis und dem, was es ankündigt; das Verhältnis zwischen der Läsion und der von ihr angezeigten Krankheit. Man beruft sich ständig auf den Empirismus der Klinik, auf ihre bescheidene Aufmerksamkeit und auf die Sorgfalt, mit der sie die Dinge lautlos in den Blick kommen läßt, ohne sie durch einen Diskurs zu stören. Indessen verdankt die Klinik ihre wirkliche Bedeutung der Tatsache, daß sie eine grundlegende Reorganisation nicht nur der medizinischen Erkenntnisse, sondern überhaupt der Möglichkeit eines Diskurses über die Krankheit ist. Die *Zurückhaltung* des klinischen Diskurses, die von den Medizinern als Verwerfung der Theorie, als Ablassen von den Systemen, als Nicht-Philosophie ausgegeben wird, verweist auf die nichtsprachlichen Bedingungen, von denen aus er sprechen kann: auf die gemeinsame Struktur, die gliedert und artikuliert, was *gesehen* und *gesagt* wird.

Die vorliegende Untersuchung will also bewußt historisch und kritisch zugleich sein, da es ihr darum geht, ohne jede wertende Intention die Bedingungen der Möglichkeiten der medizinischen Erfahrung, wie wir sie seit dem vorigen Jahrhundert kennen, zu bestimmen.

Noch einmal sei es gesagt: dieses Buch ist weder für eine Medizin gegen eine andere geschrieben, noch gegen die Medizin für ein Nichtvorhandensein der Medizin. Es handelt sich hier — wie auch in anderen Arbeiten — um eine Studie, die versucht, in den Schichten des Diskurses die Bedingungen seiner Geschichte bloßzulegen.

Was bei den Dingen, die die Menschen sagen, zählt, ist nicht so sehr das, was sie diesseits oder jenseits dieser Worte gedacht haben mögen, sondern das, was sie von vornherein systematisiert, was sie für die Zukunft immer wieder neuen Diskursen und möglichen Transformationen aussetzt.

I. Kapitel

Räume und Klassen

Für uns ist es selbstverständlich, daß die Krankheit ihren Ursprungs- und Verteilungsraum im menschlichen Körper hat; die Linien und die Massen, die Oberflächen und die Wege dieses Raumes richten sich nach einer Geometrie, die uns längst vertraut ist, nämlich nach dem Atlas der Anatomie. Diese Ordnung des festen und sichtbaren Körpers ist indessen für die Medizin nur eine der Arten, die Krankheit zu verräumlichen. Sie ist weder die erste noch die fundamentalste — es gibt andere und ursprünglichere Verteilungen der Krankheit.

Wann wird man die Strukturen definieren können, denen die allergischen Reaktionen im geheimen Raum des Körpers folgen? Hat man eigentlich die spezifische Geometrie der Ausbreitung eines Virus im dünnen Streifen eines Gewebeabschnittes schon einmal aufgezeigt? Können diese Phänomene die Gesetze ihrer Verräumlichung in einer euklidischen Anatomie finden? Es dürfte wohl genügen, daran zu erinnern, daß die alte Theorie der Sympathien ein Vokabular der Entsprechungen, der Nachbarschaften, der Homologien sprach — Begriffe, für welche der Wahrnehmungsraum der Anatomie kein kohärentes Lexikon anbietet. Jedes große Denken im Bereich der Pathologie schreibt der Krankheit eine Konfiguration vor, deren räumliche Elemente nicht unbedingt die der klassischen Geometrie sind.

Die genaue Deckung des »Körpers« der Krankheit mit dem Körper des kranken Menschen ist zweifellos nur eine historische und vorübergehende Gegebenheit. Diese Koinzidenz ist nur für uns selbstverständlich — oder aber wir sind schon dabei, uns von dieser Selbstverständlichkeit wieder zu lösen. Der *Konfigurationsraum* der Krankheit und ihr *Lokalisationsraum* im Körper wurden in der medizinischen Erfahrung nur für eine kurze Periode in Deckung gebracht: für jene Periode, die mit der Medizin des 19. Jahrhunderts und den der pathologischen Anatomie eingeräumten Privilegien zusammenfällt. Diese Epoche ist durch die Souveränität des Blicks gekennzeichnet, denn an ein und demselben Wahrnehmungsfeld, an seinen Zusammenhängen und an seinen Brüchen werden mit einem Schlag die sichtbaren Läsionen des Organismus und die Kohärenz der pathologischen Formen abgelesen. Die Krankheit fügt sich ganz in den Körper ein und ihre logische Verteilung folgt von Anfang an den anatomischen Massen. Das Auge braucht mit seinem Blick nur noch sein angestammtes Recht auf die Wahrheit durchzusetzen.

Aber wie ist dieses Recht, das sich für natürlich und ewig ausgibt, entstanden? Wie wurde es möglich, daß der Ort, an dem sich die Krankheit bemerkbar macht, die Gestalt und Anordnung ihrer Elemente so souverän bestimmt? Paradoxerweise war der Konfigurationsraum der Krankheit nie freier, nie unabhängiger von ihrem Lokalisationsraum als in der klassifizierenden Medizin, d. h. in jener Form des medizinischen Denkens, die zeitlich der anatomisch-klinischen Methode vorherging und sie geschichtlich ermöglicht hat.

»Behandeln Sie niemals eine Krankheit, bevor Sie sich ihrer Art vergewissert haben!« sagte Gilibert.[1] Von Sauvages' »Nosologie« (1761) bis zu Pinels »Nosographie« (1798) beherrscht die Regel der Klassifikation die medizinische Theorie und sogar die Praxis. Sie gilt als die immanente Logik der Krankheitsformen, als das Prinzip ihrer Entzifferung und als semantische Regel ihrer Definition: »Hören Sie also nicht auf jene Neider, die den Schatten der Geringschätzung auf die Schriften des berühmten Sauvage werfen wollten ... Erinnern Sie sich, daß er wohl unter allen Ärzten, die gelebt haben, derjenige ist, der alle unsere Lehren den unfehlbaren Regeln der gesunden Logik unterworfen hat. Sehen Sie, mit welcher Sorgfalt er die Begriffe definiert, mit welcher Gewissenhaftigkeit er die Definitionen jeder Krankheit aufstellt.« Bevor sie in die Masse des Körpers hineingenommen wird, erhält die Krankheit eine hierarchische Organisation in Familien, Gattungen und Arten. Anscheinend handelt es sich dabei nur um ein »Tableau«, das die Unzahl der Krankheiten übersichtlicher und einprägsamer machen soll. Doch tiefer als räumliche Metaphern und diese erst ermöglichend liegt der klassifizierenden Medizin eine bestimmte »Konfiguration« der Krankheit zugrunde. Diese ist niemals explizit formuliert worden, doch kann man nachträglich ihre wesentlichen Elemente definieren. Ähnlich wie der Stammbaum trotz seiner an die Einbildungskraft appellierende Metaphorik einen bestimmten Raum impliziert, in dem die Verwandtschaft formalisiert werden kann, so impliziert das nosologische Tableau eine Figur der Krankheiten, die weder eine Verkettung der Ursachen und Wirkungen ist, noch die chronologische Reihe der Ereignisse oder ihr sichtbarer Weg durch den menschlichen Körper.

Diese Organisation macht die Probleme der Lokalisierung im Organismus zweitrangig; sie definiert dafür ein fundamentales System von Beziehungen, das Entwicklungen, Unterordnungen, Teilungen und Ähnlichkeiten ins Spiel bringt. Dieser Raum enthält eine »Vertikale«, auf der sich die Implikationen häufen: — z. B. kann das Fieber als »sukzessives Zusammentreffen von Kälte und Wärme« in einer oder in mehreren Episoden ablaufen; diese Episoden können einander ohne Unterbrechung

[1] Gilibert, *L'anarchie médicinale* (Neuchâtel 1772), Bd. I, S. 198.

oder mit Intervallen folgen; diese Frist kann unter zwölf Stunden bleiben, sie kann die Dauer eines Tages erreichen, sie kann zwei ganze Tage dauern, sie kann aber auch einen schwer definierbaren Rhythmus haben.[2] Und auf der »Horizontale« übertragen sich die Homologien: so entsprechen in den zwei großen Zweigen der Krämpfe gemäß einer vollkommenen Symmetrie die »partiellen« und die »allgemeinen tonischen Krämpfe« den »partiellen« und den »allgemeinen klonischen Krämpfen«[3], oder bei den Ergüssen ist das, was der Katarrh für die Kehle ist, die Ruhr für den Darm.[4] Ein tiefer Raum geht allen Wahrnehmungen voraus und befehligt sie aus der Ferne. Von ihm aus, von den Linien aus, die er schneidet, von den Massen aus, die er verteilt oder hierarchisiert, überträgt die Krankheit, wenn sie in den Blick kommt, ihre eigenen Merkmale auf einen lebenden Organismus.

Welches sind die Prinzipien dieser primären Konfiguration der Krankheit?

1. Den Medizinern des 18. Jahrhunderts erschließt sie sich in einer »historischen« Erfahrung, die sie dem »philosophischen« Wissen entgegenstellen. Historisch ist die Erkenntnis, welche die Brustfellentzündung anhand ihrer vier Erscheinungen umschreibt: Fieber, Atembeschwerde, Husten, und Seitenschmerz. Philosophisch ist die Erkenntnis, die den Ursprung, das Prinzip, die Ursachen betrifft: Erkältung, seröser Erguß, Entzündung des Brustfells. Die Unterscheidung zwischen dem Historischen und dem Philosophischen ist allerdings nicht die zwischen Wirkung und Ursache: Cullen gründet sein klassifizierendes System auf die Angabe der nächsten Ursachen. Sie entspricht aber auch nicht der Unterscheidung zwischen dem Prinzip und den Konsequenzen, denn Sydenham glaubt, eine historische Untersuchung anzustellen, wenn er studiert, »wie die Natur die verschiedenen Formen der Krankheiten hervorbringt und aufrecht hält.«[5] Diese Unterscheidung trifft sich aber auch nicht genau mit der zwischen dem Sichtbaren und dem Verborgenen oder zu Vermutenden; denn manchmal

[2] F. Boissier de Sauvages, *Nosologie méthodique*. Frz. Übersetzung (Lyon 1772), Bd. II. [Originalausgabe: *Nosologia methodica sistens morborum classes iuxta Sydenhami mentem et botanicorum ordinem* (Leiden 1760); Anm. d. Übers.]

[3] Ebd., Bd. III.

[4] W. Cullen, *Institutions de médecine pratique*. Frz. Übersetzung von Pinel (Paris 1785), Bd. II, S. 39—60. [Originalausgabe: *First lines of the practice of physick* (London 1777); Anm. d. Übers.]

[5] Th. Sydenham, *Médecine pratique*. Frz. Übersetzung von Jault (Paris 1784), S. 390. [Originalfassung: *Praxis medica experimentalis* (Leipzig 1695); Anm. d. Übers.]

muß man eine »Geschichte« einfangen, die sich der ersten Untersuchung entzieht, wie z. B. das hektische Fieber bei manchen Schwindsüchtigen — »verborgene Klippen unter dem Wasser«.[6] Das Historische versammelt alles, was de facto oder de jure, früher oder später, direkt oder indirekt dem Blick zugänglich ist. Eine Ursache, die gesehen wird, ein Symptom, das allmählich entdeckt wird, ein Prinzip, das von seiner Wurzel her lesbar ist, gehören nicht dem »philosophischen« Wissen an, sondern einem »sehr einfachen« Wissen, das »jedem anderen Wissen vorausgehen muß« und das die ursprüngliche Form der medizinischen Wahrnehmung bildet. Es geht darum, eine Art fundamentaler Ebene zu definieren, in der alle Perspektiven nivelliert und die Distanzen aufgehoben werden: die Wirkung hat denselben Status wie ihre Ursache, das Vorhergehende fällt mit dem zusammen, was ihm folgt. In diesem homogenen Raum lösen sich die Verkettungen und die Zeit verflüchtigt sich: eine lokale Entzündung ist nichts anderes als die ideale Zusammenstellung ihrer »historischen« Elemente (Röte, Schwellung, Hitze, Schmerz), ohne daß vom Netz ihrer gegenseitigen Determinierungen oder von ihrer zeitlichen Überkreuzung die Rede ist.

Die Krankheit wird grundsätzlich in einem Projektionsraum ohne Tiefe wahrgenommen, in einem Raum der Koinzidenzen ohne zeitlichen Ablauf: es gibt nur eine Ebene und einen Augenblick. Die Form, in der sich die Wahrheit ursprünglich zeigt, ist die Oberfläche, auf der das Relief hervortritt und zugleich verschwindet — das Porträt: »Derjenige, der die Geschichte der Krankheiten schreibt, muß mit Aufmerksamkeit die klaren und natürlichen Erscheinungen der Krankheiten beobachten, so wenig interessant sie ihm auch scheinen mögen. Er muß hierin die Maler nachahmen, die, wenn sie ein Porträt machen, darauf bedacht sind, bis zu den kleinsten natürlichen Dingen und Spuren auf dem Gesicht der zu porträtierenden Person alles wiederzugeben.«[7] Die erste Struktur der klassifizierenden Medizin ist der flache Raum des Immerwährend-Gleichzeitigen — das Tableau.

2. Es ist ein Raum, in dem die Wesenheiten durch Analogien definiert werden. Die Tableaus sind nicht nur gut getroffene Porträts, sie gleichen sich auch untereinander. Der *Abstand*, der eine Krankheit von der anderen trennt, mißt sich einzig an dem *Grad* ihrer *Ähnlichkeit*, ohne daß der logisch-zeitliche Abstand der Genealogie eine Rolle spielt. Das Aufhören der willkürlichen Bewegungen und das Nachlassen der inneren und äußeren Empfindlichkeit bilden das allgemeine Profil, das sowohl dem Schlag-

[6] Ebd.

[7] Sydenham, zitiert von Sauvages (loc. cit., Bd. I, S. 88).

fluß, dem Ohnmachtsanfall und der Lähmung gemeinsam ist. Innerhalb dieser großen Verwandtschaft gibt es kleinere Abweichungen: der Schlagfluß führt zum Absterben aller Sinne und der gesamten Willkürbeweglichkeit, aber er verschont die Atmung und die Herztätigkeit; die Lähmung betrifft nur einen lokalisierbaren Ausschnitt der Empfindlichkeit und der Beweglichkeit; der Ohnmachtsanfall ist so allgemein wie der Schlagfluß, aber er unterbricht zusätzlich die Atmungsbewegungen.[8] Die Verteilung der Perspektiven, die uns heute in der Lähmung ein Symptom, in der Ohnmacht eine Episode und im Schlagfluß eine organische und funktionelle Störung sehen läßt, existiert für den klassifizierenden Blick nicht. Dieser Blick hat nur für Oberflächenverteilungen einen Sinn, bei denen die Nachbarschaft nicht durch meßbare Distanzen, sondern durch Analogien von Formen bestimmt wird. Wenn sie sehr dicht werden, überschreiten diese Analogien die Schwelle der bloßen Verwandtschaft und gelangen zur Wesenseinheit. Zwischen einem Schlagfluß, der mit einem Male die Beweglichkeit aufhebt, und den chronisch-evolutiven Formen, die allmählich auf das Bewegungssystem übergreifen, gibt es keinen grundsätzlichen Unterschied. Denn in diesem simultanen Raum, in dem sich die zeitlich verteilten Formen verbinden und überlagern, wird die Verwandtschaft so eng, daß sie in Identität umschlägt. In einer flachen, homogenen, nichtmetrischen Welt gibt es essentielle Krankheit dort, wo sich Analogien häufen.

3. Die Form der Analogie deckt die Vernunftordnung der Krankheiten auf. Wenn man eine Ähnlichkeit wahrnimmt, so fixiert man nicht einfach ein System verträglicher und aufeinander bezogener Markierungen; man beginnt vielmehr, die intelligible Anordnung der Krankheiten zu entziffern. Es hebt sich der Schleier über dem Prinzip ihrer Erschaffung, welches Prinzip die allgemeine Ordnung der Natur ist. Ebenso wie der Bereich der Pflanzen oder der Tiere ist das Spiel der Krankheit immer artgebunden: »Das Höchste Wesen hat sich bei der Hervorbringung der Krankheiten bzw. bei der Reifung der krankmachenden Körpersäfte von nicht geringeren Gesetzen leiten lassen als bei der Kreuzung der Pflanzen und Tiere... Wer aufmerksam die Anordnung, die Zeit und die Stunde beobachtet, in der das Quartanfieber auftritt, sowie die Erscheinungen des Schüttelfrostes, der Hitze und die anderen spezifischen Symptome, wird ebenso viele Gründe haben, zu glauben, daß diese Krankheit eine Art ist, wie er Gründe hat, zu glauben, daß eine Pflanze eine Art bildet, da sie immer in derselben Weise wächst, blüht und abstirbt.«[9]

[8] W. Cullen, loc. cit., Bd. II, S. 86.

[9] Sydenham; zitiert von Sauvages (loc. cit., Bd. I, S. 124 f.).

Dieses botanische Modell hat eine zweifache Bedeutung für das medizinische Denken. Zunächst hat es die Wendung des Prinzips der Analogie der Formen zu einem Gesetz der Produktion der Wesenheiten ermöglicht. Daher kommt es, daß auch die wahrnehmende Aufmerksamkeit des Arztes, die Verwandtschaften feststellt, ganz zu Recht mit der ontologischen Ordnung kommuniziert, die von innen her und vor aller Manifestation die Welt der Krankheit organisiert. Und andererseits ist die Ordnung der Krankheit nur ein Abbild der Welt des Lebens. Dieselben Strukturen herrschen hier und da, dieselben Verteilungsformen, dieselbe Anordnung. Die Rationalität des Lebens ist identisch mit der Rationalität seiner Bedrohung. Sie verhalten sich zueinander nicht wie Natur und Gegennatur, sondern sie stehen unter einer ihnen gemeinsamen Ordnung, in der sie sich verschachteln und überlagern. Die Krankheit führt zu einer *Wiedererkennung* des Lebens, da das Gesetz des Lebens ja auch die *Erkenntnis* der Krankheit begründet.

4. Es handelt sich um natürliche und ideale Arten zugleich. Natürlich sind sie, weil die Krankheiten darin ihre wesentlichen Wahrheiten aussagen; ideal sind sie, sofern sie in der Erfahrung niemals ohne Veränderung und Verwischung gegeben sind.

Die erste Verwirrung wird mit dem Kranken selber und durch ihn herbeigeführt. Der reinen nosologischen Wesenheit, die von ihrem Platz in der Ordnung der Arten vollständig definiert wird, fügt der Kranke seine Anlagen, sein Alter, seine Lebensweise und eine ganze Reihe von Ereignissen hinzu, die im Hinblick auf den wesentlichen Kern verwirrende Akzidentien sind. Um die Wahrheit des pathologischen Faktums zu erkennen, muß der Arzt vom Kranken abstrahieren: »Derjenige, der eine Krankheit beschreibt, muß sorgfältig die Symptome, die sie notwendig begleiten und die ihr eigentümlich sind, von den Symptomen unterscheiden, die nur akzidentell und zufällig sind, wie z. B. die vom Temperament und vom Alter abhängigen.«[10] Paradoxerweise ist der Patient im Verhältnis zu seinem Leiden nur ein äußerliches Faktum. Der Arzt darf ihn nur in Betracht ziehen, um ihn einzuklammern. Sicherlich muß man »die innere Struktur unserer Körper« kennen; aber eher, um sie abzuziehen und um für den Blick des Arztes »die Natur und die Kombination der Symptome, der Krisen und anderen die Krankheiten begleitender Umstände«[11] freizulegen. Nicht das Pathologische fungiert im Verhältnis zum Leben als *Gegennatur,* sondern der Kranke im Verhältnis zur Krankheit.

[10] Sydenham, ebd.

[11] Clifton, *Etat de la médecine ancienne et moderne.* Frz. Übersetzung (Paris 1742), S. 213. [Originalausgabe: *State of physic ancient and modern* (London 1732); Anm. d. Übers.].

Doch nicht nur der Kranke, sondern auch der Arzt. Sein Eingreifen ist Gewalt, wenn sie nicht strikt der idealen Anordnung der Nosologie unterworfen wird: »Die Erkenntnis der Krankheiten ist der Kompaß des Arztes; der Heilerfolg hängt von einer genauen Kenntnis der Krankheit ab.« Der Blick des Arztes richtet sich nicht in erster Linie auf den konkreten Körper, auf jene sichtbare Gesamtheit, auf jene positive Fülle, die ihm im Kranken gegenübersteht; sie richtet sich vielmehr auf naturgegebene Intervalle, Lücken und Distanzen, in denen wie im Negativ die Zeichen erscheinen, »die eine Krankheit von einer anderen, die wahre von der falschen, die echte von der unechten, die bösartige von der gutartigen unterscheiden.«[12] Dieser Raster überdeckt den wirklichen Kranken und vereitelt jede therapeutische Indiskretion. Zu früh und in polemischer Absicht angewandt, widerspricht die Therapie dem Wesen der Krankheit und verwirrt es; sie läßt sie nicht zu ihrer wahren Natur gelangen, sie macht sie unregelmäßig und dadurch unbehandelbar. In der Invasionsperiode muß sich der Arzt gänzliche Zurückhaltung auferlegen, denn »die Anfänge der Krankheit sind dazu gemacht, ihre Klasse, Gattung und Art erkennen zu lassen«; wenn sich die Symptome verstärken und ausweiten, genügt es, »ihre Gewalt und die der Schmerzen zu vermindern«; auf dem Höhepunkt muß man »den Wegen, die die Natur einschlägt, Schritt für Schritt folgen«; man muß die Natur stärken, wenn sie zu schwach ist, man muß sie aber schwächen, »wenn sie zu heftig zerstören will, was sie belästigt«.[13]

Im rationalen Raum der Krankheit haben weder Ärzte noch Kranke eine volle Legitimation; sie sind nur als kaum vermeidbare Störungen toleriert. Die paradoxe Rolle der Medizin liegt vor allem darin, diese beiden Störungen zu neutralisieren, zwischen ihnen eine maximale Distanz aufrechtzuerhalten, damit in dem leeren Raum zwischen ihnen die ideale Konfiguration der Krankheit ihre Konkretisierung, ihre Befreiung und schließlich ihre Totalisierung auf einem Tableau findet, das weder Bewegung noch Zeit, weder Tiefe noch Geheimnis enthält und das die Erkenntnis unmittelbar auf die Ordnung der Wesenheiten hin öffnet.

Das klassifizierende Denken gibt sich einen wesenhaften Raum. Und nur in diesem Raum hat die Krankheit eine Existenz, da er sie als Natur konstituiert. Allerdings erscheint sie immer etwas verschoben gegen diesen Raum; denn einerseits tritt sie bei einem wirklichen Kranken auf, andererseits zeigt sie sich dem Auge eines vorweg ausgerüsteten Arztes. Der schöne flache Raum des Porträts ist zugleich Ursprung und letztes Resultat: er ermöglicht zuletzt ein rationales und sicheres medizinisches Wis-

[12] Frier, *Guide pour la conservation de l'homme* (Grenoble, 1789), S. 113.

[13] T. Guindant, *La nature opprimée par la médecine moderne* (Paris, 1768), S. 10 f.

sen, das ihn durch alle Sichtbehinderungen hindurch doch erst erreichen muß. Aufgabe der Medizin ist es also daher, ihre eigene Bedingung wieder einzuholen, aber auf einem Weg, auf dem sie jeden ihrer Schritte wieder auslöschen muß; denn sie erreicht ihr Ziel nur, indem sie ihren gesamten Eingriff neutralisiert. Daher rührt der befremdende Charakter des ärztlichen Blicks: er bewegt sich in einer endlosen Spirale, da er sich an das wendet, was an der Krankheit sichtbar ist, dabei aber vom Kranken ausgeht, der dieses Sichtbare verbirgt, indem er es zeigt; er muß daher wiedererkennen, um zu erkennen. Dieser Blick weicht zurück, indem er voranschreitet, da er zur Wahrheit der Krankheit nur gelangt, wenn er sich von ihr auslöschen läßt und wenn er der Krankheit erlaubt, ihre Natur in ihren Erscheinungen zur Vollendung zu bringen.

Hat die Krankheit ihre wesentlichen Koordinaten auf dem Tableau, so findet sie ihre sinnliche Erscheinung im Körper. Hier trifft sie auf einen Raum, dessen Konfiguration ganz anders ist: es ist ein Raum von Volumen und Massen. Seine Zwänge bestimmen die sichtbaren Formen, die die Krankheit in einem kranken Organismus annimmt: wie sie sich dort verteilt und manifestiert, wie sie fortschreitet, indem sie die festen Teile, die Bewegungen oder die Funktionen verändert, wie sie die bei der Obduktion sichtbaren Läsionen hervorruft, wie sie hier und dort das Spiel der Symptome auslöst und sich dadurch auf einen ungünstigen Ausgang zubewegt. Dabei handelt es sich um komplexe und abgeleitete Gestalten, durch die sich die durch das Tableau bestimmte Wesensstruktur der Krankheit in das dichte Volumen des Organismus einfügt und in ihm *Körpergestalt* annimmt.

Wie kann eigentlich der flache homogene Raum der Klassen in einem geographischen System von Massen sichtbar werden, die durch ihr Volumen und ihre Distanz differenziert sind? Wie kann sich eine Krankheit, die durch ihren *Platz* in einer Familie definiert ist, durch ihren *Sitz* in einem Organismus charakterisieren? Dieses Problem könnte man als das der *sekundären Verräumlichung* des Pathologischen bezeichnen.

Für die klassifizierende Medizin ist der Befall eines Organs nie absolut notwendig zur Definition einer Krankheit. Die Krankheit kann von einem Lokalisierungspunkt zu einem anderen wandern, sie kann andere Körperflächen befallen, ohne die Identität ihrer Natur zu verlieren. Der Raum des Körpers und der Raum der Krankheit können sich gegeneinander verschieben. Ein und dasselbe Krampfleiden kann vom Unterleib, wo es Verdauungsstörungen, Eingeweideverstopfungen, Unterbrechungen der Menstruation oder des Hämorrhoidalflusses hervorruft, zur Brust wandern und dort Erstickungsanfälle, Herzklopfen, Globusgefühl in der Kehle und Hustenanfälle hervorrufen; schließlich kann es mit epileptischen Zuckungen, Ohnmachten oder komatösem Schlaf auch den Kopf befallen.[14] Diese Übergänge, die von einer entsprechenden Zahl von Symptomänderungen begleitet werden, können im Laufe der Zeit bei einem einzigen Individuum auftreten; man findet sie aber auch, wenn man eine Reihe von Individuen untersucht, bei denen eine Krankheit jeweils an verschiedenen Punkten ansetzt. So tritt der Krampf bei lymphatischen Personen vor allem als Eingeweidekrampf auf, bei den Sanguinikern als Gehirnkrampf. Die wesenhafte pathologische Konfiguration wird dadurch aber nicht verändert. Die Organe sind nur die materiellen Träger der Krankheit; niemals bilden sie ihre unentbehrlichen Bedingungen. Das System der Bezugspunkte zwischen der Krankheit und dem Körper ist weder konstant noch notwendig. Krankheit und Körper haben keinen vorgängig definierten gemeinsamen Raum.

In diesem Körperraum, in dem sie frei zirkuliert, erfährt die Krankheit Metastasen und Metamorphosen. Die Verschiebungen geben ihr teilweise neue Gestalten. Ein Nasenbluten kann ein Blutspucken werden oder eine Gehirnblutung; nur die spezifische Form des Blutergusses muß bestehen bleiben. Aus diesem Grunde stand die Medizin der Arten immer im Bunde mit der Lehre von den Sympathien — die beiden Konzeptionen konnten einander nur ergänzen, um das System im richtigen Gleichgewicht zu halten. Die sympathetische Kommunikation durch den Organismus hindurch wird manchmal durch einen lokalisierbaren Überträger gewährleistet (das Zwerchfell für die Krämpfe, der Magen für die Verschleimungen); manchmal durch ein Diffusionssystem, das sich über den ganzen Körper erstreckt (das Nervensystem für die Schmerzen und Zuckungen, das Gefäßsystem für die Entzündungen); in anderen Fällen wird sie durch eine einfache funktionelle Entsprechung hergestellt (eine Verhinderung der Exkretionen wirkt sich von den Eingeweiden auf die Nieren und dann auf die Haut aus) oder durch die Ausbreitung einer Empfindung auf eine andere Region (Lendenschmerzen bei Wasserbruch). Ob es sich aber nun um Entsprechung, Ausbreitung oder Übertragung handelt — die anatomische Neuverteilung der Krankheit verändert ihre Wesensstruktur nicht. Das Spiel zwischen dem Lokalisationsraum und dem Konfigurationsraum wird von der Sympathie ermöglicht; sie definiert die Freiheit der beiden Räume im Verhältnis zueinander und die Grenzen dieser Freiheit.

Statt von Grenze sollte man eher von Schwelle sprechen. Denn jenseits der sympathetischen Übertragung und der von ihr ermöglichten Homo-

[14] *Encyclopédie,* Artikel »Spasme«.

logie kann sich von Krankheit zu Krankheit ein Bezug herstellen, der kausaler, aber nicht verwandtschaftlicher Art ist. Eine pathologische Form kann durch eine ihr eigene Kraft eine andere pathologische Form erzeugen, die auf dem nosologischen Tableau weit entfernt ist. Verschiedene Arten bilden simultane oder sukzessive Verbindungen oder Mischungen. Daher kommen die Komplikationen, die Mischformen und gewisse regelmäßige oder zumindest häufige Sukzessionen wie die von Manie und Paralyse. Haslam kannte delirierende Kranke, bei denen »die Sprache gehemmt und der Mund verzogen ist, bei denen die Arme oder Beine der Willkürbewegungen beraubt sind, bei denen das Gedächtnis geschwächt ist« und die zumeist »kein Bewußtsein ihrer Körperstellung haben«.[15] Die Überlagerung der Symptome, die Gleichzeitigkeit ihrer extremen Formen — all das genügt nicht zur Bildung einer einzigen Krankheit; die Entfernung, die auf dem Tableau der Krankheitsverwandtschaften zwischen der Sprachstörung und der motorischen Lähmung liegt, kann von der chronologischen Nähe nicht überbrückt werden. Daher die Idee einer Kausalität, die von einem kleinen zeitlichen Unterschied nahegelegt wird. Bald bricht der Wahnsinn zuerst aus, bald wird die Symptomgruppe von den motorischen Zeichen eingeleitet: »Die paralytischen Affektionen sind viel häufiger eine Ursache des Wahnsinns als man glaubt; und sie sind auch sehr oft eine Wirkung der Manie.« Keine sympathetische Übertragung kann hier den Abstand der Arten überbrücken und die Solidarität der Symptome im Organismus vermag keine Einheit herzustellen, die den Wesenheiten widerstreiten würde. Es gibt also eine internosologische Kausalität, deren Funktion eine Umkehrung der Sympathie ist: bewahrt diese die Grundform auch im Durchwandern von Zeit und Raum, so ermöglicht die Kausalität Gleichzeitigkeiten und Überkreuzungen, welche die reinen Wesenheiten vermischen.

Die Zeit spielt in dieser Pathologie eine begrenzte Rolle. Zwar spricht man von der Dauer einer Krankheit und von den verschiedenen Episoden in ihrem Ablauf. Seit Hippokrates zählt man die kritischen Tage, und man kennt die Bedeutungen der Pulsschläge: »Wenn der aufspringende Schlag ungefähr bei jedem dreißigsten Pulsschlag auftritt, so wird die Blutung vier Tage später eintreten, etwas früher oder etwas später; kommt er bei jedem sechzehnten Pulsschlag, dann wird die Blutung in drei Tagen da sein ... Wenn er schließlich bei jedem vierten, dritten oder zweiten Pulsschlag oder ohne Unterbrechung auftritt, dann muß man die Blutung für die nächsten vierundzwanzig Stunden erwarten.«[16] Aber diese zahlenmäßig

[15] J. Haslam, *Observations on madness* (London, 1798), S. 259.

[16] Fr. Solano de Luques, *Observations nouvelles et extraordinaires sur la prédiction des crises, enrichies de plusieurs cas nouveaux par Nihell.* Frz. Über-

fixierte Dauer gehört zur wesenhaften Struktur der Krankheit, genauso wie es zum chronischen Katarrh gehört, nach einer bestimmten Zeit zu einem Lungenfieber zu werden. Es gibt keinen Entwicklungsprozeß, in dem die Dauer selbst durch ihre Beharrlichkeit neue Ereignisse herbeiführen würde; die Zeit ist als nosologische Konstante integriert, nicht als organische Variable. Die Zeit des Körpers berührt die Zeit der Krankheit nicht, noch weniger bestimmt sie sie.

Was die Wesensgestalt der Krankheit mit dem Körper des Kranken verbindet, sind also nicht die Lokalisierungspunkte und auch nicht die Effekte der Zeit, es ist vielmehr die Qualität. In einem Bericht für die Königliche Akademie von Preußen legt Meckel 1764 dar, wie er die Gehirnveränderungen bei verschiedenen Krankheiten beobachtet. Bei einer Obduktion entnimmt er der Gehirnmasse kleine Würfel von gleichem Volumen (6 Linien Seitenlänge), und zwar an verschiedenen Stellen des Gehirns. Er vergleicht die verschiedenen Entnahmen untereinander und mit solchen, die von anderen Leichen stammen. Das Präzisionsgerät für diesen Vergleich ist die Waage. Bei der Schwindsucht, einer Auszehrungskrankheit, ist das spezifische Gewicht des Gehirns geringer als bei den Schlaganfällen, die Verschleimungskrankheiten sind (1 Drachme und 3³/₄ Gran gegen 1 Drachme und 6 oder 7 Gran), während bei einer normalen eines natürlichen Todes gestorbenen Person das durchschnittliche Gewicht 1 Drachme und 5 Gran beträgt. Dieses Gewicht kann nach den Gehirnregionen variieren: bei der Schwindsucht ist vor allem das Kleinhirn leicht, beim Schlaganfall sind die zentralen Regionen schwer.[17] Zwischen der Krankheit und dem Organismus gibt es also regional situierte Bezugspunkte; es handelt sich aber nur um bestimmte Teile, in die die Krankheit ihre spezifischen Qualitäten ausscheidet oder überträgt: das Gehirn der Manischen ist leicht, trocken und bröselnd, da die Manie eine lebhafte, heiße, explosive Krankheit ist; das Gehirn der Schwindsüchtigen ist ausgezehrt und schlaff, träg und blutleer, da die Schwindsucht zur allgemeinen Klasse der Blutflüsse gehört. Die Gesamtqualität, die die Krankheit charakterisiert, schlägt sich in einem Organ nieder, welches dann den Symptomen als Träger dient. Die Krankheit und der Körper kommunizieren nur durch das nichträumliche Element der Qualität.

Unter diesen Bedingungen versteht man, daß sich die Medizin von

setzung (Paris, 1748), S. 2. [Die von Nihell besorgte englische Ausgabe (*New and extraordinary observations concerning the prediction of various crises by the pulse, illustrated with cases and remarks,* London 1741) ist ihrerseits im wesentlichen eine Übersetzung aus dem Spanischen: Fr. Solano da Luques, *Lapis lydius Apollinis methodo segura y la mas util assa para conoscer como para curar las enfermedades agudas* (Madrid, 1731); Anm. d. Übers.].

[17] Bericht in der *Gazette salutaire* vom 2. Aug. 1764 (Bd. XXI).

einer bestimmten Erkenntnisform abwendet, die Sauvages als die mathematische bezeichnet hat: »Die Erkenntnis und die Messung der Quantitäten, z. B. die Bestimmung der Stärke und Geschwindigkeit des Pulses, der Temperatur, des Schmerzgrades, der Gewalt des Hustens und anderer Symptome.«[18] Wenn Meckel Messungen vorgenommen hat, dann ging es ihm nicht um eine mathematische Erkenntnisform, sondern darum, die Intensität einer bestimmten pathologischen Qualität festzustellen, in der die Krankheit bestand. Keine meßbare Mechanik des Körpers kann in ihren physikalischen oder mathematischen Einzelheiten über ein pathologisches Phänomen Rechenschaft ablegen. Die Zuckungen sind vielleicht von einer Austrocknung und Auszehrung des Nervensystems bestimmt: dieser Mechanismus ist ein Mechanismus der Qualitäten, die sich verketten, ein Mechanismus der Bewegungen, die sich aneinanderfügen, ein Mechanismus der Umkehrungen, die sich der Reihe nach auslösen — nicht ein Mechanismus quantifizierbarer Abschnitte. Es handelt sich also um einen Mechanismus, der nicht der Mechanik zugehört. »Die Ärzte müssen sich darauf beschränken, die Kräfte der Medikamente und der Krankheiten mittels ihrer Tätigkeiten zu erkennen; sie müssen sie sorgfältig beobachten und sich bemühen, ihre Gesetze zu erkennen, und sie dürfen nicht müde werden bei der Suche nach den physischen Ursachen.«[19]

Die Wahrnehmung der Krankheit im Kranken setzt also einen qualitativen Blick voraus. Um die Krankheit zu erfassen, muß man dorthin sehen, wo es Trockenheit, Brennen, Reizung oder Feuchtigkeit, Verschleimung, Schwächung gibt. Wie soll man beim selben Fieber, beim selben Husten, bei derselben Auszehrung die Brustfellentzündung von der Schwindsucht unterscheiden, wenn man nicht hier eine trockene Entzündung der Lungen feststellt und dort einen serösen Erguß? Wie soll man — wenn nicht durch ihre Qualität — die Zuckungen eines Epileptikers, der an Gehirnentzündung leidet, von denen eines Hypochonders mit Eingeweideverstopfung unterscheiden? Hier bedarf es einer verfeinerten Wahrnehmung der Qualitäten, einer Wahrnehmung der Unterschiede von Fall zu Fall, einer Registrierung aller Varianten — also einer ganzen Hermeneutik des pathologischen Faktums aufgrund einer reich nuancierten Erfahrung. Man mißt Variationen, man mißt Gleichgewichte und deren Störungen: »Der menschliche Körper ist aus Gefäßen und Flüssigkeiten zusammengesetzt; ... wenn die Gefäße und die Fasern weder zu wenig noch zuviel Tonus haben, wenn die Flüssigkeiten die ihnen zukommende Konsistenz aufweisen, wenn sie weder zuviel noch zuwenig in Bewegung sind, dann befindet sich der Mensch im Zustand der Gesundheit. Wenn

[18] Sauvages, loc. cit., Bd. I, S. 91 f.

[19] Tissot, *Avis aux gens de lettres sur leur santé* (Lausanne, 1767), S. 28.

die Bewegung ... zu stark ist, so verhärten sich die festen Teile und die Flüssigkeiten werden dick; wenn sie zu schwach ist, so erschlafft die Faser und das Blut verdünnt sich.«[20]

Und der ärztliche Blick, der für alle diese feinen Qualitäten offen ist, wird notwendigerweise auf alle ihre Modulationen aufmerksam; die Entzifferung der Krankheit in ihren spezifischen Charakteren beruht auf einer nuancierten Form der Wahrnehmung, die jedes einzelne Gleichgewicht genau einschätzen muß. Aber worin besteht die jeweilige Besonderheit? Sie wird nicht vom Organismus bestimmt, in dem sich etwa der pathologische Prozeß und die Reaktionen zu einem bestimmten »Fall« verbinden. Vielmehr handelt es sich um qualitative Variationen der Krankheit, die von den unterschiedlichen Temperamenten dann noch zusätzlich variiert werden. Was die klassifizierende Medizin als »Einzelgeschichten« bezeichnet, sind die Multiplikationseffekte, die die qualitativen Variationen der Temperamente bei den Wesensqualitäten der Krankheiten hervorrufen. Das kranke Individuum befindet sich genau dort, wo das Resultat dieser Multiplikation in Erscheinung tritt.

Daher rührt seine paradoxe Stellung. Wer eine Krankheit erkennen will, muß vom Individuum mit seinen besonderen Qualitäten absehen: »Der Urheber der Natur«, sagte Zimmermann, »hat den Lauf der meisten Krankheiten durch unerschütterliche Gesetze festgelegt, die man bald entdeckt, sofern der Krankheitsverlauf nicht durch den Kranken unterbrochen oder gestört wird.«[21] Auf diesem Niveau ist das Individuum nur ein negatives Element. Doch kann die Krankheit nicht außerhalb eines Temperaments, seiner Qualitäten, seiner Lebhaftigkeit oder Schwerfälligkeit auftreten; und selbst wenn sie ihre Gesamtphysiognomie bewahrt, so nehmen ihre Einzelzüge immer eine besondere Färbung an. Und derselbe Zimmermann, der im Kranken nur das Negativ der Krankheit sieht, ist »manchmal versucht«, entgegen den allgemeinen Vorschriften von Sydenham, »nur Einzelgeschichten zuzulassen. Wenn die Natur im ganzen auch einfach ist, so variiert sie doch in den Teilen. Folglich muß man es sich zur Aufgabe machen, sie im ganzen und in den Teilen zu erkennen.«[22]

Die Medizin der Arten wird wieder auf das Individuelle aufmerksam, und diese Aufmerksamkeit wird immer ungeduldiger und immer unfähiger, die allgemeinen Wahrnehmungsformen, die voreiligen Wesensschauen zu tragen. »Mancher Äskulap hat jeden Morgen 50 bis 60 Kranke in seinem

[20] Ebd., S. 28.

[21] Zimmermann, *Traité de l'Expérience*. Frz. Übersetzung (Paris 1800), Bd. I, S. 122 [Originalausgabe: *Von der Erfahrung in der Arzneikunst* (Zürich 1763/64); Anm. d. Übers.].

[22] Ebd., S. 184.

Vorzimmer; er hört die Klagen eines jeden an und stellt sie in vier Reihen auf; der ersten Reihe verordnet er einen Aderlaß, der zweiten ein Abführmittel, der dritten ein Klistier, der vierten eine Luftveränderung.«[23] So etwas hat mit Medizin nichts zu tun. Gleiches ist von einer Spitalpraxis zu sagen, die die Qualitäten der Beobachtung tötet und die Talente des Beobachters durch die Unzahl der zu beobachtenden Dinge erstickt. Die Wahrnehmung des Arztes darf sich weder auf Reihen noch auf Gruppen richten; sie muß sich strukturieren wie ein Blick durch »eine Lupe, die auf verschiedene Teile eines Objekts gerichtet wird und auch da noch Teile sehen läßt, wo man vorher keine bemerkte.«[24] Sie muß die unendliche Arbeit der Erkenntnis der einzelnen Kranken auf sich nehmen. Hier taucht wieder der Gedanke an das Porträt auf: der Kranke ist die mit individuellen Zügen ausgestattete Krankheit; er ist ihr Porträt, gegeben im Relief, mit Schatten, Modulationen, Nuancen, Tiefe. Und die Arbeit des Arztes bei der Beschreibung der Krankheit besteht darin, diese lebendige Dichte wiederzugeben: »Man muß genau die Schwächen des Kranken, seine Leiden, seine Gesten, seine Haltung, seine Worte, seine Klagen wiedergeben.«[25]

Durch die primäre Verräumlichung hat die Medizin der Arten die Krankheit auf eine Ebene von Homologien gestellt, wo das Individuum keinen positiven Status erhalten konnte. In der sekundären Verräumlichung verlangt sie hingegen eine verschärfte Wahrnehmung des Individuums, frei von kollektiven Strukturen, von Gruppenbetrachtung und der Spitalerfahrung selbst. Arzt und Kranker kommen sich näher — der Arzt durch einen immer lauernderen, drückenderen und durchdringenderen Blick, der Kranke durch die Gesamtheit unersetzlicher und stummer Qualitäten, die in ihm die schönen und geordneten Formen der Krankheit verraten, d. h. zugleich zeigen und verbergen. Zwischen den nosologischen Charakteren und den Zügen, die man schließlich auf dem Gesicht des Kranken abliest, haben die Qualitäten den Körper frei durchwandert. Der ärztliche Blick hat kaum einen Grund, sich bei diesem Körper aufzuhalten, jedenfalls nicht in seinen Tiefen und bei seinen Funktionen.

Als *tertiäre Verräumlichung* sei die Gesamtheit der Gesten bezeichnet, durch die die Krankheit in einer Gesellschaft umstellt und festgestellt wird, durch die sie in ihre medizinische Würde eingesetzt und eingeschlossen wird, durch die sie isoliert wird, durch die sie in privilegierte

[23] Ebd., S. 187.
[24] Ebd., S. 127.
[25] Ebd., S. 128.

und geschlossene Bezirke verwiesen oder auf Heilstätten verteilt wird. »Tertiär« soll nicht heißen, daß es sich um eine abgeleitete und weniger wesentliche Struktur handelt. Sie bildet das Entscheidungssystem, in dem es darum geht, wie eine Gruppe, um sich zu erhalten und zu schützen, die Ausschließung praktiziert, wie sie die Fürsorge einrichtet, wie sie auf die Todesfurcht reagiert, wie sie das Elend verdrängt oder lindert, wie sie bei Krankheitsfällen interveniert oder sie ihrem natürlichen Verlauf überläßt. Aber mehr noch als die anderen Verräumlichungsformen ist sie der Ort diverser Dialektiken: der Ort heterogener Institutionen, chronologischer Verschiebungen, politischer Kämpfe, der Ort von Forderungen und Utopien, der Ort ökonomischer Zwänge und gesellschaftlicher Konfrontationen. Ein ganzes Ensemble medizinischer Praktiken und Institutionen schließt hier die primäre und sekundäre Verräumlichung an die Formen eines gesellschaftlichen Raumes an, deren Genese, Struktur und Gesetze ganz unterschiedlich sind. Und dennoch oder gerade deswegen ist diese tertiäre Verräumlichung der Ausgangspunkt der radikalsten Infragestellungen. Sie hat die ganze medizinische Erfahrung ins Wanken gebracht und sie gezwungen, für ihre konkretesten Wahrnehmungen und Dimensionen einen neuen Boden zu definieren.

In der Medizin der Arten hat die Krankheit von Natur aus Formen und Zeiten, die dem Raum der Gesellschaften fremd sind. Es gibt eine »wilde« Natur der Krankheit, die zugleich ihre wahre Natur ist und ihr vernünftigster Verlauf: allein, frei von Intervention, ohne medizinische Künstlichkeit bringt sie die fast pflanzenhafte Ordnung ihres Wesens zur Erscheinung. Aber je komplexer der gesellschaftliche Raum wird, in dem sie situiert ist, umso mehr wird sie *denaturiert.* Vor der Zivilisation haben die Völker nur die einfachsten und notwendigsten Krankheiten. Bauern und Leute aus dem gewöhnlichen Volk bleiben dem ursprünglichen nosologischen Tableau noch nahe; dessen vernünftige Ordnung kommt bei der Einfachheit ihres Lebens noch zur Geltung: bei ihnen gibt es nicht diese vielfältigen, komplexen, gemischten Nervenleiden, sondern solide Schlaganfälle und freimütige Tobsuchtsausbrüche.[26] In dem Maße, in dem man in der Ordnung der Stände aufsteigt und sich um die Individuen das gesellschaftliche Netz zusammenzieht, »scheint die Gesundheit stufenweise abzunehmen«; die Krankheiten vervielfältigen und kombinieren sich; ihre Zahl ist schon hoch »im höheren Bürgerstand; ... und sie ist so hoch wie nur möglich bei den Leuten von Welt.«[27]

Das Spital ist, wie die Zivilisation, ein künstlicher Ort, an dem die ver-

[26] Tissot, *Traité des nerfs et de leurs maladies* (Paris 1778/80), Bd. II, S. 432—444.

[27] Tissot, *Essai sur la santé des gens du monde* (Lausanne 1770), S. 8—12.

pflanzte Krankheit ihr wesenhaftes Gesicht zu verlieren droht. Sie trifft da sofort auf Komplikationen, die die Ärzte Gefängnis- oder Spitalfieber nennen: Muskelschwäche, trockene und belegte Zunge, fahles Gesicht, klebrige Haut, Durchfall, blasser Urin, Beklemmung der Atemwege, Tod am achten oder zehnten, spätestens am dreizehnten Tag.[28] Ganz allgemein verändert der Kontakt mit den anderen Kranken in diesem ungeordneten Garten, in dem sich die Arten durchkreuzen, die eigene Natur der Krankheit und macht sie schwerer lesbar. Und was soll man in dieser unvermeidlichen Nähe »gegen die bösartige Ausdünstung tun, die von den Körpern aller Kranken, von brandigen Gliedern, von faulen Knochen, von ansteckenden Geschwüren, von Faulfiebern ausgeht?«[29] Und kann man denn die unangenehmen Eindrücke auslöschen, die auf einen seiner Familie entrissenen Kranken das Schauspiel dieser Häuser macht, welche für viele nur der »Tempel des Todes« ist? Diese bevölkerte Einsamkeit, diese Verzweiflung, die zusammen mit den gesunden Reaktionen des Organismus den natürlichen Ablauf der Krankheit verwirrt ... Es bedürfte eines sehr geschickten Spitalarztes, »um der Gefahr der verfälschten Erfahrung zu entgehen, die aus den künstlichen Krankheiten resultiert, welchen man in den Spitälern seine Aufmerksamkeit zuwenden muß. Tatsächlich ist keine Spitalskrankheit rein.«[30]

Der natürliche Ort der Krankheit ist der natürliche Ort des Lebens — die Familie: die Zartheit der spontanen Fürsorge, die Bezeugung des hingebenden Eifers, der gemeinsame Wunsch nach Genesung — alles hilft zusammen, um der Natur, die gegen die Krankheit kämpft, beizustehen, und um die Krankheit selber in ihrer Wahrheit hervorgehen zu lassen. Der Spitalarzt sieht nur unechte, veränderte Krankheiten; er hat eine ganze Teratologie des Pathologischen vor sich. Der im Hause des Kranken behandelnde Arzt hingegen »gewinnt in kurzer Zeit eine wirkliche Erfahrung von den natürlichen Erscheinungen aller Krankheitsarten.«[31] Die notwendige Aufgabe dieser häuslichen Medizin liegt darin, rücksichtsvoll zu sein, »die Kranken zu beobachten, die Natur zu unterstützen, ohne ihr Gewalt anzutun, und abzuwarten im bescheidenen Eingeständnis, daß noch vieles an Erkenntnis fehlt.«[32] So lebt mit der Pathologie der Arten

[28] Tenon, *Mémoires sur les hôpitaux* (Paris 1788), S. 451.

[29] Percival, Brief an Aikin, in: Aikin, *Observations sur les hôpitaux*. Frz. Übersetzung (Paris 1777), S. 113. [Originalausgabe: *Thoughts on hospitals, with a letter to the autor by Thomas Percival* (London 1771); Anm. d. Übers.].

[30] Dupont de Nemours, *Idées sur les secours à donner* (Paris 1786), S. 24 f.

[31] Ebd.

[32] Moscati, *De l'emploi des systèmes dans la médecine pratique*. Frz. Übersetzung (Straßburg, Jahr VII). [Originalausgabe: *Dell'uso dei sistemi nella pratica medica* (Pavia 1799); Anm. d. Übers.].

die alte Diskussion zwischen der handelnden und der abwartenden Medizin wieder auf.[33] Die Nosologen neigen zu dieser, und Vitet, einer der letzten Vertreter der Nosologie, der unter dem Titel »La médecine expectante« eine Klassifikation von über 2000 Arten verfaßt hat, verschreibt darin immer noch die Chinarinde, um die Natur bei der Vollendung ihrer natürlichen Bewegung zu unterstützen.[34]

Die Medizin der Arten impliziert also für die Krankheit eine freie Verräumlichung ohne privilegierten Bezirk und ohne Spitalzwang, eine spontane Verteilung auf ihre Geburts- und Entwicklungsstätte, wo sie ihr Wesen entwickelt und vollendet und zu ihrem natürlichen Ende gelangt: zum Tod, wenn er ihr unausweichliches Gesetz ist — oder zur Heilung, die oft möglich ist, wenn die Natur der Krankheit durch nichts gestört wird. An einem Ort und in einer Bewegung soll sie auftreten und wieder verschwinden. Man soll sie nicht in einem medizinisch präparierten Bereich einsperren, sondern man muß sie auf dem Boden ihrer Herkunft im positiven Sinn des Wortes »vegetieren« lassen: in der Familie, welche die natürlichste, ursprünglichste und moralisch solideste Form des gesellschaftlichen Raumes darstellt. In diesem Raum, der zugleich abgeschlossen und transparent ist, ist die Krankheit nur sich selber ausgeliefert. Dieser Gedanke trifft sich nun genau mit der Reflexion über das Fürsorgewesen, die im politischen Denken stattfindet.

Die Kritik der Spitalstiftungen ist im 18. Jahrhundert ein Gemeinplatz der ökonomischen Analyse. Die gestifteten Güter sind unveräußerlich, sie bilden den immerwährenden Anteil der Armen. Aber die Armut ihrerseits ist nicht ewig dieselbe: die Bedürfnisse und Nöte können sich ändern, und die Fürsorge sollte immer jene Provinzen oder Städte erreichen, die sie gerade brauchen. Das wäre keine Verletzung des Stifterwillens, sondern, im Gegenteil, seine echte Erfüllung. Denn die Stifter »wollten vor allem der Öffentlichkeit dienen und den Staat unterstützen. Ohne sich von der Intention der Stifter zu entfernen und gerade um ihr genau zu entsprechen, muß man die Gesamtheit aller den Spitälern gewidmeten Vermögen als eine einzige Masse ansehen.«[35] Die Stiftung, die etwas Einziges und Unangreifbares darstellt, muß in den Raum einer verallgemeinerten Fürsorge aufgelöst werden, deren einziger Geschäftsführer und Universalerbe die Gesellschaft ist. Andererseits ist es ein ökonomischer Irrtum, die Fürsorge auf eine Stillegung des Kapitals zu gründen, d. h. auf eine Verarmung der Nation, wodurch wieder neue Stiftungen notwendig werden

[33] Vgl. Vicq d'Azyr, *Remarques sur la médecine agissante* (Paris 1786).

[34] Vitet, *La médecine expectante* (Paris 1806), 6 Bde.

[35] Chamousset, Plan général pour l'administration des hôpitaux, in: *Vues d'un citoyen* (Paris 1757), Bd. II.

und letzten Endes jede Aktivität erstickt wird. Man darf die Fürsorge weder vom Produktivvermögen (Kapital) noch vom produzierten Reichtum (der immer kapitalisierbaren Rente) abhängig machen, sondern vom Prinzip, das den Reichtum erzeugt: von der Arbeit. Indem man die Armen arbeiten läßt, kann man ihnen Unterstützung gewähren, ohne die Nation arm zu machen.[36]

Der Kranke ist zweifellos nicht arbeitsfähig. Liegt er aber im Spital, so wird er für die Gesellschaft zu einer doppelten Belastung: die Fürsorge, die ihm zuteil wird, kommt nur ihm zugute und seine alleingelassene Familie findet sich ihrerseits dem Elend und der Krankheit ausgesetzt. Das Spital erzeugt also nicht nur in seiner verpesteten Abgeschlossenheit Krankheiten, sondern auch noch in seiner gesellschaftlichen Umwelt. Anstatt vor ihr zu schützen, verbreitet und vervielfältigt es also die Krankheit ins Unendliche. Wenn sie hingegen im freien Feld ihrer Entstehung und Entwicklung belassen wird, ist sie immer nur sie selber und sie verschwindet, wie sie gekommen ist. Und die Fürsorge, die ihr zu Hause zuteil wird, wirkt auch der von ihr hervorgerufenen Armut entgegen. Die von der Umgebung spontan geleistete Hilfe kostet niemanden etwas und die dem Kranken gewährte Unterstützung kommt der ganzen Familie zugute: »Einer muß eben das Fleisch essen, von dem man dem Kranken eine Brühe gemacht hat; und wenn man ihm seinen Tee heiß macht, kostet es auch nicht mehr, wenn man davon auch seinen Kindern gibt, um sie zu wärmen.«[37] Die Kette der »Krankheit der Krankheiten« und die Kette der ständigen Verarmung der Armut werden also zerbrochen, wenn man darauf verzichtet, für den Kranken einen differenzierten und abgesetzten Raum zu schaffen, der in zweideutiger aber ungeeigneter Weise dazu dienen soll, die Krankheit zu schützen und vor der Krankheit zu bewahren.

Unabhängig von ihren Begründungen treffen sich die Gedanken der Ökonomen und die der klassifizierenden Mediziner in den Hauptlinien: der Raum, in dem sich die Krankheit erfüllt, isoliert und vollendet, ist ein absolut offener, ungeteilter Raum ohne privilegierte oder fixe Gestalt, ein auf die Ebene der sichtbaren Manifestationen beschränkter Raum. In diesem homogenen Raum ist keine Intervention gestattet außer der eines Blicks, der zurückweicht, indem er auftritt, und der einer Fürsorge, die nur als vorübergehende Kompensation einen Wert hat. Dieser Raum hat lediglich die Morphologie der von Individuum zu Individuum wahrgenommenen Ähnlichkeiten und die Morphologie der von einem privaten Arzt einem privaten Kranken gewährten Behandlungen.

[36] Turgot, Artikel »Fondation« der *Encyclopédie.*

[37] Dupont de Nemours, *Idées sur les secours à donner* (Paris 1786), S. 14—30.

Aber so auf ihre Spitze getrieben kehrt sich die Thematik um. Wenn sich eine medizinische Erfahrung im freien Raum einer nur von in Familien gegliederten Gesellschaft entfaltet, braucht sie dann nicht die Unterstützung der ganzen Gesellschaft? Setzt nicht die besondere Aufmerksamkeit auf das Individuum eine verallgemeinerte Wachsamkeit voraus, die mit der Gruppe in ihrer Gesamtheit koextensiv ist? Man müßte eine Medizin konzipieren, die in ausreichendem Maß mit dem Staat verbunden ist, damit sie zusammen mit ihm eine konstante und allgemeine, aber differenzierte Fürsorgepolitik verwirklichen kann. Die Medizin wird zur nationalen Aufgabe. Menuret träumte zu Beginn der Revolution von kostenloser Behandlung, gewährleistet durch Ärzte, die von der Regierung durch Zuwendungen aus den kirchlichen Einnahmen entschädigt würden.[38] Schon deswegen müßte man diese Ärzte einer Kontrolle unterwerfen; man müßte Mißbräuche verhindern und gegen die Scharlatane einschreiten, man müßte durch die Organisation einer gesunden und rationellen Medizin vermeiden, daß die häuslichen Behandlungen aus dem Kranken ein Opfer machen und daß sie seine Umgebung der Ansteckung aussetzen. Die gute Medizin wird vom Staat ein Berechtigungszeugnis sowie den gesetzlichen Schutz erhalten. An ihm liegt es, »die Existenz einer wahren Heilkunst herzustellen.«[39] Die Medizin der individuellen Wahrnehmung, der familiären Pflege, der häuslichen Behandlung, kann nur in einer kollektiv kontrollierten Struktur, die den gesamten gesellschaftlichen Raum umfaßt, ihre Stütze finden. Man tritt in eine ganz neue und im 18. Jahrhundert beinahe unbekannte Form der institutionellen Verräumlichung der Krankheit ein. Die Medizin der Arten sollte darin verschwinden.

[38] J.-J. Menuret, *Essai sur les moyens de former de bons médecins* (Paris 1791).

[39] Jadelot, *Adresse à Nos Seigneurs de l'Assemblée Nationale sur la nécessité et le moyen de perfectionner l'enseignement de la médecine* (Nancy 1790), S. 7.

II. Kapitel

Ein politisches Bewußtsein

Neben der Medizin der Arten haben die Begriffe der Konstitution, der endemischen Krankheit und der Epidemie im 18. Jahrhundert eine besondere Rolle gespielt.

Man muß auf Sydenham und die Zweideutigkeit seiner Lektion zurückkommen: er hat nicht nur das klassifizierende Denken begründet, sondern gleichzeitig auch die Grundlagen eines historischen und geographischen Bewußtseins der Krankheit definiert. Die »Konstitution« ist bei Sydenham nicht eine autonome Wesenheit, sondern der Komplex — gleichsam die vorübergehende Verknotung — mehrerer natürlicher Ereignisse: Beschaffenheit des Bodens, Klimaverhältnisse, Jahreszeit, Regen, Trockenheit, Verpestungen, Teuerungen. Und wenn nichts von dem die festgestellten Phänomene erklären kann, dann ist der Grund nicht bei einer klar bestimmten Art im Garten der Krankheiten zu suchen, sondern bei einem dunklen in der Erde verborgenen Kern: »Variae sunt semper annorum constitutiones quae neque calori neque frigori non sicco humidove ortum suum debent, sed ab occulta potius inexplicabili quadam alteratione in ipsis terrae visceribus pendent.«[1] Die Konstitutionen haben keine eigentlichen Symptome; sie sind durch Akzentverschiebungen, durch unerwartete Zeichengruppierungen, durch Verstärkungen oder Abschwächungen von Phänomenen bestimmt: hier sind die Fieber heftig und trocken, dort sind die Katarrhe und die serösen Ergüsse häufiger. Während eines heißen und langen Sommers sind die Eingeweideverstopfungen zahlreicher als gewöhnlich und auch hartnäckiger. London von Juli bis September 1661: »Aegri paroxysmus atrocior, lingua magis nigra siccaque, extra paroxysmum aporexia obscurio, virium et appetitus prostratio maior item ad paroxysmum proclinitas, omnia summatim accidentia immaniora, ipseque morbus quam pro more Febrium intermittentium funestior.«[2] Die Konstitution wird nicht auf eine bestimmte Art zurückgeführt, deren mehr oder weniger modifizierte Manifestation sie wäre. Sie wird einzig in der Relativität der Unterschiede wahrgenommen — von einem gewissermaßen diakritischen Blick.

[1] Th. Sydenham, Observationes medicae, in: *Opera medica* (Genf 1736), I, S. 32.

[2] Ebd., S. 27.

Nicht jede Konstitution ist eine Epidemie. Die Epidemie ist eine Konstitution mit einem dichteren Kern, ihre Erscheinungen sind beständiger und gleichartiger. Man hat viel und lange Zeit — bis heute — darüber diskutiert, ob die Ärzte des 18. Jhdt. den ansteckenden Charakter erfaßt und ob sie sich das Problem des Überträgers der Ansteckung gestellt haben. Das ist eine müßige Frage, die der fundamentalen Struktur fremd bleibt oder zumindest zweitrangig ist. Die Epidemie ist mehr als eine bestimmte Krankheit. Im 18. Jahrhundert ist sie eine autonome, kohärente und autarke Weise, die Krankheit zu sehen: »Epidemische Krankheiten nennt man alle jene Krankheiten, die eine große Anzahl von Personen zur selben Zeit mit denselben Symptomen befallen.«[3] Es gibt also keine Natur- oder Artdifferenz zwischen einer individuellen Krankheit und einem epidemischen Phänomen. Es genügt, daß ein sporadisches Leiden gehäuft auftritt, dann ist es eine Epidemie. Es handelt sich um ein rein arithmetisches Problem der Schwelle: das Sporadische ist nur eine unterschwellige Epidemie. Wir haben es nicht mehr mit einer Wahrnehmung von Wesenheiten und Ordnungen zu tun wie in der Medizin der Arten, sondern mit einer Wahrnehmung von Größen und Zahlen.

Der Anhaltspunkt dieser Wahrnehmung ist nicht ein spezifischer Typ, sondern eine Verknotung von Umständen. Der tiefere Grund der Epidemie ist nicht die Pest oder der Katarrh; es ist Marseille im Jahre 1721, es ist Bicêtre im Jahre 1780, es ist Rouen im Jahre 1769, wo »während des Sommers unter den Kindern eine Epidemie von der Art der katarrhalischen Gallenfieber und der faulenden Gallenfieber, kompliziert durch englischen Schweiß, auftritt; im Herbst nimmt die Epidemie die Form der hitzigen Gallenfieber an; am Ende dieser Jahreszeit und im Winter von 1769 auf 1770 artet diese Konstitution in faulendes Gallenfieber aus.«[4] Die vertrauten pathologischen Formen werden zitiert, um ein komplexes Spiel von Überkreuzungen zu bilden, etwa so wie Symptome eine Krankheit konstituieren. Der wesentliche Grund aber ist der Augenblick, der Ort, die »scharfe, stechende, dünne, schneidende Luft«, die in Nîmes während des Winters herrscht[5], oder die pechige, dicke, faulige Luft, die man in Paris kennt, wenn der Sommer lang und drükkend ist.[6]

Die Regelmäßigkeit der Symptome läßt keine Weisheit einer natürlichen Ordnung durchscheinen. Sie spricht nur von der Konstanz der

[3] Le Brun, *Traité historique sur les maladies épidémiques* (Paris 1776), S. 1.

[4] Lepecq de La Cloture, *Collection d'observations sur les maladies et constitutions épidémiques* (Rouen 1778), S. XIV.

[5] Razoux, *Tableau nosologique et météorologique* (Basel 1787), S. 22.

[6] Menuret, *Essai sur l'histoire médico-topographique de Paris* (Paris 1788), S. 139.

Ursachen, von der Hartnäckigkeit eines globalen Druckes, der eine bestimmte Krankheit hervorruft. Bald handelt es sich um eine Ursache, die längere Zeit anhält und die z. B. in Polen den Weichselzopf hervorruft und in Spanien die Skrofeln; in diesem Fall spricht man besser von endemischen Krankheiten. Bald handelt es sich um Ursachen, die »mit einem Schlag am selben Ort eine große Anzahl von Menschen angreifen, und zwar ohne Unterschied des Alters, des Geschlechts und des Temperaments. Sie stellen die Tätigkeit einer allgemeinen Ursache dar; diese ist aber als rein zufällig zu betrachten, da die von ihr hervorgerufenen Krankheiten nur eine bestimmte Zeit herrschen.«[7] So etwa die Pocken, das bösartige Fieber, die Bazillenruhr — also die Epidemien im strengen Sinn des Wortes. Man muß nicht erstaunt sein darüber, daß sich die Krankheit trotz der großen Verschiedenheit der betroffenen Personen, ihrer Anlagen und ihres Alters, bei allen in denselben Symptomen zeigt. Das kommt daher, daß die Trockenheit oder die Feuchtigkeit, die Hitze oder die Kälte, sobald sich ihre Tätigkeit etwas ausweitet, eines unserer konstitutiven Elemente — Alkali, Salz, Phlogiston — zur Vorherrschaft bringt; »dann sind wir den Wirkungen ausgesetzt, die dieses Element hervorruft, und diese Wirkungen sind notwendigerweise dieselben für die verschiedenen Personen.«[8]

Die Analyse einer Epidemie stellt sich nicht die Aufgabe, die allgemeine Form der Krankheit zu erkennen, indem sie ihr im abstrakten Raum der Nosologie einen Platz anweist. Sie will vielmehr unterhalb der allgemeinen Zeichen dem besonderen Prozeß auf die Spur kommen, der je nach den Umständen von einer Epidemie zur anderen variiert, der von der Ursache der Krankheit zu ihrer Form einen Faden zieht, welcher allen Kranken gemeinsam ist, aber nur an diesem Raumzeitpunkt vorkommt. Paris hat im Jahre 1785 Quartanfieber und hartnäckige Faulfieber gesehen, aber das Wesentliche der Epidemie war eine »in ihren Farben ausgetrocknete und zur Melancholie gewordene Galle, das verarmte, verdickte und sozusagen pechige Blut, die verstopften Organe des Unterleibs, welche die Ursachen oder die Stellen der Obstruktion waren«[9] — also eine Art globaler Individualität, ein Individuum mit vielen einander ähnlichen Köpfen, das nur hier und jetzt auftritt. Während sich die artbestimmte Krankheit immer — mehr oder weniger — wiederholt, wiederholt sich die Epidemie niemals.

In dieser Wahrnehmungsstruktur kommt dem Problem der Ansteckung

7 Banan und Turben, *Mémoires sur les épidémies de Languedoc* (Paris 1786), S. 3.

8 Le Brun, loc. cit., S. 66, Anm. 1.

9 Menuret, loc. cit., S. 139.

relativ wenig Bedeutung zu. Die Übertragung von einem Individuum auf ein anderes ist in keinem Fall das Wesen der Epidemie. Sie kann zwar in der Form des »Miasmas« oder des »Gärungsstoffes«, der sich durch die Nahrungsmittel, durch die Berührung, durch den Wind, durch die umgebende Luft ausbreitet, eine der Ursachen der Epidemie bilden, sei es eine direkte und erste (wenn sie die einzige tätige Ursache ist), sei es eine zweite Ursache (wenn in einer Stadt oder in einem Spital das Miasma das Produkt einer epidemischen Krankheit ist, die von einem anderen Faktor hervorgerufen wurde). Aber die Ansteckung ist nur eine Modalität des massiven Faktums der Epidemie. Man wird gerne zugestehen, daß die bösartigen Krankheiten wie etwa die Pest eine übertragbare Ursache haben. Nicht so leicht wird man es für die einfachen epidemischen Krankheiten (Keuchhusten, Masern, Scharlach, galliger Durchfall, Wechselfieber) zugeben.[10]

Ob sie nun ansteckend ist oder nicht — die Epidemie hat eine Art historischer Individualität. Daher erfordert sie eine komplexe Beobachtungsmethode: als kollektives Phänomen erfordert sie einen vielfältigen Blick, als einzigartiger Prozeß verlangt sie nach einer Beschreibung ihrer unerwarteten Besonderheiten und Zufälligkeiten. Man muß das Ereignis bis ins Detail beschreiben, man muß es aber auch in den Zusammenhang stellen, den die Wahrnehmung durch mehrere Personen einschließt. Diese Erkenntnis, die ungenau ist und schlecht begründet, findet ihr eigentliches Volumen erst in der Überschneidung der Perspektiven, in einer wiederholten und korrigierten Information, die schließlich dort, wo die Blicke sich kreuzen, den individuellen und besonderen Kern dieser kollektiven Pläne umgreift und aushebt. Diese Erfahrungsform wird am Ende des 18. Jahrhunderts institutionalisiert. In jeder Subdelegation werden ein Arzt und mehrere Chirurgen vom Intendanten dazu bestimmt, den in ihrem Kanton aufgetretenen Epidemien nachzugehen; sie bleiben mit dem Chefarzt der Generalität in Korrespondenz über »die herrschende Krankheit ebenso wie über die medizinische Topographie ihres Kantons«; wenn vier oder fünf Personen von derselben Krankheit befallen werden, so muß der Syndikus den Subdelegierten benachrichtigen, daß er den Arzt kommen lassen soll. Dieser muß die Behandlung vorschreiben, welche die Chirurgen durchzuführen haben. In den schwersten Fällen muß sich der Arzt der Generalität selbst an Ort und Stelle begeben.[11]

Aber diese Erfahrungsweise kann ihre volle Bedeutung nur erhalten, wenn sie von zwingenden Maßnahmen ständig begleitet wird. Es kann

10 Le Brun, loc. cit., S. 2—3.

11 Anonymus, *Description des épidémies qui ont régné depuis quelques années sur la généralité de Paris* (Paris 1783), S. 35—37.

keine Medizin der Epidemien geben, die nicht durch eine Polizei ergänzt wird: man muß die Bergwerke und die Friedhöfe überwachen; man muß möglichst oft die Einäscherung der Leichen anstatt ihrer Beerdigung erreichen; man muß den Handel mit Brot, Wein und Fleisch kontrollieren;[12] man muß den Schlachthäusern und den Färbereien Verordnungen auferlegen; man muß die ungesunden Wohnungen verbieten. Nach einer detaillierten Untersuchung des gesamten Territoriums müßte man für jede Provinz eine Gesundheitsverordnung erlassen, die »bei der Predigt oder in der Messe alle Sonn- und Feiertage« zu verlesen wäre und die Art beträfe, in der man sich ernährt und kleidet, wie man Krankheiten vermeidet, wie man herrschenden Krankheiten vorbeugt und wie man sie heilt. »Mit diesen Vorschriften sollte es wie mit den Gebeten sein, die selbst die Unwissenden und die Kinder hersagen können.«[13] Schließlich müßte man einen Stab von Gesundheitsinspektoren schaffen, die man »auf verschiedene Provinzen verteilen könnte, indem man jedem ein bestimmtes Gebiet zuweist«. Hier würde er medizinische Beobachtungen anstellen, aber auch solche, die sich auf die Physik, Chemie, Naturgeschichte, Topographie und Astronomie beziehen. Er würde die notwendigen Maßnahmen anordnen und die Arbeit des Arztes kontrollieren. »Es wäre zu wünschen, daß es sich der Staat zur Aufgabe machte, diesen Ärzten das Auskommen zu sichern, und daß er die Auslagen übernähme, die die Neigung zu nützlicher Entdeckertätigkeit mit sich bringt.«[14]

Die Medizin der Epidemien widersetzt sich einer Medizin der Klassen ebenso, wie sich die kollektive Wahrnehmung eines globalen aber einzigen und sich niemals wiederholenden Phänomens von der individuellen Wahrnehmung abhebt, in der eine Wesenheit trotz der Vielfalt der Phänomene ständig als identisch erscheint. In dem einen handelt es sich um die Analyse einer Serie, in dem anderen um die Entzifferung eines Typs; bei den Epidemien geht es um die Integration der Zeit und um die Feststellung einer Kausalitätsbeziehung, bei den Arten um die Definition einer hierarchischen Stellung und um die Auffindung einer wesenhaften Kohärenz; handelt es sich hier um die nuancierte Wahrnehmung eines komplexen historischen und geographischen Raumes, so geht es dort um die Definition einer homogenen Ebene, auf der Analogien abzulesen sind. Aber letzten Endes, wenn es sich um die tertiäre Konfiguration handelt, die die Krankheit, die medizinische Erfahrung und die Kontrolle des Arztes auf die gesellschaftlichen Strukturen bezieht, finden sich die Pathologie der Epidemien und die der Arten vor denselben Anforderungen,

[12] Le Brun, loc. cit., S. 127, 132,

[13] Anonymus, loc. cit., S. 14—17.

[14] Le Brun, loc. cit., S. 124.

nämlich vor der Notwendigkeit, einen politischen Status der Medizin zu definieren und auf Staatsebene ein medizinisches Bewußtsein herzustellen, mit der Aufgabe ständiger Information, Kontrolle und Zwangsdurchsetzung. All diese Dinge »betreffen ebensosehr die Polizei, wie sie in den eigentlichen Bereich der Medizin gehören.«[15]

Hier liegt der Ursprung der Königlichen Gesellschaft für Medizin und ihres unausweichlichen Konfliktes mit der Fakultät. Im Jahre 1776 beschließt die Regierung, in Versailles eine Gesellschaft ins Leben zu rufen, die die epidemischen und epizootischen Erscheinungen, welche sich im Laufe der vorangehenden Jahre vermehrt hatten, studieren sollte. Der unmittelbare Anlaß dafür ist eine Viehkrankheit im Südosten Frankreichs, die den Generalkontrolleur der Finanzen zwingt, die Schlachtung aller verdächtigen Tiere anzuordnen. Die Folge ist eine ziemlich schwere wirtschaftliche Krise. Das Dekret vom 29. April 1776 erklärte in seinem Vorwort, daß die Epidemien »am Anfang nur deswegen unheilvoll und verheerend sind, weil ihr Charakter wenig bekannt ist und den Arzt über die nötigen Behandlungen im Zweifel läßt. Diese Ungewißheit kommt daher, daß man sich so wenig bemüht hat, die Symptome der verschiedenen Epidemien und die erfolgreichsten Heilmethoden zu studieren und zu beschreiben.« Die Kommission erhält eine dreifache Aufgabe: die der Information, indem sie sich über die verschiedenen Epidemien auf dem laufenden hält; die der Bearbeitung, indem sie die Tatsachen vergleicht, die angewendeten Heilverfahren registriert und Experimente organisiert; die der Kontrolle und Vorschrift, indem sie den behandelnden Ärzten die geeigneten Methoden angibt. Sie setzt sich aus acht Ärzten zusammen: einem Direktor, der »die Informationen über die Epidemien und Viehseuchen zu sammeln hat« — Lasson, einem Generalkommissar, der die Verbindung mit den Provinzärzten herstellt — Vicq d'Azyr und sechs Doktoren der Fakultät, deren Arbeit sich ebenfalls mit diesen Gegenständen befassen soll. Der Kontrolleur der Finanzen wird sie zur Durchführung der Enqueten in die Provinz senden und ihnen Berichte abverlangen können. Schließlich soll Vicq d'Azyr Vorlesungen über menschliche und vergleichende Anatomie vor den anderen Mitgliedern der Kommission, den Doktoren der Fakultät und den Studenten halten, »die sich dessen würdig zeigen«.[16] Auf diese Weise wird eine zweifache Kontrolle

[15] Le Brun, loc. cit., S. 126.

[16] Vgl. *Précis historique de l'établissement de la Société royale de Médecine* (der anonyme Autor ist Boussu).

eingerichtet: die der politischen Instanzen über die Ausübung der Heilkunst und die einer privilegierten ärztlichen Körperschaft über die Gesamtheit der Praktiker.

Der Konflikt mit der Fakultät bricht alsbald aus. In den Augen der Zeitgenossen handelt es sich um den Zusammenstoß zweier Institutionen: einer modernen, die vom Staat getragen ist, und einer archaischen, die in sich selbst verschlossen ist. Ein Vertreter der Fakultät beschreibt den Gegensatz folgendermaßen: »Die eine Institution ist alt und ehrwürdig aufgrund aller möglichen Titel und besonders in den Augen der Mitglieder der Gesellschaft, die sie zum größten Teil ausgebildet hat. Die andere ist eine moderne Institution, deren Mitglieder die Verbindung mit den Ministern der Krone der Zugehörigkeit zu ihren eigenen Einrichtungen vorgezogen haben und die die Fakultätsversammlungen, an die sie das öffentliche Wohl sowie ihre Eide hätten binden sollen, verlassen haben, um die Karriere der Intrigen anzutreten.«[17] Drei Monate lang »streikt« die Fakultät zum Zeichen des Protestes. Sie weigert sich, ihre Funktionen wahrzunehmen, und ihre Mitglieder weigern sich, mit den Mitgliedern der Gesellschaft Kontakt aufzunehmen. Aber der Ausgang des Konflikts ist von vornherein entschieden, denn der Rat unterstützt das neue Komitee. Bereits ab 1778 waren die Patentbriefe, die seine Umwandlung in die Königliche Gesellschaft für Medizin bestätigten, eingetragen und der Fakultät wurde verboten, »in dieser Angelegenheit irgendetwas zu ihrer Verteidigung zu unternehmen«. Die Gesellschaft erhält aus der Mineralwassersteuer 40 000 Franken, während die Fakultät kaum 2000 bekommt. Vor allem aber weitet sich ihr Aufgabenbereich ständig aus: aus einem Kontrollorgan für die Epidemien wird sie allmählich zu einem Zentralisationspunkt des Wissens, zu einer Registrierungs- und Beurteilungsinstanz für die gesamte ärztliche Tätigkeit. Zu Beginn der Revolution wird ihr Status vom Finanzausschuß der Nationalversammlung folgendermaßen gerechtfertigt: »Die Aufgabe dieser Gesellschaft ist es, die französische und die ausländische Medizin durch eine nützliche Korrespondenz zu verbinden; verstreute Beobachtungen zu sammeln, aufzubewahren und zu vergleichen; und vor allem nach den Ursachen der Volkskrankheiten zu suchen, die Zeiten ihres Auftretens zu berechnen und die wirksamsten Heilmittel zu finden.«[19] Die Gesellschaft versammelt nicht mehr ausschließlich Ärzte, die sich dem Studium der kollektiven Krankheitserscheinungen widmen. Sie ist zum offiziellen

[17] Retz, *Exposé succint à l'Assemblée Nationale* (Paris 1791). S. 5 f.

[18] Vgl. Vacher de la Feuterie, *Motif de la réclamation de la Faculté de Médecine de Paris contre l'établissement de la Société royale de Médecine.*

[19] Zitiert in: Retz, loc. cit.

Organ eines *kollektiven Bewußtseins* der pathologischen Phänomene geworden — eines Bewußtseins, das sich ebenso auf der Ebene der Erfahrung wie auf der Ebene des Wissens entfaltet, in der kosmopolitischen Dimension ebenso wie im Raum der Nation.

Damit wird das Ereignis zu einem Wendepunkt in den fundamentalen Strukturen. Die wesentlichen Züge der neuen Erfahrungsgestalt, die sich um die Jahre 1775—1780 ausgebildet hat, sollten ziemlich lange bestehen bleiben und während der Revolutionszeit bis zum Konsulat viele Reformpläne bestimmen. Zwar wird von diesen Plänen nur wenig verwirklicht werden; die in ihnen implizierte Form der medizinischen Wahrnehmung ist jedoch eines der konstituierenden Elemente der klinischen Erfahrung.

Es handelt sich um einen neuen Stil der Totalisierung. Die Traktate des 18. Jahrhunderts — Lehrbücher, Aphorismen, Nosologien — haben das medizinische Wissen in einen geschlossenen Raum eingesperrt. Das Tableau konnte zwar im Detail unvollendet oder in dem einen oder anderen Punkt durch Unwissenheit getrübt sein — grundsätzlich war es erschöpfend und abgeschlossen. An seine Stelle setzt man nun Listen, die offen sind und endlos weitergeführt werden können. Hautesierck hatte so etwas schon gemacht, als er auf Ersuchen von Choiseul hin für die Militärärzte und -chirurgen einen kollektiven Arbeitsplan vorlegte, der vier unbegrenzte Serien enthielt: topographische Studien (Lage der Ortschaften, Bodenbeschaffenheit, Wasser, Luft, Gesellschaftsform, Temperament der Bewohner); meteorologische Beobachtungen (Luftdruck, Temperatur, Winde); Untersuchung der Epidemien und der häufigen Krankheiten sowie Beschreibung der außerordentlichen Fälle.[20] Die Enzyklopädie wird durch eine fortlaufende und ständig revidierte Information ersetzt, bei der es eher darum geht, die Ereignisse und ihre Bestimmungen zu summieren als darum, das Wissen in eine systematische Form einzuschließen. »Ganz gewiß gibt es eine Kette, die im Universum, auf der Erde und im Menschen alle Wesen, alle Körper und alle Zustände verbindet. Die Feinheit dieser Kette entzieht sich jedoch den oberflächlichen Blicken des pedantischen Experimentierers und des gefühllosen Schreibtischgelehrten; sie enthüllt sich nur dem wahrhaften Beobachtergenie.«[21] Zu Beginn der Revolution macht Cantin den Vorschlag, daß diese Informationsarbeit in jedem Departement von einer aus Ärzten bestehenden Kommission durchgeführt werden sollte.[22] Mathieu Géraud fordert für jeden Hauptort die

[20] Hautesierck, *Recueil d'observations de médecine des hôpitaux militaires* (Paris 1766), Bd. I., S. XXIV—XXVII.

[21] Menuret, *Essai sur l'histoire médico-topographique de Paris,* S. 139.

[22] Cantin, *Projet de réforme adressé à l'Assemblée Nationale* (Paris 1790).

Schaffung eines »Regierungshauses für das Gesundheitswesen« und für Paris einen »Hof für das Gesundheitswesen«, der seinen Sitz bei der Nationalversammlung haben soll und dessen Aufgabe es ist, die Informationen zu zentralisieren, sie innerhalb des Territoriums von einem Punkt zum andern weiterzuleiten, ungelöste Fragen zu formulieren und die nötigen Untersuchungen anzuordnen.[23]

Was nunmehr die Einheit des medizinischen Blickes herstellt, ist nicht der Kreis des Wissens, in dem er sich vollendet, sondern die offene, unbegrenzte, bewegliche, sich ständig verschiebende und in der Zeit anreichernde Totalität, die er durchläuft, ohne an ein Ende zu kommen. Hier liegt schon so etwas vor wie die klinische Registrierung einer endlosen und variablen Reihe von Ereignissen. Aber ihre Basis ist nicht die Wahrnehmung eines Kranken in seiner Individualität, sondern ein kollektives Bewußtsein, das alle ihm begegnenden Informationen aufnimmt, sich immer weiter ausbreitet und verzweigt, bis es schließlich die Dimension einer Geschichte, einer Geographie, eines Staates erreicht.

Im 18. Jahrhundert war der fundamentale Akt der medizinischen Erkenntnis die Aufstellung eines Systems von Zuordnungen: ein Symptom wird in einer Krankheit situiert, eine Krankheit in einer Artgruppe, und diese wird in den allgemeinen Plan der pathologischen Welt eingeordnet. Bei der Analyse der Konstitutionen und Epidemien geht es jedoch darum, das Spiel der Serien zu erfassen, die durch ihre Überkreuzung jene »Kette« bilden, von der Menuret sprach. Razoux hat jeden Tag meteorologische und klimatologische Beobachtungen angestellt, die er einerseits mit der nosologischen Analyse der beobachteten Kranken und andererseits mit der Entwicklung, den Krisen und dem Ausgang der Krankheiten konfrontierte.[24] So kam ein System von Koinzidenzen zum Vorschein, das Kausalbeziehungen anzeigte und zwischen den Krankheiten auch neue Verwandtschaften und Verkettungen vermuten ließ. »Wenn irgend etwas unsere Kunst vervollkommnen kann«, schrieb Sauvages selber an Razoux, »so ist es eine solche Arbeit, durch 50 Jahre hindurch von 30 gewissenhaften und arbeitsamen Ärzten durchgeführt ... Ich werde keine Mühe scheuen, um unter unseren Ärzten jemanden für die Durchführung solcher Beobachtungen in unserem Spital zu gewinnen.«[25] Was den Akt der medizinischen Erkenntnis in seiner konkreten Form definiert, ist also nicht die Begegnung zwischen dem Arzt und dem Kranken, auch nicht die Konfrontation zwischen einem Wissen und einer Wahrnehmung, sondern die

[23] Mathieu Géraud, *Projet de décret à rendre sur l'organisation civile des médecins* (Paris 1792), Nr. 78 und 79.

[24] Razoux, *Tableau nosologique et météorologique adressé à l'Hôtel-Dieu de Nîmes* (Basel 1761).

systematische Kreuzung zweier Informationsreihen, die in sich homogen sind, einander aber fremd sind, zweier Reihen, die eine unendliche Anzahl von getrennten Ereignissen enthalten, deren Überschneidung aber das individuelle Faktum in seiner isolierbaren Abhängigkeit hervortreten läßt.

In dieser Bewegung verdoppelt sich das medizinische Bewußtsein: es existiert auf einer unmittelbaren Ebene, in der Ordnung bloßer Feststellungen; aber dann hebt es sich auf eine höhere Ebene, auf der es die Konstitutionen feststellt, sie vergleicht und auf die spontanen Erkenntnisse zurückgreifend in aller Souveränität sein Urteil und sein Wissen ausspricht. Das medizinische Bewußtsein wird zentralisiert. Die Königliche Gesellschaft für Medizin gibt dafür auf der Ebene der Institutionen ein Beispiel. Und zu Beginn der Revolution gibt es eine Unmenge von Projekten, die diese zwei Instanzen des medizinischen Wissens mit der ständigen Hin- und Herbewegung zwischen ihnen etablieren wollen. Mathieu Géraud möchte, daß man ein Gesundheitstribunal schafft, bei dem ein Ankläger jeden anzeigen würde, »der, ohne seine Fähigkeit unter Beweis gestellt zu haben, sich bei einem anderen oder bei einem Tier, das ihm nicht gehört, irgend etwas von dem anmaßt, was direkt oder indirekt zur Heilkunst gehört.«[26] Die Urteile dieses Gerichtshofes müssen, wenn sie berufliche Mißbräuche, Unfähigkeiten oder Fehler betreffen, im gesamten Bereich des Gesundheitswesens rechtskräftig sein. Hier handelt es sich gewissermaßen um die Polizei der unmittelbaren Kenntnisse, um die Kontrolle ihrer Gültigkeit. Neben der Gerichtsbarkeit wird man eine Exekutive brauchen, die »die Oberaufsicht über alle Zweige des Gesundheitswesens« haben wird. Sie wird vorschreiben, welche Bücher zu lesen sind und welche Schriften verfaßt werden müssen. Sie wird entsprechend den ihr zugegangenen Informationen angeben, welche Behandlungen bei den herrschenden Krankheiten vorzunehmen sind. Sie wird die Ergebnisse von eigenen oder ausländischen Untersuchungen, die für eine aufgeklärte Praxis aufbewahrt werden müssen, veröffentlichen. Der medizinische Blick kreist in einer autonomen Bewegung innerhalb eines Raumes, in dem er sich selber verdoppelt und kontrolliert. Souverän verteilt er an die alltägliche Erfahrung das Wissen, das er ihr selber irgendwo entliehen hat: er hat sich zugleich zum Sammelpunkt wie zum Ausstrahlungszentrum dieses Wissens gemacht.

Nunmehr kann der medizinische Raum mit dem gesellschaftlichen Raum zusammenfallen oder vielmehr ihn durchkreuzen und völlig durchdringen. Man fängt an, eine verallgemeinerte Gegenwart von Ärzten zu konzipieren, deren sich kreuzende Blicke ein Netz bilden und an jedem

[25] Zitiert, ebd., S. 14.
[26] Mathieu Géraud, loc. cit., S. 65.

Punkt des Raumes, in jedem Augenblick der Zeit eine ununterbrochene, bewegliche und differenzierte Überwachung ausüben. Man beschäftigt sich mit dem Problem der Ansiedelung von Ärzten auf dem Lande.[27] Man wünscht eine statistische Gesundheitskontrolle mit Hilfe des Geburts- und Sterberegisters, das die Krankheiten, die Lebensweise und die Todesursache erwähnen müßte und so zu einem Zivilregister der Pathologie würde. Man wünscht, daß die Reformpläne vom Revisionsrat im Detail angegeben werden. Und schließlich soll von jedem Departement eine medizinische Topographie angefertigt werden »mit sorgfältigen Beobachtungen über die Gegend, die Wohnungen, die Leute, die herrschenden Leidenschaften, die Kleidung, die atmosphärische Konstitution, die Bodenprodukte, die Zeit der Reife und der Ernte sowie über die physische und moralische Erziehung der Einwohner der Gegend.«[28] Und als ob die Ansiedelung von Ärzten nicht genügte, fordert man, daß das medizinische Bewußtsein eines jeden Individuums geweckt werde. Jeder Bürger soll über medizinisches Wissen, soweit es für ihn notwendig und möglich ist, verfügen. Und jeder Praktiker wird neben seiner Überwachungstätigkeit noch eine Ausbildungsaufgabe wahrnehmen müssen; denn das beste Mittel gegen die Ausbreitung von Krankheiten ist immer noch die Verbreitung der Medizin.[29] Der Ort, an dem das Wissen entsteht, ist nicht mehr der Garten der Pathologie, in dem Gott die Arten wachsen läßt, sondern ein verallgemeinertes medizinisches Bewußtsein, das im Raum und in der Zeit gleichmäßig ausgebreitet ist, das offen und beweglich ist, das sowohl an jede individuelle Existenz wie an das kollektive Leben der Nation gebunden ist und das ständig über den unendlichen Bereich wacht, in dem die Krankheit unter ihren verschiedenen Gesichtern ihre große massive Form verrät.

Die Jahre, die der Revolution unmittelbar vorausgehen und folgen, haben zwei große Mythen auftauchen sehen, die einander polar entgegengesetzt sind: den Mythos eines nationalisierten ärztlichen Berufsstandes, der in der Art des Klerus organisiert ist und auf der Ebene der Gesundheit und des Körpers mit ähnlichen Vollmachten ausgestattet ist wie jener im Hinblick auf die Seelen; und dann den Mythos eines vollständigen Verschwindens der Krankheit in einer Gesellschaft, die zu ihrem heilen Ursprung zurückgefunden hat und ohne Wirren und Leidenschaften lebt.

[27] Vgl. N.-L. Lespagnol, *Projet d'établir trois médecins par district pour le soulagement des gens de la campagne* (Charleville 1790); Royer, *Bienfaisance médicale et projet financier* (Provins, Jahr IX).

[28] J.-B. Demangeon, *Des moyens de perfectionner la médecine* (Paris, Jahr VII), S. 5—9; vgl. Audin Rouvière, *Essai sur la topographie physique et médicale de Paris* (Paris, Jahr II).

[29] Bacher, *De la médecine considérée politiquement* (Paris, Jahr XI), S. 38.

Der offensichtliche Widerspruch der zwei Gedanken darf aber nicht darüber hinwegtäuschen, daß beide Traumbilder — in schwarz und in weiß — auf ein und dieselbe medizinische Erfahrung verweisen. Die beiden Träume sind isomorph: der eine schildert positiv die rigorose, militante und dogmatische Medizinisierung der Gesellschaft durch eine quasi religiöse Bekehrung und die Einsetzung eines Klerus der Heilkunst; der andere Traum erzählt von derselben Medizinisierung, aber in einer triumphierenden und negierenden Tonart, nämlich von der Verflüchtigung der Krankheit in einem korrigierten, organisierten und überwachten Milieu, in dem schließlich mit ihrem Gegenstand und mit ihrer Existenzberechtigung die Medizin selber verschwindet.

Ein Projektemacher vom Beginn der Revolution, Sabarot de L'Avernière, sieht in den Priestern und in den Ärzten die natürlichen Erben der beiden sichtbarsten Missionen der Kirche — der Tröstung der Seelen und der Linderung der Schmerzen. Die kirchlichen Güter müssen also dem hohen Klerus, der sie ihrer ursprünglichen Verwendung entzogen hat, genommen werden, und sie müssen der Nation zurückgegeben werden, die allein ihre eigenen geistigen und materiellen Bedürfnisse kennt. Die Einkünfte aus diesen Gütern werden zwischen den Pfarrpriestern und den Ärzten zu gleichen Teilen aufgeteilt werden. Sind nicht die Ärzte die Priester des Körpers? »Die Seele kann nicht getrennt vom beseelten Körper betrachtet werden, und wenn die Diener des Altares verehrt werden und wenn sie vom Staat ein angemessenes Gehalt bekommen, so müssen auch die Diener der Gesundheit ein ausreichendes Einkommen beziehen, um sich zu ernähren und um uns helfen zu können. Sie sind die Schutzgeister der Unversehrtheit unserer Kräfte und Empfindungen.«[30] Der Arzt wird von seinen Patienten kein Honorar mehr verlangen. Die Behandlung der Kranken wird gratis und obligatorisch sein — ein Dienst, den die Nation als eine ihrer heiligen Aufgaben leistet, wobei sie den Arzt als Instrument braucht.[31] Am Ende seines Studiums wird sich der Arzt seinen Posten nicht aussuchen dürfen, sondern sein Platz wird ihm je nach den Bedürfnissen oder den freien Stellen zugewiesen werden, im allgemeinen auf dem Land. Wenn er Erfahrung gesammelt hat, wird er sich um einen Platz mit größerer Verantwortung und mit besserer Bezahlung bewerben können. Er wird seinen Vorgesetzten Rechenschaft über seine Tätigkeit schulden, und er wird sich für seine Fehler verantworten müs-

[30] Sabarot de L'Avernière, *Vue de Législation médicale adressée aux Etats généraux* (1789), S. 3.

[31] Menuret, *Essai sur le moyen de former de bons médecins* (Paris 1791). Hier findet man die Idee, die Medizin aus den kirchlichen Einkünften zu finanzieren, aber nur, wenn es sich um die Behandlung der Armen handelt.

sen. Als öffentliche, bezahlte und kontrollierte Tätigkeit wird sich die Medizin unendlich vervollkommnen können. Indem sie die körperlichen Leiden lindert, wird sie sich mit der alten geistlichen Berufung der Kirche treffen und gleichsam deren weltliches Pendant sein. Dem Heer der Priester, die über das Heil der Seelen wachen, wird das Heer der Ärzte entsprechen, die für die Gesundheit der Körper sorgen.

Der andere Mythos entspringt einer konsequent vorangetriebenen historischen Reflexion. Da die Krankheiten an die Existenzbedingungen und die Lebensweise der Individuen gebunden sind, wechseln sie mit den Epochen ebenso wie mit den Orten. Im Mittelalter, in der Zeit der Kriege und der Hungersnöte, waren die Kranken der Angst und der Auszehrung ausgeliefert; Schlaganfälle und hektisches Fieber dominierten. Im 16. und 17. Jahrhundert sieht man das Gefühl für das Vaterland und für die daraus entstehenden Verpflichtungen erschlaffen; der Egoismus zieht sich auf sich selbst zurück und betreibt Unzucht und Völlerei, was zu venerischen Krankheiten, zu Eingeweide- und Gefäßverstopfungen führt. Im 18. Jahrhundert nimmt das Luststreben den Weg über die Einbildungskraft; man besucht das Theater, liest Romane und ereifert sich in leeren Konversationen; in der Nacht ist man auf, bei Tag schläft man; daher die Hysterien, die Hypochondrien, die nervösen Krankheiten.[32] Eine Nation, die ohne Krieg, ohne heftige Leidenschaften und ohne Müßiggang leben würde, würde keine jener Krankheiten kennen. Dies würde vor allem für eine Nation gelten, die von der Herrschaft des Reichtums über die Armut und von den Mißbräuchen, denen sich die Reichen hingeben, frei wäre. »Im Schoß der Bequemlichkeit und mitten in den Vergnügungen des Lebens werden die Reichen durch ihren Hochmut, durch ihre Gereiztheit, durch Verdruß und Ärger, durch die Exzesse, zu denen sie die Verachtung aller Prinzipien treibt, zur Beute von Schwächen aller Art. Sehr bald ... bekommt ihr Gesicht Falten, wird ihr Haar grau, werden sie von Krankheiten vor der Zeit dahingerafft.«[33] Und was die Armen betrifft, die dem Despotismus der Reichen und ihrer Könige unterworfen sind, so kennen sie nur Steuern, die sie ins Elend stürzen, Teuerungen, von denen die Wucherer profitieren, und ungesunde Wohnungen, die sie dazu verurteilen, »entweder keine Familie zu gründen oder unter tristen Umständen schwache und unglückliche Wesen großzuziehen.«[34]

Die erste Aufgabe des Arztes ist daher eine politische. Der Kampf gegen die Krankheit muß als Krieg gegen die schlechten Regierungen

[32] Maret, *Mémoire où on cherche à déterminer quelle influence les mœurs ont sur la santé* (Amiens 1771).

[33] Lanthenas, *De l'influence de la liberté sur la santé* (Paris 1792), S. 8.

[34] Ebd., S. 4.

beginnen. Der Mensch wird vollständig und endgültig erst dann geheilt werden, wenn er sich zuerst befreit hat: »Wer soll denn dem Menschengeschlecht die Tyrannen anzeigen, wenn nicht die Ärzte, die den Menschen zu ihrem einzigen Studium machen und die jeden Tag, beim Armen und beim Reichen, beim einfachen Bürger und beim Mächtigeren, unter dem dürftigen Strohdach und unter der kostbaren Vertäfelung die menschlichen Erbärmlichkeiten betrachten, welche keinen anderen Ursprung haben als Tyrannei und Sklaverei?«[35] Wenn die Medizin politisch wirksam werden kann, dann wird sie als Medizin nicht mehr unentbehrlich sein. In einer Gesellschaft, die endlich frei ist, in der die Ungleichheiten beseitigt sind und in der die Eintracht herrscht, wird der Arzt nur mehr eine Übergangsrolle zu spielen haben: er wird dem Gesetzgeber und dem Bürger Ratschläge für das Gleichgewicht des Geistes und des Körpers erteilen. Akademien und Spitäler wird man nicht mehr brauchen: »Einfache Diätgesetze, die die Bürger zur Mäßigkeit anhalten und die vor allem den jungen Leuten zeigen, wie selbst ein hartes Leben eine Quelle von Freuden ist und wie wertvoll die strengste Disziplin in der Marine und in den Armeen für die Vermeidung von Krankheiten, für die Ersparung von Auslagen und für die Vorbereitung auf noch größere und schwierigere Aufgaben ist.« Und allmählich würde in dieser jungen Gesellschaft, die sich ganz dem Glück ihrer eigenen Gesundheit hingibt, das Gesicht des Arztes verschwinden, und es würde höchstens noch eine ferne Erinnerung an jene Zeit der Könige und der Reichtümer bleiben, in der die Menschen Sklaven waren, arm und krank.

Doch sind das alles nur Träumereien: Träume von einer Gesellschaft, die nur Feste feiert; Träume von einer Menschheit unter freiem Himmel, wo die Jugend nackt ist und das Leben keinen Winter kennt. Mit dem vertrauten Symbol der antiken Stadien verbindet sich der jüngere Gedanke einer Natur, in der sich die morgendlichsten Gestalten der Wahrheit versammeln. All diese Ideale sollten sich rasch auflösen.[36]

Und dennoch haben sie eine wichtige Rolle gespielt: indem sie die Medizin mit dem Schicksal des Staates verbunden haben, haben sie in ihr eine positive Bedeutung zum Vorschein gebracht. Anstatt »die trockene und traurige Analyse von Millionen von Schwächen« und die zweifelhafte Negation des Negativen zu bleiben, erhält sie nun die schöne Aufgabe, im Leben der Menschen die positiven Gestalten der Gesundheit, der Tu-

[35] Ebd., S. 8.

[36] Lanthenas, der Girondist war, wurde am 2. Juni 1792 auf die Proskriptionsliste gesetzt, dann aber wieder gestrichen, nachdem er von Marat als »arm an Geist« eingestuft worden war. Vgl. Mathiez, *La Révolution française* (Paris 1945), II, S. 221.

gend und des Glücks aufzurichten. Ihre Aufgabe wird es, die Arbeit durch Feste zu unterbrechen und die stillen Leidenschaften zur Begeisterung zu bringen. Sie soll über die Lektüre sowie über die Anständigkeit der Theater wachen und ebenfalls darüber, daß die Ehen nicht bloß aus finanziellem Interesse geschlossen werden oder aufgrund flüchtiger Neigungen, sondern daß sie auf der einzigen dauerhaften Bedingung des Glücks gegründet werden, welche dem Staat von Nutzen ist.[37]

Die Medizin darf nicht mehr bloß die Gesamtheit der therapeutischen Techniken und des dazu erforderlichen Wissens sein; sie wird auch eine Erkenntnis des *gesunden Menschen* einschließen, d. h. sowohl eine Erfahrung des *nichtkranken Menschen* wie eine Definition des *Modellmenschen.* In der Lebensführung der Menschen beansprucht sie eine normative Rolle, die sie nicht bloß zur Erteilung von Ratschlägen für ein vernünftiges Leben befugt, sondern sie zur Lehrmeisterin für die physischen und moralischen Beziehungen zwischen dem Individuum und seiner Gesellschaft macht. Sie situiert sich in der für den modernen Menschen maßgeblichen Randzone, in welcher ein bestimmtes organisches, leises, leidenschaftsloses und muskulöses Glück ganz eng mit der Ordnung einer Nation, mit der Stärke ihrer Armeen, mit der Fruchtbarkeit eines Volkes und mit dem langsamen Gang seiner Arbeit verbunden ist. Lanthenas, dieser Träumer, hat eine Definition der Medizin gegeben, die kurz ist, aber schwer von einer ganzen Geschichte: »Endlich wird die Medizin das sein, was sie sein soll: die Erkenntnis des natürlichen und gesellschaftlichen Menschen.«[38]

Es ist wichtig, festzuhalten, wie sich die verschiedenen Formen des medizinischen Wissens zu den positiven Begriffen der »Gesundheit« und der »Normalität« verhalten. Ganz grob gesprochen kann man sagen, daß sich die Medizin bis zum Ende des 18. Jahrhunderts viel mehr auf die Gesundheit als auf die Normalität bezog. Sie stützte sich nicht auf ein »reguläres« Funktionieren des Organismus, um zu untersuchen, wo es abgewichen ist, wodurch es gestört worden ist und wie es wiederhergestellt werden kann. Sie bezog sich eher auf Qualitäten der Kraft, der Geschmeidigkeit, der Flüssigkeit, die durch die Krankheit verlorengegangen sind und die wiederhergestellt werden müssen. Insofern konnte die medizinische Praxis der Lebensweise und der Diät einen wichtigen Platz einräumen, also den Regeln für das Leben und die Ernährung, die sich das Subjekt selber auferlegte. In diesem privilegierten Bezug der Medizin zur Gesundheit war die Möglichkeit impliziert, daß man selber sein eigener

[37] Vgl. Ganne, *De l'homme physique et moral, ou recherches sur les moyens de rendre l'homme plus sage* (Straßburg 1791).

[38] Lanthenas, loc. cit., S. 18.

Arzt ist. Hingegen orientiert sich die Medizin des 19. Jahrhunderts mehr an der Normalität als an der Gesundheit. Sie bildet ihre Begriffe und verordnet ihre Eingriffe unter Bezugnahme auf bestimmte organische Funktionen oder Strukturen. Die physiologische Erkenntnis, die für den Arzt früher nur eine rein theoretisch betriebene Randdisziplin darstellte, rückt nun — Claude Bernard bezeugt es — in das Zentrum der gesamten medizinischen Reflexion ein. Ja noch mehr: das Prestige, das die Wissenschaften vom Leben im 19. Jahrhundert genießen, ihre Modellrolle, die sie vor allem in den Wissenschaften vom Menschen gespielt haben, hat ursprünglich nichts mit dem umfassenden und übertragbaren Charakter der biologischen Begriffe zu tun, sondern viel mehr mit der Tatsache, daß diese Begriffe in einem Raum verteilt waren, dessen Tiefenstruktur vom Gegensatz zwischen gesund und krank bestimmt war. Wenn man vom Leben der Gruppen und Gesellschaften spricht, vom Leben der Rasse oder selbst vom »psychologischen Leben«, so denkt man nicht in erster Linie an die innere Struktur des *organisierten Lebewesens,* sondern an die *medizinische Bipolarität des Normalen und des Pathologischen.* Das Bewußtsein lebt, weil es verletzt werden kann, weil es verstümmelt, von seinem Lauf abgelenkt, gelähmt werden kann. Die Gesellschaften leben, denn es gibt unter ihnen kranke, die verkümmern, und andere, die gesund sind und in voller Expansion stehen. Die Rasse ist ein Lebewesen, dessen Degeneration man sehen kann. Und ebenso die Zivilisationen, bei denen man so oft den Tod hat feststellen können. Wenn die Wissenschaften vom Menschen im Gefolge der Wissenschaften vom Leben aufgetreten sind, so bedeutet das vielleicht, daß sie *biologisch* fundiert worden sind, aber auch daß sie *medizinisch* fundiert worden sind. Zweifellos haben die Wissenschaften vom Menschen Begriffe, die von Biologen gebildet worden waren, übernommen oder zumindest metaphorisch verwendet. Aber ihr Gegenstand — der Mensch mit seinen individuellen und kollektiven Verhaltensweisen und Realisationen — wurde in einem Feld konstituiert, das vom Gegensatz zwischen dem Normalen und dem Pathologischen bestimmt ist. Daher der einzigartige Charakter der Wissenschaften vom Menschen: es ist unmöglich, sie von der Negativität, in der sie entstanden sind, abzulösen; andererseits sind sie an die Positivität gebunden, die sie stillschweigend als Norm voraussetzen.

III. Kapitel

Das freie Feld

Der Gegensatz zwischen einer Medizin der pathologischen Arten und einer Medizin des gesellschaftlichen Raumes trat für die Zeitgenossen hinter einer Gemeinsamkeit zurück, die allzu offensichtlich war: beide Wissensformen implizierten die Ausschaltung aller medizinischen Institutionen, die angesichts der neuen Erfordernisse des Blicks hinderlich waren. Es mußte sich ein ganz neues Feld der medizinischen Erfahrung bilden, damit die natürliche Notwendigkeit der Arten mit restloser Klarheit zur Erscheinung kommen konnte; dieses Feld mußte aber auch in seiner Gesamtheit gegenwärtig und konzentriert sein, damit sich eine getreue, erschöpfende und fortdauernde Erkenntnis der Gesundheit einer Bevölkerung bilden konnte. Dieses in seiner ursprünglichen Wahrheit wiederhergestellte und insgesamt vom Blick ohne Hindernis und Verstellung durchlaufene medizinische Feld ist nun in seiner geheimen Geometrie dem gesellschaftlichen Raum, von dem die Revolution träumte, merkwürdig ähnlich — zumindest in den Grundlinien: seine in allen Teilen homogene Konfiguration bildet eine Menge von äquivalenten Punkten, die mit ihrer Totalität konstante Beziehungen unterhalten können. Es handelt sich um einen Raum der freien Zirkulation, in dem das Verhältnis der Teile zum Ganzen immer beweglich und umkehrbar bleibt.

Es zeigt sich also eine Konvergenz zwischen den Forderungen der *politischen Ideologie* und jenen der *medizinischen Technologie*. Gemeinsam verlangen Mediziner und Politiker — manchmal mit demselben Vokabular, aber mit unterschiedlichen Begründungen — die Abschaffung all dessen, was der Bildung dieses neuen Raumes entgegensteht; also die Abschaffung der Spitäler, welche die Artgesetze der Krankheit verändern wie sie auch die gesetzmäßigen Beziehungen zwischen Eigentum, Reichtum, Armut und Arbeit stören; sie verlangen die Abschaffung der Zunft der Ärzte, welche die Bildung eines zentralisierten medizinischen Bewußtseins und das freie Spiel einer schrankenlosen, sich dem Universalen nähernden Erfahrung verhindert; und schließlich die Abschaffung der Fakultäten, die das Wahre nur in theoretischen Strukturen sehen wollen und die aus dem Wissen ein gesellschaftliches Privileg machen. Die Freiheit muß alle Fesseln sprengen, die sich der lebendigen Kraft der Wahrheit entgegensetzen. Es muß eine Welt geben, in der der Blick von jeder Behinderung frei und nur mehr dem unmittelbaren Gesetz des Wahren unterworfen ist. Aber wenn der Blick dem Wahren treu und der Wahrheit untertan ist, dann wird er eben dadurch zu einem souveränen Herrscher; der Blick, der sieht, ist ein Blick, der herrscht. Und wenn er sich zu unterwerfen weiß, so beherrscht er seine Herren: »Der Despotismus hat Dunkelheiten nötig, aber die in vollem Glanze strahlende Freiheit kann nur bestehen inmitten aller Lichter, die die Menschen erleuchten können; während die Völker schlafen, kann die Tyrannei aufkommen und bei ihnen heimisch werden ... Unterwerfen Sie die anderen Völker nicht Ihrer politischen Autorität, nicht Ihrer Regierung, sondern Ihren Talenten und Ihrer Erleuchtung, ... es gibt eine Diktatur über die Völker, deren Joch denen, die sich darunter beugen, nicht zuwider ist: die Diktatur des Genies.«[1]

Das ideologische Thema, das alle Reformen der medizinischen Strukturen von 1789 bis zum Thermidor im Jahre II leitet, ist das der freien Souveränität des Wahren: die majestätische Gewalt des Lichtes, das sich selber regiert, macht dem finsteren Königtum des privilegierten Wissens ein Ende und eröffnet das schrankenlose Reich des Blicks.

1. Die Infragestellung der Spitalstrukturen

Der Betteleiausschuß der Nationalversammlung ist sowohl für die Ideen der Ökonomen wie für die der Mediziner eingenommen, die meinen, daß der einzig mögliche Ort für die Heilung eines Kranken das natürliche Milieu des gesellschaftlichen Lebens ist — die Familie. Hier sind die Kosten der Krankheit für die Nation auf ein Minimum reduziert; und es verschwindet auch das Risiko, daß sich die Krankheit künstlich kompliziert, daß sie sich durch sich selber vervielfältigt und wie im Spital die abwegige Form einer Krankheit der Krankheit annimmt. In der Familie ist die Krankheit im »Naturzustand«, d. h. sie befindet sich in Übereinstimmung mit ihrer eigenen Natur und ist den Regenerationskräften der Natur überlassen. Der Blick der Angehörigen auf die Krankheit hat die lebendige Kraft des Wohlwollens und die Diskretion des Abwartens. Im freien Blick auf die Krankheit liegt schon etwas Linderndes: »Das Unglück ... erregt durch seine Gegenwart das wohltuende Mitleid, es läßt im Herzen der Menschen das dringende Bedürfnis entstehen, Erleichterung und Tröstung zu schenken, und die den Unglücklichen in ihrem eigenen Heim gewährte Pflege schöpft aus der reichlichen Quelle

[1] Boissy d'Anglas, *Adresse à la Convention 25 plûviose an II.* Zitiert in: Guillaume, *Procès-verbaux du Comité d'Instruction publique de la Convention* (Bd. II, S. 640—642).

der privaten Wohltätigkeit. Bringt man aber den Armen ins Spital, so versiegen für ihn alle Hilfsquellen ...«[2] Zweifellos gibt es Kranke, die keine Familie haben, oder solche, die so arm sind, daß sie »zusammengepfercht unterm Dach« wohnen. Für sie muß man »kommunale Krankenhäuser« schaffen, die die Familie ersetzen und den Blick des Mitleids hin und her wandern lassen. Die Elenden werden so »in ihren Schicksalsgefährten natürliche Mitleidende finden, denen sie zumindest nicht gänzlich fremd sind«.[3] So wird die Krankheit überall ihren natürlichen oder gleichsam natürlichen Ort finden. Sie wird die Freiheit haben, ihrem Lauf zu folgen und sich in ihre Wahrheit aufzuheben.

Aber die Ideen des Betteleiausschusses stehen auch dem Gedanken eines gesellschaftlichen und zentralisierten Bewußtseins der Krankheit nahe. Wenn die Familie mit dem Unglücklichen durch eine *natürliche* Pflicht des Mitleids verbunden ist, so die Nation durch eine *gesellschaftliche* und *kollektive* Pflicht der Fürsorge. Die Spitalgüter, die unbewegliche Güter sind und durch ihre Unbeweglichkeit sogar Armut erzeugen, müssen verschwinden und zwar zugunsten eines nationalen Vermögens, das jederzeit flüssig gemacht werden kann und jedem die nötige Unterstützung sichern kann. Der Staat wird daher die Vermögen der Spitäler »zu seinen Gunsten veräußern« und sie dann zu einer »gemeinsamen Masse« zusammenlegen müssen. Man wird eine zentrale Behörde zur Verwaltung dieser Masse schaffen. Diese wird gleichsam das permanente medizinisch-ökonomische Bewußtsein der Nation bilden und die universelle Wahrnehmung jeder Krankheit sowie die sofortige Feststellung aller Bedürfnisse gewährleisten: sie wird das große Auge des Elends sein. Diese Behörde wird mit der Aufgabe betraut werden, »die nötigen und ausreichenden Geldsummen für die Unterstützung der Unglücklichen anzuweisen.« Sie wird das »kommunale Krankenhaus« finanzieren und einzelne Unterstützungen an arme Familien verteilen, die ihre Kranken selber pflegen. Zwei Probleme haben das Projekt scheitern lassen. Das eine Problem, das der Veräußerung der Spitalsgüter, ist politischer und ökonomischer Natur. Das andere ist medizinischer Natur, es betrifft die komplexen oder ansteckenden Krankheiten.

Die Gesetzgebende Versammlung modifiziert das Prinzip der Nationalisierung der Güter; sie zieht es vor, nur die Einnahmen aus den Vermögen zu einem Fürsorgefonds zu vereinigen. Und man soll sie auch nicht einer einzigen zentralen Behörde zur Verwaltung überlassen; sie wäre zu schwerfällig, zu weit entfernt und daher unfähig, den Bedürfnissen zu

[2] Bloch und Tutey, *Procès-verbaux et rapports du Comité de Mendicité* (Paris 1911), S. 395.

[3] Ebd., S. 396.

entsprechen. Das Bewußtsein der Krankheit und des Elends muß, um unmittelbar und wirksam zu sein, ein geographisch differenziertes Bewußtsein sein. Die Gesetzgebende Versammlung geht hier wie auch in vielen anderen Bereichen vom Zentralismus der Konstituierenden Versammlung ab und nähert sich einem lockeren System vom englischen Typ: die Lokalbehörden sollen die wichtigsten Verbindungen herstellen; sie müssen sich über die Notlagen auf dem laufenden halten und ein vielfältiges Überwachungsnetz bilden. Auf diese Weise wird das Prinzip der Kommunalisierung der Fürsorge eingeführt, dem sich dann das Direktorium endgültig anschließen sollte.

Aber die dezentralisierte und den lokalen Instanzen anvertraute Fürsorge kann Funktionen des Strafrechts nicht mehr wahrnehmen: die Probleme der Fürsorge müssen also von denen des Strafvollzugs getrennt werden. Um die Frage von Bicêtre und der Salpêtrière zu klären, wollte Tenon, daß die Gesetzgebende Versammlung einen Ausschuß »für die Spitäler und Gefängnisse« schaffe, der die allgemeine Zuständigkeit für die Spitalhäuser, die Gefängnisse, das Vagabundenwesen und die Epidemien haben sollte. Die Versammlung stellt sich dagegen, denn es wäre in gewisser Weise eine Entwürdigung der niedrigsten Volksschichten, wollte man die Verantwortung für die vom Unglück Verfolgten und für die Verbrecher denselben Leuten anvertrauen.«[4] Das Bewußtsein der Krankheit und der Fürsorge, welche man ihr bei den Armen schuldet, gibt sich seine Autonomie; es wendet sich nun an einen ganz spezifischen Typ des Elends. Dementsprechend übernimmt der Arzt eine entscheidende Rolle bei der Organisation der Unterstützungen. Wo es um ihre Verteilung geht, wird er zum Entdecker der Notlagen und zum Richter über Art und Ausmaß der zu gewährenden Hilfe. Die Dezentralisierung der Fürsorgemittel führt also zur Medizinisierung der Fürsorgetätigkeit. Man trifft da eine Lieblingsidee von Cabanis, die Idee vom Arzt, der eine behördliche Funktion erfüllt. Ihm muß die Gesellschaft »das Leben der Menschen« anvertrauen, anstatt »es der Gnade von Taschenspielern und Klatschweibern zu überlassen«. Er muß zu dem Urteil kommen, daß »das Leben des Mächtigen und Reichen nicht wertvoller ist als das des Schwachen und des Armen«; er wird schließlich auch den »öffentlichen Übeltätern«[5] Unterstützungen verweigern können. Neben seiner Rolle als Techniker der Medizin spielt er eine ökonomische Rolle bei der Verteilung von Unterstützungen, ja eine moralische und gleichsam richterliche

[4] Zitiert in: Imbert, *Le droit hospitalier sous la Révolution et l'Empire* (Paris 1954), S. 52.

[5] Cabanis, *Du degré de certitude de la médecine* (3. Aufl., Paris 1819), S. 135 u. 154.

Rolle bei ihrer Zuweisung. Er ist also zum »Wächter der Moral wie der öffentlichen Gesundheit«[6] geworden.

In dieser Konfiguration, in der die medizinischen Instanzen vervielfältigt sind, um eine dauernde Überwachung besser gewährleisten zu können, muß auch das Spital seinen Platz haben. Es ist notwendig für die Kranken ohne Familie; es ist aber auch in den ansteckenden Fällen notwendig sowie für die schwierigen, komplexen, »außerordentlichen« Krankheiten, denen die Medizin in ihrer alltäglichen Form nicht die Stirn bieten kann. Auch hier ist wieder der Einfluß von Tenon und Cabanis sichtbar. Das Spital, das in seiner allgemeinsten Form nur vom Elend gezeichnet ist, erscheint auf lokalem Niveau als eine unentbehrliche Schutzmaßnahme. Es schützt die Gesunden vor der Krankheit; es schützt die Kranken vor den Praktiken von Ignoranten: man muß das »Volk vor seinen eigenen Irrtümern bewahren«[7]; und es schützt die Kranken voreinander. Was Tenon vorschlägt, ist ein differenzierter Spitalsraum. Und zwar ist er nach zwei Prinzipien differenziert: nach einem Prinzip der Spezifizierung, das jedem Spital eine bestimmte Kategorie von Kranken oder eine bestimmte Familie von Krankheiten zuweist; und nach einem Aufteilungsprinzip, das die Anordnung innerhalb eines Spitals definiert, »um danach die Arten von Krankheiten, die aufzunehmen man übereingekommen ist, zu verteilen«.[8] So findet die Familie, die der natürliche Ort der Krankheit ist, ihre Verdoppelung in einem zweiten Raum, der wie ein Mikrokosmos die artgemäße Konfiguration der pathologischen Welt reproduziert. Hier werden die Krankheiten unter dem Blick des Spitalsarztes nach Ordnungen, Gattungen und Arten gruppiert, in einem rationalisierten Bereich, der die ursprüngliche Verteilung der Wesenheiten wiederherstellt. Solchermaßen ermöglicht es das Spital, »die Kranken derart nach Klassen zu ordnen, daß jeder das findet, was seinem Zustand entspricht, ohne durch seine Nähe das Leiden des andern zu verschlimmern und ohne die Ansteckung zu verbreiten, sei es im Spital oder außerhalb desselben.«[9] Hier findet die Krankheit ihren Hauptsitz und gleichsam die erzwungene Residenz ihrer Wahrheit.

In den Projekten des Fürsorgeausschusses sind also zwei Instanzen vorgesehen: die ordentliche Instanz schafft durch die Verteilung der Hilfe eine kontinuierliche Überwachung des gesellschaftlichen Raumes, und zwar mit einem stark medizinisch ausgerichteten regionalen Nachrichtensystem; die außerordentliche Instanz besteht aus diskontinuierlichen Räu-

[6] Ebd., S. 146, Anm. 1.
[7] Ebd., S. 135.
[8] Tenon, *Mémoires sur les hôpitaux* (Paris 1788), S. 359.
[9] Ebd., S. 354.

men, die ausschließlich medizinisch und nach dem Modell des wissenschaftlichen Wissens strukturiert sind. Die Krankheit ist so in ein zweifaches Beobachtungssystem eingelassen: der eine Blick läßt sie in der Gesamtheit des zu bekämpfenden sozialen Elends aufgehen; der andere Blick isoliert sie, um sie in der Wahrheit ihrer Natur besser zu erfassen.

Die Gesetzgebende Versammlung hinterließ dem Konvent zwei ungelöste Probleme: das Problem des Eigentums der Spitalsgüter und das neue Problem des Personals der Spitäler. Am 18. August 1792 hatte die Versammlung »alle Ordensgemeinschaften und alle Kongregationen von Männern oder Frauen, Geistlichen oder Laien«[10] für aufgelöst erklärt. Die Mehrzahl der Spitäler wurde jedoch von religiösen Orden geführt oder, wie die Salpêtrière, von Laienorganisationen, die nach dem Modell von Orden verfaßt waren. Daher fügt jenes Dekret hinzu: »Nichtsdestoweniger werden dieselben Personen wie bisher den Dienst an den Armen und die Pflege der Kranken versehen, und zwar als Privatpersonen unter der Aufsicht der kommunalen Verwaltungsbehörden bis zur endgültigen Organisation, die der Fürsorgeausschuß unverzüglich der Nationalversammlung vorlegen wird.« In Wirklichkeit sollte der Konvent bis zum Thermidor das Spitals- und Fürsorgeproblem vor allem durch Abschaffungen zu lösen versuchen. Die Girondisten fordern die sofortige Einstellung der staatlichen Unterstützungen, da sie befürchten, die ärmsten Schichten würden von den Kommunen politisiert werden, wenn diesen die Verteilung der Fürsorge zufiele. Für Roland ist das System der direkten Unterstützungen »das gefährlichste«: ohne Zweifel kann und soll die Wohltätigkeit durch »private Subskription« gewährleistet werden, »aber die Regierung darf sich nicht einmischen. Es wäre verfehlt und würde gar nicht oder nur wenig helfen.«[11] Die Mitglieder der Bergpartei fordern die Aufhebung der Spitäler, in denen sie eine Institutionalisierung des Elends sehen. Eine der Aufgaben der Revolution muß es sein, sie zum Verschwinden zu bringen, indem man sie überflüssig macht. Anläßlich eines »der leidenden Menschheit« geweihten Spitals fragte Lebon: »Darf es denn irgendeinen Teil der Menschheit geben, der leidet? ... Setzen Sie also Inschriften über die Tore dieser Asyle, die ihr baldiges Verschwinden ankündigen. Wenn wir nämlich nach Beendigung der Revolution noch immer Unglückliche unter uns haben, dann werden unsere revolutionären Arbeiten vergeblich gewesen sein.«[12] Und Barère sollte in der Diskussion des Gesetzes vom 22. Floréal des Jahres II die berühmte Formel prägen: »Keine Almosen mehr, keine Spitäler mehr.«

[10] J.-B. Duvergier, *Collection complète des lois* ... Bd. IV, S. 325.

[11] Archives parlementaires, Bd. LVI, S. 646; zitiert in: Imbert, loc. cit., S. 76, Anm. 29.

[12] Ebd., S. 78.

Mit dem Sieg der Bergpartei kommt die Idee einer staatlichen Organisation der öffentlichen Fürsorge zum Tragen und ebenso die ergänzende Idee einer schrittweisen Auflassung der Spitäler. Die Konstitution vom Jahre II proklamiert in ihrer Deklaration der Rechte, daß »die öffentlichen Unterstützungen eine heilige Pflicht sind«. Das Gesetz vom 22. Floréal verlangt ein »großes Buch der nationalen Wohltätigkeit« und die Organisation eines Fürsorgesystems auf dem Lande. Gesundheitshäuser sind nur für die Kranken vorgesehen, »die überhaupt kein Heim haben oder die dort keine Pflege erhalten können.«[13] Die Nationalisierung der Spitalsgüter, die im Prinzip seit dem 19. März 1793 beschlossen war, deren Realisierung jedoch bis zur »vollständigen und endgültigen Organisation aller Zweige der öffentlichen Fürsorge« aufgeschoben werden mußte, wird nun mit dem Gesetz vom 23. Messidor des Jahres II wirksam. Die Spitalsgüter werden zum Nationalvermögen geschlagen und die Fürsorge wird vom Staatsschatz getragen. Kantonale Agenturen sollen die nötigen Unterstützungen in den Privathäusern verteilen. So beginnt der große Traum einer totalen Entspitalisierung der Krankheit und des Elends, wenn schon nicht in die Wirklichkeit, so doch in die Gesetzgebung einzugehen. Die Armut ist ein ökonomisches Faktum, dem die Fürsorge zu begegnen hat, wo immer sie existiert; die Krankheit ist ein individuelles Mißgeschick, dessen Opfer von seiner Familie gepflegt werden muß. Das Spital ist eine anachronistische Lösung, die den wirklichen Bedürfnissen der Armut nicht entspricht und die den kranken Menschen auf sein Elend festnagelt. Es muß doch einen idealen Zustand geben, in dem das menschliche Wesen weder die Erschöpfung durch schwere Arbeit kennt, noch das Spital, das zum Tode führt. »Ein Mensch ist weder für die Werkstätten geschaffen noch für das Spital und auch nicht für die Armenhäuser. All das ist schrecklich.«[14]

2. Die Berechtigung zur ärztlichen Praxis und die medizinische Ausbildung

Die Dekrete von Marly (März 1707) hatten für das ganze 18. Jahrhundert die Praxis der Medizin und die Ausbildung der Ärzte geregelt. Damals handelte es sich darum, gegen die Scharlatane, die »Empiriker« und »die Personen, die sich ohne Titel und ohne Befähigung ärztlich betätigten«, zu kämpfen. Dementsprechend war es notwendig, die Fakultäten, die seit mehreren Jahren »in äußerste Erschlaffung« versunken waren, zu reorga-

[13] Gesetz vom 19. März 1793.

[14] Saint-Just; zitiert in: Buchez und Roux, *Histoire parlementaire,* Bd. XXXV, S. 296.

nisieren. Es wurde vorgeschrieben, daß die Medizin von nun an auf allen Universitäten, die eine Fakultät hatten oder früher eine gehabt hatten, gelehrt werden sollte. Die Lehrstühle sollten, anstatt endlose Zeit vakant zu bleiben, sofort nach ihrem Freiwerden zur Ausschreibung gelangen. Die Studenten sollten ihren Titel erst nach drei Studienjahren erhalten, was durch halbjährliche Inskription kontrolliert werden sollte; vor der Verleihung der Titel des Bakkalaureus, des Lizentiaten und des Doktors hätten sie sich jedes Jahr einer Prüfung zu unterziehen; sie wären verpflichtet, Anatomiekurse, Kurse in chemischer und galenischer Pharmazie sowie Pflanzendemonstrationen zu besuchen.[15] Unter diesen Bedingungen setzte der Artikel 26 des Dekretes fest: »Niemand darf die Medizin ausüben oder irgendein Heilmittel verkaufen oder verschenken, wenn er nicht den Grad des Lizentiaten erworben hat.« Und der Text fügte hinzu, was seine erste Konsequenz war sowie der Preis, der den medizinischen Fakultäten für ihre Reorganisation gezahlt wurde: »Alle Ordensleute, ob bettelnd oder nicht, sind und bleiben von diesem Verbot betroffen.«[16] Am Ende des Jahrhunderts sind alle Kritiker über mindestens vier Punkte einer Meinung: die Scharlatane blühen weiterhin; der kanonische Unterricht an den Fakultäten entspricht den Anforderungen der Praxis nicht mehr und auch nicht den neuen Entdeckungen (man unterrichtet nur die Theorie; weder Mathematik noch Physik werden berücksichtigt); es gibt zu viele Medizinschulen, als daß der Unterricht überall vollständig und befriedigend sichergestellt werden kann; sie werden von Korruption beherrscht: die Professoren kaufen sich die Lehrstühle; sie lassen sich ihre Vorlesungen bezahlen; die Studenten kaufen ihre Examina und lassen sich ihre Dissertationen von bedürftigen Ärzten schreiben. Das macht das Medizinstudium sehr kostspielig, umso mehr als der junge Doktor, um sich endlich für die Praxis auszubilden, einen renommierten Arzt auf seinen Krankenbesuchen begleiten muß, wofür er ihn zu entschädigen hat.[17] Die Revolution sieht sich also zwei Problemen gegenüber: auf der einen Seite geht es um eine strengere Auslese bei der Berechtigung zur Praxis und auf der anderen Seite um eine rigorosere Organisation des Universitätsstudiums. Beide Forderungen stehen aber im Gegensatz zur Reformbewegung, die auf die Abschaffung der Zünfte und Korporationen und auf die Schließung der Universitäten abzielt.

Die Folge ist eine Spannung zwischen den Notwendigkeiten einer

[15] Artikel 1, 6, 9, 10, 14 und 22.

[16] Artikel 26 und 27. Der vollständige Text der Dekrete von Marly findet sich bei Gilibert: *L'anarchie médicinale* (Neuchâtel 1772), Bd. II, S. 58–118.

[17] Vgl. dazu Gilibert, der oben zitiert wurde; Thiery, *Vœux d'un patriote sur la médecine en France* (1789) — ein Text, der 1750 verfaßt worden sein dürfte und erst anläßlich der Generalstände veröffentlicht wurde.

Reorganisation des Wissens und denen einer Abschaffung der Privilegien sowie denen einer wirksamen Überwachung der Gesundheit der Nation. Wie soll der freie Blick, den die Medizin — und durch sie die Regierung — auf die Bürger werfen muß, ausgerüstet und kompetent sein, wenn er nicht in die Esoterik eines Wissens und in die Strenge gesellschaftlicher Privilegien eingeschlossen ist?

Das erste Problem ist: kann die Medizin ein freier Beruf sein, den kein Korporationsgesetz, kein Betätigungsverbot, kein Kompetenzprivileg schützt? Kann das medizinische Bewußtsein einer Nation ebenso spontan sein wie ihr bürgerliches oder moralisches Bewußtsein? Die Ärzte verteidigen ihre Korporationsrechte, weil diese nicht ein Privileg schaffen, sondern die Zusammenarbeit ermöglichen würden. Der Stand der Ärzte unterscheide sich einerseits von den politischen Ständen, insofern er nicht versuche, die Freiheit anderer einzuschränken und den Bürgern Gesetze und Verpflichtungen aufzuzwingen; er erlege nur sich selbst ein Gebot auf; seine »Jurisdiktion ist auf sein eigenes Inneres konzentriert«;[18] aber er unterscheide sich auch von den anderen Berufsständen, denn er sei nicht dazu bestimmt, obskure Rechte und Traditionen aufrechtzuerhalten, sondern das Wissen in die Kommunikation und Diskussion zu bringen. Ohne ein dazu bestimmtes Organ würden neue Erkenntnisse sofort wieder verschwinden, die Erfahrung eines einzelnen wäre für die Gesamtheit verloren. Indem sich die Ärzte zusammenschließen, legen sie gleichsam diesen Eid ab: »Wir wollen uns aufklären, indem wir uns gegenseitig mit allen Erkenntnissen stärken: die Schwäche der einen soll durch die Überlegenheit der anderen ausgeglichen werden; indem wir uns regelmäßig versammeln, regen wir den Wetteifer ständig an.«[19] Der Stand der Ärzte kritisiert sich mehr als er sich schützt und daher ist er unentbehrlich für den Schutz des Volkes vor seinen eigenen Illusionen und vor betrügerischen Scharlatanen.[20] »Wenn die Ärzte und Chirurgen einen notwendigen Stand in der Gesellschaft bilden, dann erfordern ihre wichtigen Aufgaben von seiten der gesetzgebenden Autorität eine besondere Aufmerksamkeit, damit Mißbräuche verhindert werden.«[21] Ein freier Staat, der seine freien Bürger vor dem Irrtum und dessen schlimmen Folgen bewahrt, kann eine freie Ausübung der Medizin nicht erlauben.

In der Tat denkt niemand, auch nicht unter den liberalsten der Girondisten, an eine völlige Freigabe der medizinischen Praxis und an ein Sy-

[18] Cantin, *Projet de réforme adressé à l'Assemblée Nationale* (Paris 1790), S. 14.

[19] Cantin, ebd.

[20] Cabanis, *Du degré de certitude de la médecine.*

[21] Jadelot, *Adresse à Nos Seigneurs de L'Assemblée Nationale* (Nancy 1790), S. 7.

stem der Konkurrenz ohne jede Kontrolle. Mathieu Géraud, der die Abschaffung aller ärztlichen Korporationen forderte, wollte selber, daß in jedem Departement ein Gerichtshof geschaffen werde, der jeden aburteilen sollte, »der sich, ohne seine Befähigung unter Beweis gestellt zu haben, in die Medizin einmischt.«[22] Aber das Problem der Ausübung der Heilkunst ist mit drei anderen Problemen verbunden: mit der allgemeinen Aufhebung der Korporationen, mit der Auflösung der Gesellschaft für Medizin und vor allem mit der Schließung der Universitäten.

Bis zum Thermidor werden unzählige Pläne für die Reorganisation der Medizinschulen vorgelegt. Man kann sie in zwei Gruppen teilen: die einen setzen die traditionellen Universitätsstrukturen voraus, die andern gehen von den Dekreten vom 17. August 1792 aus. Bei den »Reformern« findet man immer die Idee, daß man die lokalen Partikularismen beseitigen müsse; die kleinen Fakultäten, die nur so dahinvegetieren mit ihren zu wenigen und wenig kompetenten Professoren, welche die Examina und Titel verschenken und verkaufen, müssen aufgehoben werden. Eine kleine Zahl bedeutender Fakultäten soll ihre Lehrstühle im ganzen Land ausschreiben; nach diesen Lehrstühlen werden die Besten streben und sie werden Ärzte ausbilden, deren Qualität niemand in Zweifel ziehen kann. Die Kontrolle des Staates und die der öffentlichen Meinung werden so ein medizinisches Wissen und Bewußtsein erzeugen, das den Bedürfnissen der Nation endlich angemessen sein wird. Thiery glaubt, daß vier Fakultäten genügen würden; Gallot hält zwei für ausreichend, wenn einige Spezialschulen für einen weniger gelehrten Unterricht dazukommen.[23] Es wird auch notwendig sein, daß das Studium länger dauert: nach Gallot sieben Jahre, nach Cantin zehn Jahre; man muß nämlich in den Studiengang die Mathematik, die Geometrie, die Physik und die Chemie einbeziehen[24], also alles, was mit der medizinischen Wissenschaft organisch zusammenhängt. Aber vor allem muß man einen praktischen Unterricht ins Auge fassen. Thiery wünscht ein Königliches Institut, das unabhängig von der Fakultät der Elite der jungen Ärzte eine vervollkommnete und hauptsächlich praktische Ausbildung ermöglichen soll. Nach seinem Plan sollte man im »Jardin du Roi« ein Internat gründen, wobei als dazugehöriges Spital auch die nahe Salpêtrière dienen könnte. Dort würden die Professoren während der Krankenvisiten unterrichten; die Fakultät würde sich damit begnügen, einen Professor zu den öffentlichen Prüfungen des Instituts zu entsenden. Cantin machte den Vorschlag, daß die Kandidaten der Medizin, wenn sie das Wesentliche gelernt haben, in die Spitäler oder

[22] Vgl. oben, S. 46.

[23] Thiery, loc. cit.; J.-P. Gallot, *Vues générales sur la restauration de l'art de guérir* (Paris 1790).

[24] Thiery, loc. cit., S. 89—98.

auf das Land zu praktizierenden Ärzten geschickt werden. Hier wie dort kann man Hilfskräfte brauchen und die Patienten benötigen nicht immer voll ausgebildetete Ärzte. Indem sie von Region zu Region durch Frankreich wandern, erhalten die künftigen Ärzte eine reiche und differenzierte Ausbildung, sie lernen die klimatisch bedingte Vielfalt von Krankheitsformen kennen und informieren sich über die erfolgreichsten Methoden.

Diese praktische Ausbildung soll vom theoretischen und akademischen Unterricht weitgehend unabhängig sein. Während die Medizin, wie wir später sehen werden, bereits über Begriffe verfügt, mit denen sich die Einheit eines klinischen Unterrichts definieren ließe, gelingt es den Reformern nicht, diese Einheit zu institutionalisieren: die praktische Ausbildung ist nicht einfach die Anwendung des abstrakten Wissens — es würde ja sonst genügen, diesen praktischen Unterricht den Professoren zu überlassen — und ebensowenig liefert sie den Schlüssel zu diesem Wissen, dessen Beherrschung sie vielmehr voraussetzt. Das Entscheidende liegt darin, daß dieser praktische Unterricht die Normen einer Medizin der gesellschaftlichen Gruppe impliziert, während sich die an der Universität gelehrte Medizin noch immer nicht von der Theorie der Arten lösen kann.

Paradoxerweise bleibt die Aneignung der auf den gesellschaftlichen Nutzen bezogenen Praxis beinahe zur Gänze der Privatinitiative überlassen und der Staat kontrolliert nur den theoretischen Unterricht. Cabanis möchte, daß jeder Spitalsarzt die Befugnis habe, »eine Schule nach dem ihm am besten scheinenden Plan zu errichten«; er allein würde für jeden Schüler die Studienzeit festlegen; für manche Schüler würden zwei Jahre genügen, weniger begabte bräuchten vier; diese Privatstunden müßten bezahlt werden und die Professoren würden den Preis selber bestimmen; bei einem berühmten und gesuchten Lehrer könnte er sehr hoch sein, was aber kein Nachteil wäre: »Der von vielerlei Motiven getragene edle Wettstreit könnte den Kranken, den Schülern und der Wissenschaft nur zum Vorteil gereichen.«[25]

Dieses Reformdenken hat eine merkwürdige Struktur. Man wollte die Fürsorge der individuellen Initiative überlassen und die Spitäler einer komplexeren und sozusagen privilegierten Medizin vorbehalten. Die Konfiguration der Ausbildung ist aber gerade umgekehrt: an der Universität nimmt sie einen obligatorischen und öffentlichen Gang; im Spital wird sie ein privates und bezahltes Konkurrenzunternehmen. Die Normen für die Aneignung des Wissens und die Formierungsregeln der Wahrnehmung sind nämlich noch nicht zur Deckung gebracht: die innere Ausrichtung des Blicks steht noch in Widerspruch zu seiner didaktischen Vermittlung.

[25] Cabanis, *Observations sur les hôpitaux* (Paris 1970), S. 32f.

Das Feld der medizinischen Praxis ist geteilt in den freien und offenen Bereich der Privatpraxis und in den geschlossenen Bezirk, in dem sich die Wahrheiten der Arten offenbaren. Und das Feld der Ausbildung ist geteilt in den geschlossenen Bereich des weitergegebenen Wissens und in den freien Bereich, in dem die Wahrheit selber spricht. Das Spital spielt nun in diesen beiden Feldern zwei entgegengesetzte Rollen: ist es für den Blick des Arztes der Ort der systematischen Wahrheiten, so ist es für die Lehre der Ort freier Erfahrungen.

Im August 1791 werden die Universitäten geschlossen; im September wird die Gesetzgebende Versammlung aufgelöst. Die zweideutige Verwicklung der beschriebenen Strukturen beginnt sich zu lösen. Die Girondisten pochen auf eine Freiheit, die nur ihre eigenen Spielregeln kennt, und ihnen schließen sich alle jene an, die früher begünstigt waren und nun glauben, beim Fehlen jener Organisation, wenn schon nicht ihre Privilegien, so doch ihren Einfluß wiederzugewinnen. Katholiken wie Durand Maillane, ehemalige Oratorianer wie Daunou oder Sieyès, Gemäßigte wie Fourcroy sind, was den Unterricht der Wissenschaften und Künste betrifft, Anhänger des extremsten Liberalismus. Das Projekt von Condorcet würde ihrer Meinung nach auf die Wiederherstellung einer »abscheulichen Zunft«[26] hinauslaufen; man würde das wiedererstehen sehen, was man eben abgeschafft hat: »die gothischen Universitäten und die aristokratischen Akademien«[27]; und dann würde es nicht lange dauern, bis sich von neuem das Netz eines Priestertums spinnt, »das vielleicht noch mehr zu fürchten wäre als das von der Vernunft des Volkes eben zu Fall gebrachte«.[28] An die Stelle dieses Korporatismus sollte die individuelle Initiative treten, die die Wahrheit überallhin tragen wird, wo sie wirklich frei ist: »Geben Sie dem Genie die ganze Macht und Freiheit, die es beansprucht; proklamieren Sie seine unverbrüchlichen Rechte; verschwenden Sie alle öffentlichen Ehrungen und Belohnungen an die nützlichen Interpreten der Natur, wo sie sich auch finden mögen; sperren Sie nicht das Licht der Aufklärung, das sich nur zu verbreiten sucht, in eine enge Kammer ein«[29]. Keine Organisation, sondern einfach die unmittelbar gegebene Freiheit: »Die in den Wissenschaften und Künsten gebildeten Bürger sind an jedem Ort der französischen Republik eingeladen, sich dem Unterricht zu widmen.« Es gibt keine Prüfungen oder sonstigen Kompetenznachweise als

[26] Durand Maillane, J. Guillaume, *Procès-verbaux du Comité d'Instruction publique de la Convention,* Bd. I, S. 124.

[27] Fourcroy, *Rapport sur l'enseignement libre des sciences et des arts* (Paris, Jahr II), S. 2.

[28] Ebd., S. 2.

[29] Ebd., S. 8.

nur das Alter, die Erfahrung, die Verehrung der Bürger. Wer Mathematik, schöne Künste oder Medizin unterrichten will, muß sich nur von seiner Gemeinde ein Zeugnis über Bürgersinn und Rechtschaffenheit ausstellen lassen; wenn er es braucht und verdient, kann er bei den lokalen Behörden auch um Unterrichts- und Experimentiermaterial ansuchen. Über die Bezahlung dieser Privatvorlesungen setzen sich die Schüler mit den Lehrern ins Einvernehmen; die Gemeinden können aber an die Würdigen Stipendien verteilen. Unter der Herrschaft des ökonomischen Liberalismus und der Konkurrenz findet die Lehre also wieder zur alten griechischen Freiheit zurück: Das Wissen überträgt sich spontan durch das Wort und es triumphiert jenes Wort, das am meisten Wahrheit in sich trägt. Und wie um seinem Traum etwas von Sehnsucht und Unzugänglichkeit zu verleihen und um ihm noch deutlicher ein griechisches Sigel zu verleihen, das seine Pläne unangreifbar und seine wirklichen Absichten unsichtbarer macht, schlägt Fourcroy vor, daß die Lehrer nach 25jähriger Tätigkeit, reich an Jahren und Ehren und anerkannt durch ein besseres Athen als das des Sokrates, ihr ganzes Alter hindurch im Prytaneum gespeist werden.

Paradoxerweise sind es die Mitglieder der Bergpartei und die Leute um Robespierre, die die Ideen Condorcets verteidigen. Le Pelletier, dessen Plan — nach seiner Ermordung — von Robespierre aufgegriffen wird, und dann Romme — nach dem Sturz der Girondisten — schlagen ein Unterrichtswesen vor, das zentralisiert ist und auf jeder Stufe vom Staat kontrolliert wird. Aber auch in der Bergpartei ist man beunruhigt über diese »40 000 Bastillen, in die man die heranwachsende Generation einsperren will«[30]. Bouquier, der dem Unterrichtsausschuß angehört, legt mit Unterstützung der Jakobiner einen Kompromißplan vor, der weniger anarchisch als der der Girondisten und weniger streng als der von Le Pelletier und Romme ist. Er enthält eine wichtige Unterscheidung zwischen den »für jeden Bürger unentbehrlichen Kenntnissen« einerseits, ohne die er kein freier Mensch werden kann und deren Vermittlung ihm der Staat schuldet, da er ihm die Freiheit schuldet, und den »für die Gesellschaft notwendigen Kenntnissen« andererseits: »diese muß der Staat fördern, aber er kann sie nicht organisieren und kontrollieren wie die ersten; sie dienen der Gesamtheit, gehören aber nicht zur Bildung des Individuums.« Mit den Wissenschaften und den Künsten gehört die Medizin zu dieser Gruppe. In neun Städten des Landes wird man Gesundheitsschulen mit jeweils sieben Professoren schaffen (die Pariser wird vierzehn haben). Außerdem »wird ein Arzt in den Spitälern unterrichten, die den Frauen, den Kindern, den Narren und den Venerischen vorbehalten

[30] Sainte-Foy, *Journal de la Montagne,* Nr. 29, 12. Dez. 1793.

sind«.[31] So wird das öffentliche Bewußtsein in diesem Unterricht sowohl seinen freien Ausdruck wie auch den gesuchten Nutzen finden.

Zu Beginn des Thermidor sind die Vermögen der Spitäler nationalisiert, die Korporationen verboten, die Gesellschaften und Akademien aufgelöst, die Universitäten mit ihren Fakultäten und Medizinschulen existieren nicht mehr. Aber der Konvent hat nicht Zeit gehabt, seine neue Fürsorgepolitik in die Tat umzusetzen. Er hat auch die Grenzen der freien Ausübung der Medizin nicht festgelegt, er hat weder die dazu nötigen Kompetenzen definiert noch hat er die Ausbildung geregelt.

Diese schwierige Situation überrascht, wenn man daran denkt, daß jede dieser Fragen durch Jahrzehnte hindurch diskutiert worden war, daß schon so viele Lösungen vorgeschlagen worden waren, die ein theoretisches Bewußtsein der Probleme anzeigten, und daß die Gesetzgebende Versammlung im Prinzip bereits festgelegt hatte, was man dann vom Thermidor bis zum Konsulat als Lösung wiederentdecken sollte.

Während dieser ganzen Periode hat eine unentbehrliche Struktur gefehlt: die Struktur, die zwischen einer bestimmten Erfahrungsform und einer bestimmten Unterrichtsform eine Einheit hätte herstellen können; nämlich zwischen einer Erfahrungsform, die durch eine individuelle Beobachtung, die Untersuchung der Fälle und den täglichen Umgang mit Krankheiten bereits definiert war, und einem Unterricht, von dem man begriff, daß er mehr im Spital als an der Fakultät erteilt werden mußte: im vollständigen Durchlaufen der konkreten Welt der Krankheit. Man vermochte durchs Wort nicht wiederzugeben, was man nur dem Blick zugänglich wußte. Das *Sichtbare* war nicht *sagbar* und nicht *lehrbar*.

Während sich nämlich die medizinischen Theorien seit einem halben Jahrhundert sehr verändert hatten und viele neue Beobachtungen gemacht worden waren, war der Gegenstandstyp der medizinischen Erkenntnis noch derselbe geblieben; die Position des erkennenden und wahrnehmenden Subjektes war dieselbe geblieben; die Regeln der Begriffsbildung waren dieselben geblieben. Oder vielmehr: die Gesamtheit des medizinischen Wissens gehorchte zwei Regelsystemen: das eine war das der individuellen und konkreten Wahrnehmungen auf der Grundlage des nosologischen Tableaus der Krankheitsarten; das andere war das der kontinuierlichen, globalen und quantitativen Registrierung, die einer Medizin der klimatischen und geographischen Gegebenheiten angehörte.

[31] Fourcroy, loc. cit.

Die ganze pädagogische und technische Reorganisation der Medizin litt unter einem zentralen Mangel: es fehlte ein neues, kohärentes und einheitliches Modell für die Formierung der Objekte, der Wahrnehmungen und der Begriffe der Medizin. Die politische und wissenschaftliche Einheit der medizinischen Institutionen setzte aber für ihre Realisierung eine solche tiefe Mutation voraus. Bei den Reformern der Revolutionszeit war diese Einheit jedoch nur in Form vager Gedanken vorhanden, die bereits konstituierte Wissenselemente nachträglich zusammenbrachten.

Diese vagen Ideen forderten zwar eine Einheit zwischen medizinischer Erkenntnis und Praxis; indem sie diese Einheit idealisierten, waren sie aber das Haupthindernis für ihre Realisierung. Die Idee eines transparenten Bereiches, der dem allerdings mit Privilegien und Kompetenzen ausgerüsteten Blick gänzlich offen steht, verflüchtigte alle ihre Schwierigkeiten in die Allmacht der Freiheit: in ihr sollte die Krankheit von sich aus ihre unverfälschte Wahrheit formulieren und dem Blick des Arztes ganz rein darbieten. Und die medizinisch erfaßte, durchgebildete und überwachte Gesellschaft sollte sich dadurch von der Krankheit überhaupt befreien. Das ist der große Mythos vom *freien Blick,* der in seiner Treue zum *Entdecken* die Kraft zum *Zerstören* empfängt: der gereinigte Blick ist ein reinigender Blick; von jedem Schatten befreit, vertreibt er die Schatten. Die kosmologischen Bedeutungen der »Aufklärung«* spielen auch hier noch herein. Der ärztliche Blick, dessen Macht man anzuerkennen beginnt, hat seine neuen Bedingungen im klinischen Wissen noch nicht gefunden. Er ist nur ein ins Auge des Arztes transponierter Abschnitt der Dialektik der Aufklärung.

Aufgrund der Entwicklung der modernen Medizin sollte die Klinik mit diesen Ideen der Aufklärung und der Freiheit, die ihr eigentlich fernstanden, in einen engeren Zusammenhang gebracht werden, als mit der diskursiven Struktur, in der sie tatsächlich entstanden ist. Man denkt gerne, daß die Klinik in dem freien Garten geboren wurde, in dem sich Arzt und Patient freiwillig und verständnisvoll begegnen, in dem die Theorien verstummen und die Beobachtung sich allein der Klarheit des Blicks verdankt, in dem sich die Erfahrung vom Lehrer auf den Schüler auch ohne Worte überträgt. Und zugunsten dieser Geschichte, die die Fruchtbarkeit der Klinik an einen wissenschaftlichen, politischen und ökonomischen Liberalismus knüpft, vergißt man, daß er Jahre hindurch die Ideologie war, die die Organisation der klinischen Medizin behinderte.

* Im Original deutsch (Anm. d. Ü.)

IV. Kapitel

Die alte Klinik

Der Grundsatz, daß sich das Wissen des Arztes am Krankenbett bildet, stammt nicht erst vom Ende des 18. Jahrhunderts. Für viele wenn nicht für alle Revolutionen der Medizin war diese Erfahrung erste Quelle und bleibende Norm. Ständig aber änderte sich das Raster, in dem sich diese Erfahrung vollzog, in dem sie ihre analysierbaren Elemente und ihre diskursive Formulierung fand. Nicht nur die Namen der Krankheiten und die Gruppierungen der Symptome haben sich gewandelt, sondern vor allem die fundamentalen Wahrnehmungscodes, mit denen man an die Körper der Kranken heranging, das Gegenstandsfeld der Beobachtung, die Flächen und Tiefen, die der Blick des Arztes durchlief, eben das gesamte Orientierungssystem dieses Blickes.

Seit dem 18. Jahrhundert neigt nun die Medizin dazu, ihre eigene Geschichte so darzustellen, als ob das Krankenbett immer der Ort einer konstanten Erfahrung gewesen wäre, im Gegensatz zu den Theorien und Systemen, welche sich ständig verändert und die Reinheit der klinischen Evidenz getrübt hätten. Das Theoretische sei das Element der ständigen Modifikation gewesen, in dem alle Variationen des medizinischen Wissens entstanden, miteinander in Konflikt geraten und verschwunden seien: in diesem theoretischen Element sei also die Relativität des medizinischen Wissens begründet. Hingegen sei die Klinik der Ort seiner positiven Akkumulation: der beständige Blick auf den Kranken, die tausendjährige und doch immer neue Aufmerksamkeit hätten es der Medizin ermöglicht, nicht mit jeder ihrer spekulativen Neuerungen zu verschwinden, sondern allmählich die Gestalt einer endgültigen obzwar nicht vollendeten Wahrheit anzunehmen, sich also unterhalb des Lärmes geschichtlicher Episoden in einer kontinuierlichen Geschichtlichkeit zu entwickeln. In dem konstanten Element der Klinik habe die Medizin Wahrheit und Zeit vereinigt.

Hier liegt der Ursprung jener etwas mythischen Erzählungen, in denen man am Ende des 18. und zu Beginn des 19. Jahrhunderts die Geschichte der Medizin zusammenfaßte. In der Klinik soll die Medizin ihren ersten Ursprung gehabt haben. In der Morgendämmerung der Menschheit, vor allen leeren Dogmen und Systemen habe die gesamte Medizin in einem unmittelbaren Verhältnis des Leidens zu seiner Linderung gelegen. Dieser Bezug sei eher vom Instinkt und von der Empfindung gegeben gewesen als von der Erfahrung; es sei ein Bezug des Individuums zu sich selbst gewesen und noch nicht ins Netz der Gesellschaft eingefangen: »Die Empfindung des Kranken sagt ihm, daß diese oder jene Lage Erleichterung verschafft oder ihm weh tut.«[1] Dieser Bezug werde vom gesunden Menschen ohne Vermittlung des Wissens festgestellt; und diese Beobachtung ziele auch gar nicht auf eine erst zu gewinnende Erkenntnis ab, sie werde nicht einmal bewußt, sondern vollziehe sich ganz unmittelbar und sozusagen blindlings: »Eine geheime Stimme sagt uns da: betrachte die Natur!«[2] Durch sich selber vervielfältigt und unter den Menschen weitergegeben, werde sie eine allgemeine Form des Bewußtseins, dessen Subjekt und Objekt jedes Individuum zugleich sei: »Jedermann praktizierte unterschiedslos die Medizin ... Die Erfahrungen, die man machte, wurden den anderen mitgeteilt ... und diese Erkenntnisse gingen vom Vater auf die Kinder über.«[3] Bevor sie ein Wissen geworden sei, sei die Klinik eine universelle Beziehung der Menschheit zu ihr selbst gewesen: ein Zeitalter vollkommenen Glücks für die Medizin. Der Verfall habe eingesetzt, als die Schrift und die Geheimhaltung eingeführt worden seien, als dieses Wissen auf eine privilegierte Gruppe beschränkt worden sei und der unmittelbare und unbeschränkte Bezug zwischen dem Blick und dem Wort zerrissen sei. Einmal in die Esoterik des Wissens eingegangen, sei das erworbene Wissen nicht mehr den anderen mitgeteilt und für die Praxis fruchtbar gemacht worden.[4]

Lange Zeit aber sei die medizinische Erfahrung offen geblieben und habe zwischen dem Sehen und dem Wissen ein Gleichgewicht gefunden, das sie vor dem Irrtum bewahrt habe: »In den alten Zeiten wurde die Medizin in Gegenwart ihres Gegenstandes gelehrt und die jungen Leute lernten die ärztliche Wissenschaft am Bett des Kranken.« Die Kranken waren oft im Haus des Arztes untergebracht und die Schüler begleiteten den Meister morgens und abends auf seinen Krankenbesuchen.[5] Für jenes Gleichgewicht soll Hippokrates zugleich der letzte Zeuge und der zweideutigste Repräsentant sein: die griechische Medizin sei nämlich nichts anderes als die Kodifikation dieser universellen und unmittelbaren Klinik; sie bilde deren erstes vollständiges Bewußtsein und sei in diesem Sinn ebenso »einfach und rein«[6] wie jene erste Erfahrung; sofern sie sich aber in

[1] Cantin, *Projet de réforme adressé à l'Assemblée Nationale* (Paris 1790), S. 8.

[2] Ebd.

[3] Coakley Lettson, *Histoire de l'origine de la médecine.* Frz. Übersetzung (Paris 1787), S. 7 [Originalausgabe: *History of the origin of medecine* (London 1778); Anm. d. Übers.].

[4] Ebd., S. 9 f.

[5] Moscati, *De l'emploi des systèmes dans la médecine pratique,* S. 13.

[6] P.-A.-O. Mahon, *Histoire de la médecine clinique* (Paris, Jahr XII), S. 323.

einem systematischen Gebäude organisiere, um ihr »Studium zu erleichtern und abzukürzen«, werde eine neue Dimension in die medizinische Erfahrung eingeführt: die Dimension eines Wissens, das man buchstäblich blind nennen könne, da es ohne Blick sei. Diese Erkenntnis, die nicht sehe, stehe am Ursprung aller Illusionen; nun werde es möglich, daß die Metaphysik in der Medizin herumspuke: »Nachdem Hippokrates die Medizin auf ein System gebracht hatte, wurde die Beobachtung aufgegeben und die Philosophie eingeführt.«[7]

Diese Verdunklung habe die lange Geschichte der Systeme mit der »Vielfalt der verschiedenen einander entgegengesetzten und widersprechenden Sekten«[8] möglich gemacht: eine Geschichte, die sich eben dadurch zunichtemache, daß sie die Zeit nur zerstören lasse. Aber unter dieser zerstörenden Geschichte wache eine andere, die der eigentlichen Wahrheit der Zeit näher sei. In dieser sammle sich unmerklich das geheime Leben der Klinik. Sie bleibe unterhalb der »spekulativen Theorien«[9] bestehen, sie halte die ärztliche Praxis in Kontakt mit der wahrgenommenen Welt und öffne sie der unmittelbaren Landschaft der Wahrheit: »Zu allen Zeiten hat es Ärzte gegeben, die, nachdem sie mit Hilfe der dem menschlichen Geist so natürlichen Analyse aus dem Anblick des Kranken alle für seine Idiosynkrasie notwendigen Gegebenheiten abgeleitet hatten, sich damit begnügten, die Symptome zu studieren ...«[10] Unbeweglich und immer nahe an den Dingen, verleihe die Klinik der Medizin ihre wahrhafte geschichtliche Bewegung; sie lasse die Systeme verschwinden, während die jene widerlegende Erfahrung ihre Wahrheit anhäufe. So bilde sich eine fruchtbare Kontinuität, die der Pathologie »die ununterbrochene Einheitlichkeit dieser Wissenschaft in den verschiedenen Jahrhunderten«[11] ermögliche. Gegen die Systeme, die der negierenden Zeit angehörten, sei die Klinik die positive Zeit des Wissens. Man müsse sie daher nicht erfinden, sondern wiederentdecken: sie sei ja schon mit den ersten Formen der Medizin dagewesen und habe deren Fülle ausgemacht; es genüge daher zu verneinen, was sie verneine, zu zerstören, was sie vernichte, nämlich das »Prestige der Systeme«, und sie endlich »alle ihre Rechte genießen zu lassen«.[12] Dann werde die Medizin ihrer Wahrheit wieder nahe sein.

[7] Moscati, loc. cit., S. 4—5.

[8] Ebd., S. 26.

[9] Dezeimeris, *Dictionnaire historique de la médecine* (Paris 1828), Bd. I, Artikel »Clinique«, S. 830—837.

[10] J.-B. Regnault, *Considérations sur l'Etat de la médecine* (Paris 1819), S. 10.

[11] P.-A.-O. Mahon, *Histoire de la médecine clinique* (Paris, Jahr XII), p. 324.

[12] Ebd., S. 323.

Diese idealisierende Darstellung, die man am Ende des 18. Jahrhunderts oft findet, muß im Hinblick auf die damalige Einführung klinischer Institutionen und Methoden verstanden werden: sie verleiht ihnen einen zugleich universellen und historischen Status. Sie läßt sie als Wiederherstellung einer schon immer gültigen Wahrheit in einer kontinuierlichen historischen Entwicklung erscheinen, in der die Ereignisse einzig eine negative Rolle gespielt haben: Vergessen, Illusion, Verdunkelung. In der Tat wich eine solche Geschichtsdarstellung einer Geschichte aus, die viel komplexer ist. Sie verschleierte diese Geschichte, indem sie die klinische Methode einfach auf Fallstudien reduzierte, wie es auch dem herkömmlichen Sprachgebrauch entsprach; und dadurch hat sie alle weiteren Simplifikationen vorbereitet, die aus der Klinik ein bloßes Untersuchen des Individuums machen sollten.

Um den Sinn und die Struktur der klinischen Erfahrung zu verstehen, muß man zuerst einen Blick auf die Geschichte der Institutionen werfen, in denen sich ihre organisierende Kraft manifestiert hat. Bis zum Ende des 18. Jahrhunderts ist diese Geschichte eine äußerst spärliche chronologische Folge.

Im Jahre 1658 eröffnet Franz de le Boë eine klinische Schule am Spital von Leiden; seine Beobachtungen veröffentlicht er unter dem Titel »*Collegium Nosocomium*«.[13] Der berühmteste seiner Nachfolger ist Boerhaave. Es ist zwar möglich, daß es in Padua schon seit dem Ende des 16. Jahrhunderts einen Lehrstuhl für klinische Medizin gab. Die Bewegung, die im 18. Jahrhundert in ganz Europa zur Schaffung von klinischen Lehrstühlen oder Instituten führte, ging jedenfalls von Leiden mit Boerhaave und seinen Schülern aus. Boerhaave-Schüler reformieren im Jahre 1720 die Universität von Edinburg und gründen dort eine Klinik nach dem Leidener Vorbild; diese findet in London, Oxford, Cambridge und Dublin Nachahmung.[14] 1733 läßt man Van Swieten einen Plan zur Errichtung einer Klinik in Wien ausarbeiten; deren Leiter wird dann ein anderer Schüler von Boerhaave: de Haen, dem Stoll und später Hildenbrand nachfolgen.[15] In Göttingen, wo man dem Beispiel folgt, lehren nacheinander Brendel, Vogel, Baldinger und J. P. Franck.[16] In Padua sind einige Spitalsbetten der Klinik zugeteilt, an der Knips Professor ist. Tissot, der den Auftrag bekommen hat, in Pavia eine Klinik zu organisieren, umreißt deren Plan in seiner Antrittsvorlesung vom 26. November 1781.[17] Gegen

[13] Leiden, 1667.

[14] J. Aikin, *Observations sur les hôpitaux* (Paris 1777), S. 94f.

[15] A. Storck, *Instituta Facultatis medicae Vindobonensis* (Wien 1775).

[16] Dezeimeris, *Dictionnaire historique de la médecine* (Paris 1828), Bd. I, S. 830—837 (Artikel »Clinique«).

[17] Tissot, *Essai sur les études de médecine* (Lausanne 1785), S. 118.

1770 wollten Lacassaigne, Bourru, Guilbert und Colombier privat und auf eigene Kosten ein schweren Krankheiten vorbehaltenes Gesundheitshaus organisieren, an dem die behandelnden Ärzte zugleich die Praxis lehren sollten;[18] aber das Projekt scheitert. Die Fakultät und der ganze Ärztestand waren zu sehr an der Erhaltung des alten Zustandes interessiert, nämlich daran, daß die praktische Ausbildung nur bei einigen angesehenen Ärzten aufgrund individueller Vereinbarung stattfinden durfte. Der klinische Unterricht wurde zuerst in den Militärspitälern eingeführt; das Spitalsreglement von 1775 bestimmt in Artikel XIII, daß jedes Studienjahr einen »praktischen und klinischen Kurs über die bei den Armee- und Garnisonstruppen hauptsächlich verbreiteten Krankheiten«[19] enthalten muß. Und Cabanis führt als Beispiel die Klinik des Marinespitals von Brest an, die von Dubreil unter dem Marschall de Castries gegründet wurde.[20] Erwähnen wir schließlich noch die Schaffung einer Gebärklinik in Kopenhagen im Jahre 1787.[21]

Das ist, so scheint es, die Abfolge der Fakten. Um ihren Sinn zu verstehen und die von ihr aufgeworfenen Probleme zu erfassen, muß man zuerst einige Feststellungen treffen, die einer Überschätzung dieser Fakten vorbeugen sollen. Die Prüfung von Fällen, ihre detaillierte Aufzeichnung und ihre Beziehung auf eine mögliche Erklärung — all dies ist eine sehr alte Tradition in der Medizin; die Organisation der Klinik entspricht also nicht der Entdeckung des individuellen Faktums in der Medizin; die unzähligen Fallsammlungen, die seit der Renaissance verfaßt worden sind, beweisen das hinreichend. Aber auch die Notwendigkeit einer Ausbildung durch die Praxis war weitgehend anerkannt: daß die jungen Ärzte Spitäler besuchten, war durchaus üblich und manche schlossen ihre Ausbildung in einem Spital ab, wo sie unter der Leitung eines Arztes lebten und praktizierten.[22] Worin konnte unter diesen Umständen die Neuheit und die Bedeutung jener klinischen Einrichtungen liegen, denen das 18. Jahrhundert — vor allem an seinem Ende — soviel Wert beimaß? Worin unterschied

[18] Colombier, *Code de Justice militaire*, II, S. 146—147.

[19] Es handelt sich um das Reglement für die Militärspitäler von Straßburg, Metz und Lille, das auf Anordnung des Königs von P. Haudesierck 1775 ausgearbeitet wurde; zitiert von Boulin: *Mémoires pour servir à l'histoire de la médecine* (Paris 1776), Bd. II, S. 73—80.

[20] Cabanis, *Observations sur les hôpitaux* (Paris 1790), S. 31.

[21] J.-B. Demangeon, *Tableau historique d'un triple établissement réuni en un seul hospice à Copenhague* (Paris, Jahr VII).

[22] Das war in Frankreich, z. B. am Hôpital Général der Fall; im 18. Jahrhundert war immer ein in Ausbildung befindlicher Chirurg an der Salpêtrière, der dem Chirurgen bei seinen Visiten folgte und selber einfache Behandlungen durchführte.

sich diese »Protoklinik« einerseits von der spontanen Praxis, die mit der Medizin schon immer eins war, und andererseits von der Klinik, wie sie sich dann später organisieren sollte: als eine komplexe und kohärente Institution, in der sich eine Erfahrungsform, eine Methode der Analyse und ein Unterrichtstyp verbinden? Kann man ihr eine spezifische Struktur zuschreiben, die mit der ihr gleichzeitigen medizinischen Erfahrung des 18. Jahrhunderts zusammenhängt?

1. Diese Protoklinik ist mehr als ein sukzessives und kollektives Studieren von Fällen; sie muß den Organismus der Nosologie vereinheitlichen und versinnlichen. Sie ist also nicht *offen für alles,* wie es die tägliche Praxis eines Arztes sein mag, sie ist aber auch nicht *spezialisiert,* wie es die Klinik im 19. Jahrhundert sein sollte: sie ist weder der geschlossene Bereich eines bestimmten Studienobjektes noch das offene Feld einer statistischen Aufnahme; sie definiert sich im Hinblick auf die didaktische Totalität einer idealen Erfahrung. Sie hat nicht die Aufgabe, Fälle mit ihren dramatischen Punkten und individuellen Akzenten vorzuführen, sondern den Kreis der Krankheiten zu durchlaufen und zur Darstellung zu bringen. Die Klinik von Edinburg war lange Zeit ein Modell; sie war so aufgebaut, daß in ihr jene Fälle vereinigt waren, »die die instruktivsten zu sein scheinen«.[23] Bevor sie die Begegnung zwischen dem Kranken und dem Arzt, zwischen einer zu entziffernden Wahrheit und einem Nichtwissen ist, und um diese Begegnung werden zu können, *muß die Klinik wesensmäßig ein durchstrukturiertes nosologisches Feld bilden.*

2. Das Verhältnis dieser Klinik zum Spital ist eigenartig. Sie ist nicht ein direkter Ausdruck des Spitals, da ein bestimmtes selektives Prinzip zwischen beiden eine Grenze zieht. Diese Auswahl ist nicht einfach quantitativ, obwohl die optimale Bettenanzahl einer Klinik nach Tissot dreißig nicht überschreiten soll.[24] Sie ist auch nicht nur qualitativ, obwohl sie die Fälle vorzieht, die von hohem instruktivem Wert sind. Indem sie auswählt und sortiert, verändert sie die Erscheinungsweise der Krankheit und deren Verhältnis zum Kranken. Im Spital hat man es mit Individuen zu tun, die Träger dieser oder jener Krankheit sind; Aufgabe des Spitalsarztes ist es, die Krankheit im Kranken aufzudecken, die in ihm gleichsam vergraben ist, versteckt wie ein Kryptogramm. In der Klinik hat man es hingegen mit Krankheiten zu tun, deren Träger gleichgültig ist; gegenwärtig ist die Krankheit selber, und zwar in dem Körper, der ihr eigen

[23] Aikin, loc. cit., S. 94—95.

[24] Tissot, Mémoire pour la construction d'un hôpital clinique, in: *Essai sur les études médicales* (Lausanne 1785).

ist, und der nicht der Körper des Kranken ist, sondern der ihrer Wahrheit. Es sind »die verschiedenen Krankheiten, die als Text dienen«[25]: der Kranke ist nur das Medium, durch das der zu lesende Text gegeben ist und nicht immer klar gegeben ist. Im Spital ist der Kranke *Subjekt* seiner Krankheit, d. h. es handelt sich um einen *Fall;* in der Klinik geht es nur um ein *Beispiel:* hier ist der Kranke ein Akzidens seiner Krankheit, das vorübergehende Objekt, dessen sie sich bemächtigt hat.

3. Die Klinik ist kein Instrument zur Entdeckung einer noch unbekannten Wahrheit, sondern eine bestimmte Methode der systematischen Präsentierung und Anordnung der schon erkannten Wahrheit. Sie ist so etwas wie ein nosologisches Theater, dessen Schlüssel der Schüler nicht von vornherein kennt. Tissot schreibt vor, daß man ihn lange danach suchen läßt. Jeder Kranke der Klinik soll zwei Studenten anvertraut werden; sie allein sollen ihn untersuchen »mit Takt, mit Milde, mit jener Güte, die so tröstend ist für die armen Unglücklichen«.[26] Zuerst befragen sie ihn über seine Heimat, über die dort herrschenden Konstitutionen, über seinen Beruf, über seine früheren Krankheiten, über den Beginn der gegenwärtigen Krankheit und über die schon angewendeten Heilmittel; sie untersuchen seine Vitalfunktionen (Atmung, Puls, Temperatur), seine natürlichen Funktionen (Durst, Appetit, Ausscheidungen) und seine animalischen Funktionen (Sinne, Bewegungsvermögen, Schlaf, Schmerz); sie müssen auch seinen »Unterleib betasten, um den Zustand seiner Eingeweide festzustellen«.[27] Aber was suchen sie damit und welches hermeneutische Prinzip muß ihr Examen leiten? Welche Beziehungen herrschen zwischen den festgestellten Phänomenen, der Vorgeschichte und den gegenwärtigen Störungen und Schwächen? Die einzige Beziehung ist diejenige, die einen Namen aussprechen läßt — den Namen der Krankheit. Ist die Benennung einmal durchgeführt, so deduziert man daraus leicht die Ursachen, die Prognose und die Indikationen. Man muß sich nur fragen: »Was ist nicht in Ordnung bei diesem Kranken? Was gibt es da zu ändern?«[28] Im Vergleich zu späteren Untersuchungsmethoden ist die von Tissot empfohlene kaum weniger pedantisch, wenn man von einigen Details absieht. Der Unterschied dieser Untersuchung zum »klinischen Examen« liegt darin, daß man hier keine Inventur des kranken Organismus macht; man deckt gewisse Elemente auf, um dann über einen idealen Schlüssel zu verfügen, der vier Funktionen hat: er ist eine Bezeichnungs-

[25] Cabanis, *Observations sur les hôpitaux,* S. 30.
[26] Tissot, loc. cit., S. 120.
[27] Ebd., S. 121—123.
[28] Ebd., S. 124.

weise, ein Kohärenzprinzip, ein Entwicklungsgesetz und ein Bündel von Vorschriften. Anders gesagt: der Blick, der den leidenden Körper durchwandert, holt die gesuchte Wahrheit nur dann ein, wenn er das dogmatische Moment des *Namens* passiert, in dem eine zweifache Wahrheit enthalten ist: die verborgene aber schon gegenwärtige Wahrheit der Krankheit und die klar deduzierbare Wahrheit des Ausgangs und der Mittel. Es ist also nicht der Blick selber, dem die Macht der Analyse und der Synthese zukommt, sondern die Wahrheit eines diskursiven Wissens, die von außen und gleichsam als Belohnung zum wachsamen Blick des Schülers hinzutritt. Bei dieser klinischen Methode, in der die Wahrnehmung die gebieterische und lakonische Wahrheit des Namens nur verbirgt, handelt es sich nicht um ein *Examen,* sondern um eine *Entzifferung.*

4. Unter diesen Umständen versteht man, daß die Klinik nur eine einzige Richtung gekannt hat: diejenige, die von oben nach unten, vom sicher verfaßten Wissen zum Nichtwissen geht. Im 18. Jahrhundert gibt es nur die pädagogische Klinik und auch diese nur in eingeschränkter Form, da sie dem Arzt nicht die Möglichkeit gibt, die von der Natur der Krankheit hinterlegte Wahrheit jederzeit zu entziffern. Die Klinik umfaßt eigentlich nur die Instruktion, die der Meister seinen Schülern gibt. Sie ist aber selber keine Erfahrung, sondern das Konzentrat einer früheren Erfahrung, die nun anderen dienstbar gemacht wird. »Der Professor gibt seinen Schülern die Reihenfolge an, in der die Gegenstände beobachtet werden müssen, um besser gesehen zu werden und sich dem Gedächtnis besser einzuprägen; er kürzt ihnen die Arbeit ab; er läßt sie von seiner Erfahrung profitieren.«[29] Keineswegs ist es Sache der Klinik, durch den Blick zu entdecken; sie fügt nur zum *Belehren* das *Zeigen* hinzu. So verstand Desault die Vorlesungen in klinischer Chirurgie, die er seit 1781 am Hôtel-Dieu gab: »Vor die Augen seiner Hörer ließ er die Schwerkranken bringen, klassifizierte ihre Krankheit, indem er ihre Merkmale analysierte, gab Vorschriften, führte notwendige Operationen durch, erklärte und begründete sein Vorgehen, berichtete jeden Tag über eingetretene Veränderungen und präsentierte schließlich den Zustand der Körperteile nach der Heilung ... oder zeigte am toten Körper die Veränderungen auf, welche die Kunst machtlos gemacht hatten.«[30]

5. Das Beispiel von Desault zeigt jedoch, daß jenes Wort, so didaktisch es in seinem Wesen auch war, sich dem Risiko eines unvorhersehbaren Ereignisses ausgesetzt wußte. Im 18. Jahrhundert ist die Klinik zwar nicht

[29] Cabanis, *Observations sur les hôpitaux* (Paris 1790), S. 30.
[30] M.-A. Petit, Eloge de Desault, in: *Médecine du cœur,* S. 108.

eine Struktur der medizinischen Erfahrung, aber sie ist die Erprobung eines Wissens, das von der Zeit bestätigt werden soll, und die Erprobung von Vorschriften, denen der Ausgang Recht oder Unrecht gibt — und dies vor der »Jury« der Studenten: es ist, als würde vor Zeugen ein Zweikampf mit der Krankheit ausgetragen, die ihr Wort zu sagen hat und die trotz ihrer dogmatischen Bezeichnung ihre eigene Sprache behält. So kann sich die vom Meister gegebene Lektion gegen diesen selber richten und sie kann über dessen nichtiges Reden hinweg eine Lehre erteilen, welche die Lehre der Natur ist. Cabanis erklärt diese Lektion der schlechten Lektion folgendermaßen: wenn sich der Professor täuscht, »werden seine Fehler von der Natur bald aufgedeckt ..., deren Sprache nicht erstickt oder entstellt werden kann. Oft sind die Fehler nützlicher als die Erfolge, da sie die Wirksamkeit von Bildern zeigen, welche sonst vielleicht unbemerkt geblieben wären.«[31] Wenn die professorale Bezeichnung versagt und von der Zeit dem Spott preisgegeben wird, dann gelangt die Bewegung der Natur zu ihrem vollen Recht: die Sprache des Wissens verstummt und man schaut. Diese klinische Erprobung war von großer Redlichkeit, denn sie setzte sich gleichsam durch einen täglich erneuerten Vertrag selbst aufs Spiel. An der Klinik von Edinburg führten die Studenten laufend Protokoll über die Diagnose, über den Zustand des Kranken bei jeder Visite und über die täglich eingenommenen Medikamente.[32] Tissot, der ebenfalls empfiehlt, ein Tagebuch zu führen, fügt in dem Bericht an den Grafen Firmian, in dem er die ideale Klinik beschreibt, hinzu, man solle es jedes Jahr publizieren.[33] Schließlich soll — im Todesfall — die Sezierung eine letzte Bestätigung ermöglichen.[34] So öffnet sich das wissende und zusammenfassende Wort, das den Namen gibt, einem Feld unerwarteter Beobachtungen, um eine Chronik von Feststellungen zu bilden.

Wie man sieht, war die klinische Institution des 18. Jahrhunderts noch zu sehr von überkommenen Wissensformen bestimmt, als daß sie eine eigene Dynamik entwickeln und dadurch eine allgemeine Transformation der medizinischen Erkenntnis hätte herbeiführen können. Sie ist noch nicht imstande, neue Objekte aufzudecken, neue Begriffe zu bilden und dem Blick des Arztes eine neue Richtung zu geben. Sie bringt zwar eine bestimmte Form des medizinischen Diskurses hervor aber keine neue Gesamtheit von Diskurs und Praxis.

[31] Cabanis, loc. cit., S. 30.

[32] Aikin, loc. cit., S. 95.

[33] Tissot, Mémoire pour la construction d'un hôpital clinique, in: *Essai sur les études médicales.*

[34] Vgl. Tissot, ebd. und M.-A. Petit, *Eloge de Desault,* loc. cit.

Im 18. Jahrhundert ist die Klinik zwar bereits eine viel komplexere Gestalt als nur eine einfache Erkenntnis von Fällen. Und dennoch hat sie in der Bewegung des wissenschaftlichen Erkennens keine spezifische Rolle gespielt; sie bildet eine Randstruktur des Spitals, ohne dessen Konfiguration zu teilen; sie zielt auf die Erlernung einer Praxis ab, die sie mehr resümiert als analysiert; sie versammelt die gesamte Erfahrung um die Zeremonie einer sprachlichen Enthüllung, die nur ihre theatralisch verzögerte Weitergabe ist.

In einigen Jahren, den letzten des Jahrhunderts, sollte die Klinik eine einschneidende Restrukturierung erfahren: herausgerissen aus dem theoretischen Kontext ihrer Entstehung sollte sie ein Anwendungsfeld finden, in dem das *Wissen* nicht nur *gesagt* wird, sondern in dem es entsteht, sich bewährt und sich vollendet: die Klinik sollte mit dem *Ganzen* der medizinischen Erfahrung eins werden. Aber dazu muß sie noch mit neuen Machtvollkommenheiten ausgestattet werden, sie muß von der Sprache gelöst werden, in der sie ihre pädagogische Funktion erfüllte, und zu einer Entdeckungsbewegung befreit werden.

V. Kapitel

Die Lektion der Spitäler

Im Artikel »Mißbrauch« des Dictionnaire de Médecine spricht Vicq d'Azyr der Organisation des Unterrichts innerhalb des Spitals eine universale Bedeutung für die Lösung der Probleme der ärztlichen Ausbildung zu; hier liegt nach seiner Ansicht das wichtigste Reformproblem: »Die Krankheiten und der Tod bieten in den Spitälern ihre großen Lektionen an. Profitiert man davon? Schreibt man die Geschichte der Leiden, die dort so viele Opfer treffen? Lehrt man dort die Kunst des Beobachtens und Heilens der Krankheiten? Hat man Lehrstühle für klinische Medizin errichtet?«[1] In kurzer Zeit sollte nun diese Reform der Ausbildung eine viel umfassendere Bedeutung annehmen; man sollte ihr die Fähigkeit zuerkennen, die gesamte medizinische Erkenntnis zu reorganisieren und im Wissen über die Krankheit unbekannte oder vergessene, aber fundamentalere und entscheidendere Erfahrungsformen zur Geltung zu bringen: die Klinik und nur sie allein sollte »bei den Modernen die Tempel Apolls oder Äskulaps wieder aufrichten«[2] können. Aus einer Form des Lehrens und *Sagens* wird eine Methode des Lernens und *Sehens*.

Am Ende des 18. Jahrhunderts schloß sich die Pädagogik als System der Bildungsnormen direkt an die Theorie der Repräsentation und der Ideenverkettung an. Die Kindheit, die Jugend der Dinge und der Menschen waren mit einer zweifachen Macht ausgestattet: sie hatten die Macht, von der Geburt der Wahrheit zu künden; sie hatten aber auch die Macht, die verspätete Wahrheit der Menschen zu prüfen, zu berichtigen und sie ihrer reinen Nacktheit wieder näher zu bringen. Das Kind wird zum unmittelbaren Lehrer des Erwachsenen, insofern die wahre Bildung mit der Genese des Wahren identisch ist. Immer wieder, in jedem Kind wiederholen die Dinge ihre Jugend, greift die Welt auf ihren Ursprung zurück: für den, der sie das erste Mal anblickt, ist sie niemals erwachsen. Wenn sich das Auge von seinen alten Affinitäten gelöst hat, kann es sich den Dingen und Zeiten wieder öffnen; von allen Sinnes- und Wissensorganen ist das Auge am geschicktesten zur Ungeschicklichkeit, zur Wiederholung der anfänglichen Unwissenheit. Das Ohr hat seine bestimmten Vorlieben, die Hand hat ihre Spuren und Falten; das Auge, das mit dem Licht ver-

[1] Vicq d'Azyr, *Œuvres* (Paris 1805), Bd. V, S. 64.

[2] Demangeon, *Du moyen de perfectionner la médecine*, S. 29.

wandt ist, nimmt nur dessen Gegenwart auf. Wenn der Mensch an die Kindheit anknüpfend die immerwährende Geburt der Wahrheit zu wiederholen vermag, dann verdankt er dies der klaren, distanzierten und offenen Naivität des Blicks. Darum waren der fremde Beschauer in einem unbekannten Land und der Blindgeborene, dem das Augenlicht geschenkt wird, die beiden großen mythischen Erfahrungen, in welchen die Philosophie des 18. Jahrhunderts ihr Fundament sah. Auch Pestalozzi und die Bildungsromane* gehören in diesen Gedankenkreis von Kindheit und Blick. Der Diskurs der Welt nimmt seinen Weg über offene Augen, über Augen, die in jedem Augenblick so offen sind, wie beim ersten Mal.

Sobald mit dem Thermidor die Reaktion zum Zuge kommt, scheint sich der Pessimismus von Cabanis und Cantin zu bestätigen: der erwartete »Straßenraub«[3] greift überall um sich. Seit dem Beginn des Krieges, aber vor allem seit der Massenaushebung vom Herbst 1793 sind viele Ärzte — freiwillig oder einberufen — zur Armee gegangen. Die Empiriker haben also »freie Hand«[4]. Eine Petition, die am 26. Brumaire des Jahres II an den Konvent gerichtet wird (verfaßt von einem gewissen Caron aus der Sektion »Poissonnière«), denunziert noch die von der Fakultät ausgebildeten Ärzte als gemeine »Scharlatane«, vor denen das Volk geschützt werden will.[5] Aber sehr rasch ändert diese Furcht ihre Richtung und sieht die Gefahr auf Seiten der Scharlatane, die keine Ärzte sind: »Die Öffentlichkeit ist das Opfer einer Menge von kaum ausgebildeten Individuen, die sich selber zu Meistern der Kunst ernannt haben und die auf gut Glück Medikamente verteilen und das Leben tausender Bürger in Gefahr bringen.«[6] Diese »wilde« Medizin richtet z. B. im Departement Eure solches Unglück an, daß das Direktorium alarmiert wird und die Versammlung der Fünfhundert damit befaßt.[7] Die Regierung fordert zweimal — am 13. Messidor des Jahres IV und am 24. Nivose des Jahres VI — die Legislative auf, dieser gefährlichen Freiheit Einhalt zu gebieten: »Bürger Abgeordnete, das Vaterland läßt seine mütterlichen Rufe hören und das

[3] Cantin, *Projet de réforme adressé à l'Assemblée* (Paris 1790), S. 13.

[4] Lioult, *Les charlatans dévoilés* (Paris, Jahr VIII), Vorwort.

[5] Archive Nationale 17, A 1146/4; zitiert von A. Souboul, *Les Sans-Culottes Parisiens en l'an II* (Paris 1958), S. 494, Anm. 127.

[6] Botschaft des Direktoriums an den Rat der Fünfhundert vom 24. Nivose Jahr VI; zitiert von Baraillon in seinem Bericht vom 6. Germinal Jahr VI.

[7] Am 22. Brumaire und am 4. Frimaire des Jahres V.

* Im Original deutsch (Anm. d. Ü.)

vollziehende Direktorium ist sein Organ! Diese Angelegenheit ist wirklich dringend: eine Verspätung um einen Tag bedeutet vielleicht das Todesurteil für viele Bürger.«[8] Die erst seit kurzem tätigen Heilkünstler und die altgedienten Empiriker sind umso gefährlicher, als die Spitalisierung der unbemittelten Kranken immer schwieriger wird. Die Nationalisierung der Spitalsgüter ging manchmal bis zur Konfiszierung des flüssigen Geldes, und viele Verwalter (z. B. in Toulouse und Dijon) waren gezwungen, die Patienten, die sie nicht mehr unterhalten konnten, einfach nach Hause zu schicken. Viele Spitäler werden von den Kriegsverletzten belegt, was den Gemeinden sehr recht ist, da sie dann für ihre Krankenhäuser nicht mehr aufkommen müssen. So schickt man etwa in Poitiers am 15. Juli 1793 200 Kranke aus dem Spital fort, um den Kriegsverletzten Platz zu machen, für die die Armee Pension zahlt.[9] Diese von der äußeren Situation erzwungene Entspitalisierung der Krankheit scheint die großen revolutionären Träume zu erfüllen; anstatt aber die pathologischen Wesenheiten einer Wahrheit der Natur wiederzugeben und sie eben dadurch aufzuheben, vervielfältigt sie die Verheerungen und läßt die Bevölkerung ohne Schutz und Fürsorge.

Zwar lassen sich viele aus der Armee entlassene Ärzte am Ende der Thermidorperiode bzw. am Beginn des Direktoriums als Stadt- oder Landärzte nieder. Aber diese neue Schicht von Ärzten ist von uneinheitlicher Qualität.

Ausbildung und Erfahrung vieler Armeeärzte sind sehr ungenügend. Im Jahre II hatte zwar der Wohlfahrtsausschuß den Unterrichtsausschuß ersucht, einen Plan über die »sofortige Ausbildung von Ärzten für den Bedarf der Armeen der Republik«[10] auszuarbeiten; aber die Dringlichkeit war zu groß gewesen, man hatte alle Freiwilligen angenommen und das benötigte Personal an Ort und Stelle ausgebildet. Außer den Militärärzten erster Klasse, die eine Ausbildung nachweisen mußten, konnten sich diese Ärzte nur oberflächliche Kenntnisse der Medizin in der Praxis aneignen. Schon in der Armee hatte man ihnen viele Irrtümer vorzuwerfen.[11] In der zivilen Praxis, ohne hierarchische Kontrolle, richten solche Ärzte noch schlimmere Verheerungen an, wie z. B. jener Arzt in der Creuse, der seine Patienten tötet, indem er ihnen Arsenik zur Darmreinigung gibt.[12] Überall verlangt man Kontrollinstanzen und eine neue Gesetzgebung: »Mit wie

[8] Botschaft vom 24. Nivose des Jahres VI.

[9] P. Rambaud, *L'Assistance publique à Poitiers jusqu'à l'an V*, Bd. II, S. 200.

[10] Guillaume, *Procès-verbaux du Comité d'Instruction publique de la Convention*, Bd. I, S. 878 f.

[11] Baraillon, *Rapport au Conseil des Cinq-Cents* (6. Germinal Jahr VI), S. 6; bezieht sich auf den Amputationsskandal.

[12] Ebd.

vielen mörderischen Ignoranten werden Sie Frankreich noch überschwemmen, wenn Sie Ärzte, Chirurgen und Apotheker der zweiten und dritten Klasse ... ohne ein neues Examen praktizieren lassen? Vor allem in dieser menschenmordenden Gesellschaft findet man die angesehensten Scharlatane, welche die gefährlichsten sind und vom Gesetz ganz besonders überwacht werden müssen.«[13]

Gegen diese Zustände entstehen ganz spontan Schutzorgane. Einige recht schwache werden vom Volk selbst organisiert. Mehrere Pariser Sektionen, die gemäßigsten, bleiben dem Motto der Bergpartei »Keine Armen mehr, keine Spitäler mehr!« treu und fordern weiterhin die Verteilung individueller Unterstützungen an Kranke, die zu Hause gepflegt werden;[14] andere, sehr arme Sektionen sind angesichts des Mangels an Lebensmitteln und an Pflegemöglichkeiten gezwungen, die Schaffung von Spitälern zu fordern, in denen die bedürftigen Kranken aufgenommen, verpflegt und behandelt werden sollen; man will damit zum Prinzip der Armenspitäler zurückkehren.[15] Tatsächlich wurden Häuser geschaffen — offensichtlich unabhängig von jeder Regierungsinitiative und mit Mitteln, die von Volksgesellschaften und -versammlungen aufgebracht wurden.[16] Nach dem Thermidor hingegen geht die Bewegung von oben aus. Die aufgeklärten Klassen, die intellektuellen Kreise, die wieder oder endlich an die Macht kommen, möchten dem Wissen die Privilegien zurückgeben, die geeignet sind, sowohl die gesellschaftliche Ordnung wie auch die individuellen Existenzen zu schützen. In mehreren großen Städten sind die Behörden »erschrocken über das Unheil, dessen Zeuge sie sind« und »betroffen von dem Schweigen des Gesetzes« und warten daher nicht auf die Entscheidungen der gesetzgebenden Gewalt: sie richten selber eine Kontrolle derer ein, die die Medizin praktizieren wollen; sie schaffen Kommissionen aus Ärzten, die noch aus dem Ancien Régime stammen und die über die Titel, das Wissen und die Erfahrung der neuen Ärzte zu befinden haben.[17] Mehr noch: einige aufgelöste Fakultäten üben ihre Funktionen halb geheim weiterhin aus; die alten Professoren sammeln diejenigen um sich, die etwas lernen wollen, und lassen sich von ihnen

[13] *Opinion de Porcher au Conseil des Anciens,* S. 14 f. (Sitzung vom 16. Vendémiaire Jahr VI).

[14] So die Sektion »Lombards«; vgl. Souboul, loc. cit., S. 495.

[15] Adresse der Sektionen »Homme armé«, »Invalides« und »Lepelletier« an den Konvent; ebd.

[16] So das von der Sektion »Contrat social« errichtete Hospiz für schwangere Frauen.

[17] E. Pastoret, *Rapport fait au nom de la Commission d'Instruction publique sur un mode provisoire d'examen pour les officiers de santé* (16. Thermidor, Jahr V), S. 2.

auf ihren Visiten begleiten; wenn sie im Spital Dienst zu versehen haben, geben sie am Krankenbett ihren Unterricht und können so über die Befähigung ihrer Schüler urteilen. Es kommt sogar vor, daß nach Abschluß dieser rein privaten Studien zu ihrer Bestätigung und zur Verdeutlichung der Unterschiede ein offiziöses Zeugnis ausgestellt wird, das bescheinigt, daß der Schüler ein wirklicher Arzt geworden ist. Das ist der Fall in einigen ausnehmend gemäßigten Provinzen, in Caen und in Douai.

Montpellier bietet ein zweifellos ziemlich seltenes Beispiel der Vereinigung dieser verschiedenen Reaktionsweisen: einerseits steht man vor der Notwendigkeit, Ärzte für die Armeen auszubilden; zugleich aber greift man auf die noch unter dem Ancien Régime beglaubigten ärztlichen Kompetenzen zurück; es intervenieren sowohl die Volksversammlungen wie die Behörden, und ganz spontan zeichnet sich eine Art klinische Erfahrung ab. Der ehemalige Universitätsprofessor Baumes wurde aufgrund seiner Erfahrung wie seiner republikanischen Gesinnung an das Militärspital von Saint-Eloi berufen. Hier mußte er unter denen, die Militärärzte werden wollten, die Auslese treffen; da aber kein Unterricht organisiert war, wandten sich die Schüler der Medizin an die Volksgesellschaft; diese erreichte durch eine Petition bei der Bezirksverwaltung die Einrichtung eines klinischen Unterrichts am Spital von Saint-Eloi, der Baumes übertragen wurde. Im folgenden Jahr (1794) publizierte Baumes das Resultat seiner Beobachtungen und seiner Lehrtätigkeit unter dem Titel »Méthode de guérir les maladies suivant qu'elles paraissent dans le cours de l'année médicinale«.[18]

Dieses Beispiel ist zwar nicht typisch, aber dennoch bezeichnend. Ganz verschiedenartige Phänomene wie der Druck gesellschaftlicher Klassen, die Erfordernisse institutioneller Strukturen sowie technische und wissenschaftliche Probleme wirken zusammen und führen zur Bildung einer Erfahrung. Es scheint, als würde dabei nur die klinische Tradition des 18. Jahrhunderts als einziger Heilsweg wieder ans Licht gebracht. In Wirklichkeit handelt es sich schon um etwas anderes. In ihrer autonomen und fast geheimen Bewegung ist diese Rückkehr zur Klinik die erste Organisation eines zugleich gemischten und fundamentalen Feldes der Medizin. Gemischt ist dieses Feld, weil darin die tägliche Praxis der Spitalerfahrung eine pädagogische Funktion erhält; es ist aber auch fundamental, weil es sich nicht um die nachträgliche Begegnung einer schon gebildeten Erfahrung mit einem erst zu belehrenden Nichtwissen handelt, sondern um eine neue Disposition der Gegenstände des Wissens. In diesem Bereich lehrt sich die Wahrheit von selbst — und zwar in gleicher Weise dem Blick des

[18] A. Girbal, *Essai sur l'esprit de la clinique médicale de Montpellier* (Montpellier 1858), S. 7—11.

erfahrenen Beobachters wie dem des noch naiven Lehrlings; für den einen wie für den anderen gibt es nur eine Sprache: die Sprache des Spitals, in dem die geordnete Vielfalt der untersuchten Kranken selber die Schule ist. Die Abschaffung der alten Strukturen sowohl des Spitals wie der Universität ermöglichte also die unmittelbare Kommunikation des Unterrichts mit dem konkreten Feld der Erfahrung; ja sie brachte den dogmatischen Diskurs um seine wesentliche Funktion bei der Vermittlung der Wahrheit; da das akademische Wort zum Schweigen gebracht und der *Lehrstuhl* abgeschafft war, konnte sich unterhalb der alten Sprache und im Schatten einer durch die äußeren Umstände etwas durcheinandergeratenen Praxis ein Diskurs mit neuen Regeln ausbilden. Dieser Diskurs mußte sich einem Blick unterordnen, der sich nicht mehr damit begnügt, festzustellen, sondern der aufdeckt. Im hastigen Rekurs auf die alte Klinik sollte also eine andere Klinik entstehen — die neue Klinik des 19. Jahrhunderts.

Man muß sich nicht wundern, wenn plötzlich am Ende des Konvents der Gedanke einer gänzlich um die Klinik herum organisierten Medizin die bis 1793 vorherrschende Idee einer befreiten Medizin verdrängt. Es handelt sich nicht eigentlich um eine Reaktion (obwohl die gesellschaftlichen Konsequenzen im allgemeinen »reaktionär« waren) und auch nicht um einen Fortschritt (obwohl die Medizin als Praxis und als Wissenschaft in mehr als einer Hinsicht daraus Nutzen gezogen hat), sondern um die Restrukturierung des Gedankens der »befreiten Medizin« in einem ganz bestimmten historischen Kontext: in einem befreiten Bereich geht die Notwendigkeit des sich dem Blick aufzwingenden Wahren daran, die ihr eigenen institutionellen und wissenschaftlichen Strukturen zu definieren. Nicht nur politischer Opportunismus, sondern zweifellos auch eine geheime Treue zu Zusammenhängen, die von keinem Umsturz der Ereignisse zu brechen sind, ließen Fourcroy im Jahre II sich gegen jeden Plan einer Wiederherstellung der »gothischen Universitäten und aristokratischen Akademien«[19] erheben und denselben Fourcroy im Jahre III wünschen, die provisorische Aufhebung der Fakultäten solle deren »Reform und Verbesserung«[20] ermöglichen; »der mörderische Empirismus und die ehrgeizige Ignoranz sollten dem gutgläubigen Leiden nicht von allen Seiten Fallen stellen«.[12] Was bisher gefehlt hatte, »die praktische Ausübung der Kunst, die Beobachtung am Krankenbett«, sollte nun der wesentliche Teil der neuen Medizin werden.

[19] Fourcroy, *Rapport et projet de décret sur l'enseignement libre des sciences et des arts* (Jahr II), S. 2.

[20] Fourcroy, *Rapport à la Convention au nom des Comités de Salut public et d'Instruction publique* (7. Frimaire Jahr III), S. 3.

[21] Ebd.

Für den Thermidor und das Direktorium war die Klinik das Hauptthema der institutionellen Reorganisation der Medizin: man wollte damit dem gefährlichen Experiment der totalen Freiheit ein Ende machen und ihm allerdings auch einen positiven Sinn geben; gleichzeitig kam sie dem Wunsch gewisser Kreise entgegen, Strukturen des Ancien Régime wiederherzustellen.

1. Die Maßnahmen vom 14. Frimaire des Jahres III

Fourcroy hatte den Auftrag, dem Konvent ein Gutachten über die Errichtung einer »Ecole de Santé« in Paris vorzulegen. Seine Gedanken zur Begründung dieses Vorhabens sind um so bemerkenswerter, als sie in den Darlegungen des wirklich beschlossenen Dekrets beinahe unverändert wieder aufgenommen werden, obwohl dieses mehr als einmal vom Buchstaben und vom Geist des Projekts abweicht. Es geht vor allem darum, nach dem Modell der »Ecole centrale des Travaux publics« eine einzige Schule für ganz Frankreich zu schaffen, an der die für die Spitäler und insbesondere für die Militärspitäler nötigen Ärzte ausgebildet werden sollen. Sind nicht in der Armee 600 Ärzte in weniger als 18 Monaten gefallen? Abgesehen von diesem Dringlichkeitsgrund und von der Notwendigkeit, dem üblen Treiben der Scharlatane ein Ende zu machen, ist gegen die Vorwürfe, diese Maßnahme könnte die alten Korporationen und ihre Privilegien wiederherstellen, einzuwenden, daß die Medizin eine praktische Wissenschaft ist, deren Wahrheit und Erfolg die gesamte Nation interessieren; die Gründung einer Schule begünstigt nicht eine Handvoll von Individuen, vielmehr macht sie es möglich, daß sich das Volk durch qualifizierte Vermittler der Wohltaten der Wahrheit erfreuen kann: »Es geht darum, die Kanäle zu beleben, die die geschäftige Aktivität der Künste und Wissenschaften in allen Verzweigungen des gesellschaftlichen Körpers zirkulieren lassen«[22], wie es der Berichterstatter nicht ohne einige stilistische und gedankliche Schwerfälligkeit ausdrückt. Eine so verstandene Medizin kann ein für alle Bürger nützliches Wissen sein, weil sie einen unmittelbaren Bezug zur Natur hat: anstatt — wie die alte Fakultät — der Ort eines esoterischen Bücherwissens, wird die neue Schule ein »Tempel der Natur« sein; man wird da nicht lernen, was die Meister früherer Zeiten zu wissen meinten, sondern jene allen offene Wahrheit, die in der täglichen Praxis sichtbar wird: »Die Praxis, die Behandlung wird zu den theoretischen Anleitungen hinzutreten. Die Schüler werden sich in chemischen Experimenten, in anatomischen Sezierungen, in chirurgischen Operationen und an Apparaten üben. Wenig lesen, viel sehen, viel machen«,

[22] Ebd., S. 6.

sich in der Praxis selber betätigen, und zwar am Bett des Kranken — das wird an Stelle der nichtigen Physiologien die wahre »Kunst des Heilens«[23] lehren.

Die Klinik wird also ein wesentliches Moment sowohl für die wissenschaftliche Kohärenz wie auch für die gesellschaftliche Nützlichkeit und die politische Reinheit der neuen medizinischen Organisation: innerhalb der garantierten Freiheit ist sie das Element der Wahrheit. Fourcroy schlägt vor, daß an drei Spitälern (Hospice de l'Humanité, Hospice de l'Unité, Hôpital de l'Ecole) der klinische Unterricht von Professoren erteilt werden soll, die ausreichend bezahlt werden, um sich der Sache ganz widmen können.[24] Die neue »Ecole de Santé« soll dem Publikum weitgehend zugänglich sein; man hofft, daß alle, die ohne genügende Ausbildung ärztlich tätig sind, freiwillig kommen werden, um ihre Erfahrung zu vervollständigen. Jedenfalls wird man in allen Bezirken Schüler auswählen, die »eine gute Führung, reine Sitten, Liebe zur Republik und Haß gegen die Tyrannen, eine einigermaßen sorgfältige Bildung und vor allem die Kenntnis einiger für die Heilkunst vorauszusetzender Wissenschaften« vorzuweisen haben, und man wird sie an die »Ecole centrale de Médecine« senden, damit sie in drei Jahren Militärärzte werden.[25]

Für die Provinz hatte Fourcroy nur Spezialschulen vorgesehen. Die Abgeordneten des Südens widersetzen sich dem und verlangen, daß auch Montpellier seine Zentralschule bekomme. Dasselbe fordert schließlich Ehrman für Straßburg, so daß das Dekret vom 14. Frimaire die Schaffung von drei Medizinschulen verfügt. Drei Studienjahre sind vorgesehen. In Paris studieren die Anfänger im ersten Semester Anatomie, Physiologie und medizinische Chemie, im zweiten Heilmittellehre, Botanik und Physik; das ganze Jahr hindurch müssen die Schüler die Spitäler aufsuchen, »um sich an den Anblick der Kranken und ihre Behandlung zu gewöhnen«.[26]

Im nächsten Jahr studiert man zuerst Anatomie, Physiologie, Chemie, Pharmazie und Operationsmedizin, dann Heilmittellehre, innere und äußere Pathologie; im Laufe dieses Jahres können die Studenten »zum Krankendienst herangezogen werden«. Im letzten Jahr wiederholt man dann die vorangegangenen Kurse, und aufgrund der bereits erworbenen Spitalerfahrung beginnt man mit der eigentlichen Klinik. Die Schüler werden auf drei Spitäler verteilt, wo sie jeweils vier Monate bleiben, um dann zu wechseln. Die Klinik umfaßt zwei Teile: »Am Bett eines jeden Kran-

[23] Ebd., S. 9.

[24] Ebd., S. 10.

[25] Ebd., S. 12—13.

[26] *Plan général de l'enseignement dans l'École de Santé de Paris* (Paris Jahr III), S. 11.

ken bleibt der Professor stehen, um ihn genau zu befragen und gehörig zu untersuchen; er zeigt den Schülern die diagnostischen Zeichen und die wichtigsten Symptome der Krankheit.« Im Hörsaal kommt dann der Professor auf die allgemeine Geschichte der in den Krankensälen beobachteten Krankheiten zurück: er gibt ihre »bekannten, wahrscheinlichen und verborgenen« Ursachen an, er stellt eine Prognose und verschreibt die »belebende«, »heilende« oder »lindernde«[27] Therapie.

Charakteristisch für diese Reform ist die Tatsache, daß mit der klinischen Reorganisation der Medizin ein erweiterter theoretischer Unterricht verbunden wird. Gleichzeitig mit dem Erwerb einer praktischen Erfahrung am Kranken selbst besteht man auf der Notwendigkeit, das konkrete Wissen in ein allgemeines System von Kenntnissen einzufügen. Die beiden ersten Grundsätze, mit denen die neue Pariser Schule die Dekrete vom 14. Frimaire kommentiert, setzen fest, daß sie die »Erkenntnis der animalischen Ökonomie von der elementaren Struktur des unbelebten Körpers bis zu den kompliziertesten Phänomenen des Organismus und des Lebens« vermitteln wird; und sie wird sich bemühen, zu zeigen, in welchen Beziehungen die belebten Körper mit denen von zusammengesetzter Natur stehen.[28] Diese Ausweitung der Medizin wird sie aber auch mit vielen praktischen Problemen und Erfordernissen in Berührung bringen. Indem sie die Solidarität des menschlichen Wesens mit den materiellen Existenzbedingungen aufweist, kann sie zeigen, auf welche Weise »man ein Leben soweit von Krankheiten freihalten kann, wie es den Menschen zu hoffen erlaubt ist«; und sie wird den »Berührungspunkt« aufzeigen, »an dem die Heilkunst mit der Ordnung des bürgerlichen Lebens zusammenhängt«.[29] Die klinische Medizin ist also nicht eine Medizin, die sich auf einen einfachen Empirismus zurückzieht und alle ihre Erkenntnisse und ihre ganze Didaktik in methodischem Skeptizismus auf die bloße Feststellung des Sichtbaren beschränkt. Die Medizin definiert sich in dieser ersten Zeit als klinische Medizin nur, indem sie sich gleichzeitig als vielfältiges Wissen von der Natur und als Erkenntnis des Menschen in der Gesellschaft definiert.

2. Reformen und Diskussionen in den Jahren V und VI

Die Maßnahmen vom 14. Frimaire waren weit davon entfernt, alle bestehenden Probleme zu lösen. Indem man die Gesundheitsschulen allgemein zugänglich machte, hoffte man, die unzureichend ausgebildeten Militärärzte

[27] Ebd., S. 39.
[28] Ebd., S. 1.
[29] Ebd., S. 2.

anzuziehen und durch die freie Konkurrenz die vielen Empiriker und selbsternannten Heilkünstler auszuschalten. Nichts dergleichen geschah: die zu geringe Anzahl der Schulen sowie das Fehlen von Prüfungen (außer für die Stipendiaten) verhinderten, daß sich eine Schicht qualifizierter Ärzte heranbildete. Viermal — am 13. Messidor des Jahres IV, am 22. Brumaire und am 4. Frimaire des Jahres V und am 24. Nivose des Jahres VI — mußte das Direktorium der Nationalversammlung die verheerenden Auswirkungen der freien Ausübung der Medizin, der schlechten Ausbildung der Praktiker und des Fehlens einer wirksamen Gesetzgebung in Erinnerung rufen. Man mußte ein System der Kontrolle für die seit der Revolution bestallten Ärzte finden; gleichzeitig galt es, die Rekrutierung, die Strenge und den Einfluß der neuen Schulen zu steigern.
Aber auch der an diesen Schulen erteilte Unterricht bot Anlaß zur Kritik. Das Programm war zu umfassend und zu anspruchsvoll, zumal die Studien so wie im Ancien Régime nur drei Jahre dauerten: »Wenn man zuviel will, erreicht man gar nichts.«[30] Die verschiedenen Vorlesungen bildeten keine Einheit: so lehrte man an der Pariser Schule einerseits eine klinische Medizin der Symptome und der Zeichen, während andererseits Doublet in der inneren Pathologie die traditionelle Medizin der Arten vertrat, indem er die allgemeinsten Ursachen, dann »die allgemeinen Erscheinungen, die Natur und die Eigenart jeder Klassen von Krankheiten und dieser Haupteinteilungen« vortrug; er wiederholte »dieselbe Untersuchung bei den Gattungen und bei den Arten«[31]. Zweifellos hatte die Klinik auch nicht den erwarteten Ausbildungswert. Es gab zu viele Studenten und zu viele Kranke: »Man läuft schnell durch einen Saal, sagt beim Hinausgehen zwei Worte, zieht sich dann eilig zurück und nennt das Unterricht der inneren Klinik. In den großen Spitälern sieht man gewöhnlich viele Kranke, aber sehr wenig Krankheiten.«[32]

Die medizinischen Gesellschaften, die im August 1792 mit den Universitäten verschwunden waren, haben sich bald nach dem Gesetz vom 14. Frimaire wieder konstituiert, um jenen Klagen Nachdruck zu verleihen und um die Wiederherstellung eines durch Kompetenzen definierten und durch Gesetze geschützten ärztlichen Berufsstandes durchzusetzen. Als erste wurde die »Société de Santé« am 2. Germinal des Jahres IV von Desgenettes, Lafisse, Bertrand Pelletier und Leyeillé gegründet; im Prinzip will sie ein liberales und neutrales Informationsorgan sein: Beob-

[30] Baraillon, *Rapport au Conseil des Cinq-Cents* (6. Germinal Jahr VI), S. 2.

[31] *Plan général de l'enseignement dans l'École de Santé de Paris* (Jahr III), S. 31.

[32] Opinion de J.-Fr. Baraillon (Sitzung des Rates der Fünfhundert, 17. Germinal Jahr VI), S. 4.

achtungen und Erfahrungen rasch bekannt machen, Wissen allen mitteilen, die sich mit der Heilkunst befassen; sie will also eine große Klinik für die gesamte Nation sein, in der es nur ums Beobachten und Praktizieren geht: »Die Medizin«, sagt das erste Programm der Gesellschaft, »gründet sich auf Regeln, denen allein die Erfahrung als Basis dienen kann. Um sie zu sammeln, braucht man die Zusammenarbeit der Beobachter. Darum lagen auch einige Zweige der Medizin seit der Auflösung der gelehrten Gesellschaften darnieder. Sie werden aber von neuem wachsen und blühen unter einer Regierung, die mit Genugtuung freie Gesellschaften von Beobachter-Praktikern entstehen sieht.«[33] In diesem Geist und in der Überzeugung, »daß die Isolierung der Personen ... den Interessen der Menschheit ganz abträglich ist«[34], gibt die Gesellschaft ein »recueil périodique« heraus und bald darauf auch noch eine der medizinischen Literatur des Auslands gewidmete Zeitschrift. Aber sehr bald offenbarte dieses Streben nach universeller Information sein wirkliches Ziel: die Ärzte zu sammeln, deren Kompetenz durch ordentliche Studien gesichert war, und darum zu kämpfen, daß der freien Ausübung der Medizin wieder Grenzen gesetzt werden: »Könnte ich doch aus der Geschichte die Erinnerung an die unselige Zeit tilgen, da eine frevelhafte und barbarische Hand die dem Kult der Medizin geweihten Altäre in Frankreich zertrümmert hat! Sie sind verschwunden, jene altehrwürdigen Körperschaften, deren Berühmtheit für ihren Erfolg zeugte.«[35] Die Bewegung — mit ihrer mehr selektiven als informativen Funktion — breitet sich in der Provinz aus: in Lyon, Brüssel, Nancy, Bordeaux, Grenoble werden Gesellschaften gegründet. Im selben Jahr hält am 5. Messidor in Paris eine andere Gesellschaft ihre Gründungssitzung ab — mit Alibert, Bichat, Bretonneau, Cabanis, Desgenettes, Dupuytren, Fourcroy, Larrey und Pinel. Besser als die »Société de Santé« repräsentiert sie die Bestrebungen der neuen Medizin: man muß die Pforten des Tempels denen verschließen, die, ohne es zu verdienen, darin eingetreten sind, als »beim ersten Signal der Revolution das Heiligtum der Medizin wie einst der Tempel des Janus ganz offenstand und sich die Menge nur hineinzustürzen brauchte«[36]; man muß aber auch die Unterrichtsmethode in den im Jahre III gegründeten Schulen reformieren: diese hastige und zusammengewürfelte Ausbildung gibt dem Arzt keine sichere Methode der Beobachtung und der Diagnose mit; man will also »den philosophischen und vernünftigen Gang der Methode an die Stelle des

[33] Beilage zum ersten Heft des *Recueil périodique de la Société de Santé de Paris.*

[34] *Recueil périodique,* I, S. 3.

[35] *Recueil périodique,* II, S. 234.

[36] *Mémoires de la Société médicale d'émulation,* Bd. I (Jahr V), S. II.

regellosen und leichtfertigen Ganges der Reflexionslosigkeit setzen«.[37] Vor der öffentlichen Meinung, außerhalb des Direktoriums und der gesetzgebenden Versammlungen, aber mit ihrem zumindest stillschweigenden Einverständnis, mit der beständigen Unterstützung der Vertreter der aufgeklärten Bourgeoisie und der der Regierung nahestehenden »Ideologen«[38] führen diese Gesellschaften eine unablässige Kampagne. Im Zusammenhang dieser Bewegung erhält die Klinik eine Bedeutung, die von den Gesetzgebern des Jahres III nicht vorgesehen war.

Der Artikel 356 der Verfassung des Direktoriums bestimmte, daß »das Gesetz die für die Gesundheit der Bürger relevanten Berufe überwache«; im Namen dieses Artikels, der Kontrollen, Einschränkungen und Garantien zu versprechen schien, sollten alle Polemiken geführt werden. Da wir nicht ins Detail gehen können, halten wir nur fest, daß es in dieser Debatte im wesentlichen darum ging, ob man zuerst den Unterricht reorganisieren und dann die Bedingungen der Ausübung der Heilkunst festsetzen sollte oder ob man zuerst den Ärztestand säubern und die Normen für die Praxis definieren und dann erst den Ablauf der notwendigen Studien festlegen sollte. Die politischen Fronten um diese Frage waren klar: die der Tradition des Konvents Näherstehenden wie Daunou oder Prieur de la Côte-d'Or wollten die Militärärzte und alle Freischärler der Medizin mit Hilfe eines allgemein zugänglichen Unterrichts wieder integrieren; die anderen um Cabanis und Pastoret wollten die Wiederherstellung eines geschlossenen Ärztestandes beschleunigen. Am Anfang des Direktoriums hatte die erste Partei mehr Anhang.

Der erste Reformplan wurde von Daunou ausgearbeitet, der einer der Autoren der Verfassung des Jahres III gewesen und im Konvent von Girondisten unterstützt worden war. Er möchte die Dekrete vom Frimaire in ihrer Substanz nicht modifizieren, sondern nur zusätzlich »ergänzende Medizinkurse« in 23 Provinzspitälern einrichten[39]: hier könnten die Praktiker ihre Kenntnisse vervollständigen und die lokalen Autoritäten daraufhin Kompetenzprüfungen für die Ausübung der Medizin verlangen: »Sie werden nicht die Zünfte wiederherstellen, aber Sie werden Befähigungsprüfungen verlangen; man wird Arzt werden können, ohne eine Schule

[37] Ebd., S. IV.

[38] Als Mitglied der Académie Française hat Cabanis vom März 1798 an in der Versammlung der Fünfhundert einen Sitz inne. [Cabanis gehört zu der von Condillac und Destutt de Tracy (*Éléments d'idéologie,* Paris 1801—1815) beeinflußten Gruppe von Gelehrten, die mit dem politischen Gedankengut der Französischen Revolution eine sensualistische »Ideenlehre« verbanden und darum »Ideologen« genannt wurden. Anm. d. Ü.]

[39] P.-C.-F. Daunou, *Rapport à l'Assemblée des Cinq-Cents sur l'organisation des écoles spéciales* (25. Floreal Jahr V), S. 26.

besucht zu haben, aber Sie werden von jedem Kandidaten fordern, daß er seine Kenntnisse unter Beweis stelle. So werden Sie die Rechte der persönlichen Freiheit mit denen der öffentlichen Sicherheit vereinen.«[40] Hier erscheint die Klinik — klarer noch als zuvor — als die konkrete Lösung des Problems der Ausbildung der Ärzte und der Definition der ärztlichen Kompetenz.

Das Projekt Daunou mit seiner reformerischen Zaghaftigkeit und seiner Treue zu den Grundsätzen des Jahres III wurde einmütig kritisiert: »einen wahrhaft organisierten Mord« nennt es Baraillon.[41] Einige Wochen später präsentiert die Unterrichtskommission einen anderen Vorschlag, der von Calès stammt und schon ganz anderen Geistes ist: um die Wiederherstellung eines Berufsstandes der Ärzte akzeptabel zu machen, erhebt er sich gegen die Unterscheidung, die die Ärzte den Städten vorbehält, während die Chirurgen »für das Land gut genug« sind und die Kinder den Apothekern anvertraut werden.[42] In den fünf Schulen, die in Paris, Montpellier, Nancy, Brüssel und Angers zu errichten sind, müssen die Vorlesungen gemeinsam für Ärzte, Chirurgen und Apotheker gehalten werden. Die Studien werden durch sechs Prüfungen bestätigt, zu denen sich die Schüler melden können, wann es ihnen gut scheint; für die Chirurgen genügen drei Prüfungen. In jedem Departement soll schließlich ein Gesundheitsausschuß aus Ärzten und Apothekern gebildet werden, der »in allen Fragen, die sich auf die Heilkunst und die öffentliche Gesundheit beziehen, konsultiert wird«.[43] Unter dem Vorwand eines rationelleren Unterrichts, der an mehr Fakultäten in einheitlicher Weise allen zuteil werden soll, die mit der öffentlichen Gesundheit befaßt sind, verfolgt das Projekt Calès im wesentlichen den Plan, den Stand von Ärzten, die durch ein System geregelter Studien und Prüfungen qualifiziert sind, wiederherzustellen.

Aber auch dieses Projekt, das von Ärzten wie Baraillon und Vitet unterstützt wird, ist heftigen Angriffen ausgesetzt. Die Kritik kommt aus Montpellier, wo die Schule erklärt, mit den Maßnahmen des Konvents zufrieden zu sein; sie wird aber auch in der Nationalversammlung von denen erhoben, die dem Geist des Jahres III treu bleiben. Die Angelegenheit zieht sich in die Länge. Aufgrund des Rückschlages, den die Konterrevolution am 18. Fructidor erleidet, setzt Prieur de la Côte d'Or, der ehemals Mitglied des Wohlfahrtsausschusses war, die Rückverweisung des

[40] Ebd.

[41] Baraillon, *Rapport au Conseil des Anciens* (6. Germinal Jahr VI), S. 2.

[42] *Rapport de J.-M. Calès sur les Écoles spéciales de Santé* (12. Prairial Jahr V), S. 11.

[43] Ebd., Art. 43—46.

Projektes Calès an die Unterrichtskommission durch. Er kritisiert daran, daß es der Klinik einen unbedeutenden Platz zuweise und zur Pädagogik der alten Fakultäten zurückkehre: »Es genügt nicht, daß der Schüler hört und liest; er muß auch sehen, berühren und vor allem praktizieren und sich das zur Gewohnheit machen.«[44] Durch diese Argumentation gewinnt Prieur einen doppelten taktischen Vorteil: er wertet so die von den mehr oder weniger selbsternannten Praktikern seit 1792 gewonnene Erfahrung wissenschaftlich auf und betont andererseits selber, wie kostspielig eine klinische Ausbildung sei; man solle daher nur die Pariser Schule aufrechterhalten, um nicht durch eine Vergrößerung der Anzahl die Qualität zu opfern. Damit kommt er ganz einfach auf das Projekt Fourcroy in seiner ersten Fassung zurück.

Aber inzwischen hatte Pastoret — unmittelbar vor dem Gewaltstreich, der ihn als einen der Anführer des royalistischen Komplotts bloßstellen und ins Exil treiben sollte — im Rat der Fünfhundert ein Dekret über die Ausübung der Medizin durchgesetzt. An drei Gesundheitsschulen wird je eine Kommission aus zwei Ärzten, zwei Chirurgen und einem Apotheker damit beauftragt, alle zu kontrollieren, die auf diesen Gebieten praktizieren wollen. Außerdem »müssen alle jene, die derzeit die Heilkunst betreiben, ohne nach den Bestimmungen der alten Gesetze dazu befugt zu sein, sich innerhalb von drei Monaten stellen.«[45] Alle neuen Ärzte der letzten fünf Jahre werden also der Revision unterworfen, und zwar durch Kommissionen, die aus der alten Schule stammen. Die Ärzte kontrollieren also wiederum ihre eigene Rekrutierung; sie konstituieren sich wieder als Körperschaft, die die Kriterien ihrer Kompetenz selber festsetzt.

Das Prinzip wird akzeptiert, die geringe Anzahl von Gesundheitsschulen aber macht seine Verwirklichung schwierig. Durch ihre weitere Reduzierung möchte Prieur die Realisierung des Projektes Fourcroy ganz unmöglich machen. Dieses blieb jedenfalls toter Buchstabe, und kaum vier Monate nach der Beschlußfassung war das Direktorium neuerlich gezwungen, die Gesetzgeber auf die Gefahren aufmerksam zu machen, die den Bürgern aus dieser unkontrollierten Medizin erwuchsen: »Wenn doch ein positives Gesetz denjenigen, der einen medizinischen Beruf ausüben will, zu langen Studien und zu einer Prüfung vor einer strengen Jury verpflichten würde! Die Wissenschaft und die lange Erfahrung sollen geachtet, die Unerfahrenheit und die Unvorsichtigkeit müssen im Zaum gehalten werden. Öffentliche Strafen sollen der Habsucht Furcht einflößen und alle Verbrechen unterdrücken, die nur die geringste Ähnlichkeit mit dem Mord

[44] *Motion d'ordre de C. A. Prieur relative au projet sur les Écoles de Santé* (Sitzung der Fünfhundert vom 12. Brumaire Jahr V), S. 4.

[45] *Rapport fait par Pastoret sur un mode provisoire d'examen pour les officiers de Santé* (16. Thermidor Jahr V), S. 5.

haben.«[46] Am 17. Ventôse des Jahres VI nimmt Vitet vor den Fünfhundert die großen Linien des Projektes Calès wieder auf: fünf Medizinschulen; in jedem Departement ein Gesundheitsrat, der sich mit den Epidemien befaßt, »der Mittel zur Gesunderhaltung der Einwohner hat, und der an der Auswahl der Professoren teilnimmt; eine Abfolge von vier Prüfungen, die zu bestimmten Terminen stattfinden.« Die einzige wirkliche Neuerung ist die Einführung einer klinischen Prüfung: »Der Kandidat wird am Bett des Kranken den Charakter der Krankheitsart und die Behandlung darlegen.« So finden sich zum erstenmal in einem institutionellen Rahmen die Kriterien des theoretischen Wissens und die einer nur an lange Erfahrung gebundenen Praxis vereint. Das Projekt von Vitet erlaubt nicht die fortschreitende Integration der seit 1792 betriebenen Praxis der Freischärler in die offizielle Medizin; aber es bringt die theoretische Anerkennung des Wertes der Spitalerfahrung für den normalen Studiengang. Nicht die empirische Medizin wird anerkannt, wohl aber der Wert der Erfahrung für die Medizin.

Der Plan Calès war im Jahre V zu rigoros erschienen; der nun von Calès und Baraillon unterstützte Plan Vitet ruft ebensoviel Opposition hervor. Jetzt wird ganz klar, daß keine Reform der Ausbildung möglich ist, wenn nicht das Problem der Berufsausübung, dem sie als Vorwand dient, gelöst ist. Nach der Zurückweisung des Projektes Calès schlägt Baraillon den Fünfhundert eine Resolution vor, die klar ausspricht, was jenes nur impliziert hat: niemand wird die Heilkunst praktizieren dürfen, der nicht entweder von den neuen Schulen oder von den alten Fakultäten einen Titel hat.[47] Porcher unterstützt im Rat der Alten ebenfalls diese These.[48] In dieser politischen und begrifflichen Sackgasse steckt nun das Problem. Immerhin haben all diese Diskussionen ans Licht gebracht, worum es wirklich ging: nicht um die Anzahl oder das Programm der Gesundheitsschulen, sondern um den Sinn des ärztlichen Berufs und seinen privilegierten Charakter.

3. Die Intervention von Cabanis und die Reorganisation vom Jahr XI

Chronologisch liegt der Vorschlag von Cabanis über die Gesundheitspolizei zwischen dem Projekt Baraillon und der Diskussion vom Vendémiaire im Rat der Alten; er bringt ihn am 6. Messidor des Jahres VI ein.

[46] Botschaft des Direktoriums an die Versammlung der Fünfhundert (24. Nivôse Jahr VI).

[47] Baraillon, *Rapport à l'Assemblée des Cinq-Cents sur la partie de la police qui tient à la médecine* (6. Germinal Jahr VI).

[48] Porcher, *Opinion sur le mode provisoire d'examen pour les officiers de Santé* (Rat der Alten, 16. Vendémiaire Jahr VI).

Und doch gehört dieser Text schon einem anderen Zeitalter an: er markiert den Augenblick, in dem die Schule der »Ideologen« beginnt, eine aktive und oft entscheidende Rolle in der politischen und gesellschaftlichen Restrukturierung zu spielen. Insofern ist Cabanis' Text über die Gesundheitspolizei in seinem Geist den Reformen des Konsulats näher als den ihn begleitenden Polemiken. Wenn er auch versucht, die Voraussetzungen einer praktischen Lösung zu definieren, so geht es ihm doch vor allem um den Entwurf einer Theorie des ärztlichen Berufs.

Von den aktuellen praktischen Problemen behandelt Cabanis zwei: das der Militärärzte und das der Prüfungen.

Die Chefärzte kann man ohne weitere Formalität zur Praxis zulassen; die anderen müssen jedoch eine eigens für sie bestimmte Prüfung ablegen; diese wird sich »auf die grundlegenden Kenntnisse der Kunst, insbesondere ihre Praxis« beschränken. Hingegen sollen die normalen medizinischen Studien durch eine Prüfung abgeschlossen werden, die einen schriftlichen und einen mündlichen Teil sowie »Übungen in Anatomie, Operationsmedizin, innerer und äußerer Klinik« umfaßt. Sind die Kompetenzkriterien einmal festgelegt, so kann man diejenigen auswählen, denen das Leben der Bürger ohne Gefahr anvertraut werden kann. Die Heilkunst wird also ein geschlossener Berufsstand: »Jede Person, die die Heilkunst ausübt, ohne die Prüfungen der Schulen zu haben oder vor den Spezialkommissionen erschienen zu sein, wird zu einer Geldstrafe verurteilt und im Wiederholungsfall zu Gefängnis.«[49]

Der wichtigste Teil des Textes ist einer Wesensbestimmung des ärztlichen Berufs gewidmet. Es geht darum, ihm einen geschlossenen Bereich zuzuordnen, ohne die Korporationsstrukturen des Ancien Régime zu erneuern oder in die Formen der staatlichen Kontrolle zurückzufallen, die an die Periode des Konvents erinnern könnten.

Cabanis unterscheidet innerhalb der Industrie (im weitesten Sinn des Wortes) zwei Kategorien von Gegenständen. Die einen sind von der Art, daß die Konsumenten selber ihre Nützlichkeit beurteilen können; das heißt, das öffentliche Bewußtsein genügt zur Bestimmung ihres Wertes; dieser wird durch die Meinung festgelegt und ist dem Gegenstand äußerlich. Über den Wert gibt es weder Geheimnis noch Irrtum oder Täuschung, denn er beruht auf Übereinkunft. Die Idee, einen Wert durch Verordnung zu bestimmen, hat nicht mehr Sinn, als ihm eine Wahrheit von außen auferlegen zu wollen. Der wahre Wert kann nur der freie Wert sein: »In einem wohlgeregelten gesellschaftlichen Zustand darf die Freiheit der Industrie keine Behinderung finden; sie muß vollständig und unbeschränkt

[49] Cabanis, *Rapport ou conseil des Cinq-Cents sur un mode provisoire de police médicale* (4. Messidor Jahr VI), S. 12—18.

sein. Da die Entwicklung einer Industrie dem Unternehmer nur in dem Maße nützlich sein kann, als sie es auch dem Publikum ist, folgt daraus, daß das Allgemeininteresse hier wirklich mit dem Einzelinteresse zusammenfließt.«

Es gibt aber Industrien, bei denen der Gegenstand und sein Wert nicht von einer kollektiven Einschätzung abhängen: sei es, daß diese Gegenstände dazu dienen, den Tauschwert der anderen zu fixieren (z. B. die Edelmetalle), sei es, daß es sich um das menschliche Individuum handelt, in bezug auf das jeder Irrtum unheilvoll wird. Der Wert eines industriellen Gegenstandes kann also nicht durch Konsens ermittelt werden, wenn es sich um einen Wertmaßstab für den Tausch oder um ein in seiner Existenz betroffenes Subjekt des Konsenses handelt. In beiden Fällen hat der industrielle Gegenstand einen inneren Wert, der nicht unmittelbar sichtbar ist: er ist daher dem Irrtum und dem Betrug ausgesetzt und muß geeicht werden. Wie aber dem kompetenten Publikum einen Maßstab an die Hand geben, der eben diese Kompetenz definieren würde? Es muß dem Staat die Kontrolle überlassen — aber nicht über jeden der produzierten Gegenstände (was den Grundsätzen der ökonomischen Freiheit widerspräche), sondern über den Produzenten selbst: er muß seine Fähigkeit, seinen moralischen Wert und von Zeit zu Zeit »den wirklichen Wert der von ihm verkauften Gegenstände« unter Beweis stellen.

Man muß also die Ärzte ebenso wie die Goldschmiede überwachen — als Unternehmer der Industrie zweiter Stufe, die nicht Reichtum erzeugen, sondern es mit den Maßstäben und Produzenten des Reichtums zu tun haben: »Aus diesem Grund müssen vor allem die Ärzte, die Chirurgen und die Apotheker sehr streng und ganz gleichmäßig in ihrem Wissen, ihren Fähigkeiten, ihren moralischen Gewohnheiten genau überprüft werden ... Das bedeutet keine Behinderung der Industrie und nicht im mindesten eine Einschränkung der Freiheit des Individuums.«[50]

Der Vorschlag von Cabanis wurde nicht akzeptiert; er enthielt aber doch schon die Grundlinien der späteren Lösung, die dann bis ins 20. Jahrhundert den Beruf des Arztes zu einem freien und geschützten Beruf gemacht hat. Das Gesetz vom 19. Ventôse des Jahres XI über die Ausübung der Medizin entspricht den Gedanken von Cabanis bzw. der »Ideologen«. Es sieht eine zweistufige Hierarchie im Ärztestand vor: die Doktoren der Medizin oder der Chirurgie (mit Studium an einer der sechs Schulen und die Ärzte zweiter Klasse (officiers de santé), in welchen das Problem der zu reintegrierenden Militärärzte seine dauernde institutionelle Lösung findet. Die Doktoren legen nach vier Prüfungen (Anatomie und Physiologie; Pathologie und Nosographie; Heilmittellehre; Hygiene und

[50] Ebd., S. 6—7.

Gerichtsmedizin) ein Examen der inneren oder äußeren Klinik ab — je nach dem, ob sie Ärzte oder Chirurgen werden wollen. Die Ärzte zweiter Klasse, die »die einfachsten Behandlungen« durchführen werden, brauchen nur drei Jahre an den Schulen zu studieren. Aber das ist nicht einmal unerläßlich; es genügt, wenn sie fünf Jahre Praxis in den Zivil- oder Militärspitälern oder sechs Jahre als Privatschüler oder -gehilfen bei einem Doktor nachweisen. Sie werden von einer Jury des Departements geprüft. Jede Person außerhalb dieser beiden Kategorien, die sich mit der Medizin beschäftigt, muß mit Geldbuße oder Gefängnisstrafe rechnen.

Diese ganze Bewegung von Ideen, Projekten und Maßnahmen zwischen den Jahren VI und XI trägt entscheidende Züge:

a) Bei der Definition der Geschlossenheit des ärztlichen Berufes vermeidet man ebenso das alte Modell der Korporation wie eine direkte Kontrolle der ärztlichen Tätigkeit, die dem ökonomischen Liberalismus widerspricht. Das Prinzip der Auswahl und ihre Kontrolle beruhen auf dem Begriff der Kompetenz, d. h. einer Gesamtheit von Fähigkeiten, die die Person des Arztes charakterisieren: Wissen, Erfahrung und die »anerkannte Rechtschaffenheit«, von der Cabanis spricht.[51] Die ärztliche Handlung taugt soviel wie der, der sie vollzieht; ihr innerer Wert ist eine Funktion der gesellschaftlich anerkannten Qualität des Produzenten. So definiert sich innerhalb eines offensichtlich von Adam Smith inspirierten ökonomischen Liberalismus ein zugleich »freier« und geschlossener Beruf.

b) In diese Welt der Fähigkeiten hat man aber dennoch einen Niveauunterschied eingeführt: auf der einen Seite gibt es die »Doktoren«, auf der anderen die Ärzte zweiter Klasse. Der alte Unterschied zwischen Ärzten und Chirurgen, zwischen innerer und äußerer Medizin, zwischen dem Gewußten und dem Gesehenen wird zweitrangig im Vergleich zu dieser neuen Unterscheidung. Der Unterschied liegt nicht mehr im Gegenstand oder in seiner Erscheinungsweise, sondern in der Erfahrung des erkennenden Subjekts. Auch zwischen Ärzten und Chirurgen bestand eine Hierarchie, die sich institutionell ausprägte: aber sie beruhte auf einer Differenz in ihrem objektiven Tätigkeitsbereich; jetzt liegt die Differenz in der Qualität dieser Tätigkeit.

c) Diese Unterscheidung hat eine objektive Entsprechung: die Ärzte zweiter Klasse werden das »betriebsame und tätige Volk«[52] zu behandeln haben. Im 18. Jahrhundert war man der Meinung, daß die Leute aus dem Volk und vor allem die auf dem Land ein einfacheres, moralischeres und gesünderes Leben führen und daher mehr von äußeren Krankheiten befal-

[51] Ebd.

[52] Zitiert von J.-C.-F. Caron, *Réflexions sur l'exercice de la médecine* (Paris Jahr XII).

len werden, die nach dem Chirurgen verlangen. Mit dem Jahre XI wird die Unterscheidung eine vor allem gesellschaftliche: zur Behandlung »der gewöhnlichen Unfälle und Unpäßlichkeiten« des Volkes braucht man nicht »gelehrt und tief in der Theorie« zu sein; hier genügt der Arzt zweiter Klasse mit seiner Erfahrung. »Die Geschichte der Kunst und der Menschen beweist, daß die Natur der Dinge wie auch die Ordnung der zivilisierten Gesellschaften gebieterisch diese Unterscheidung verlangen.«[53] In der idealen Ordnung des ökonomischen Liberalismus entspricht die Pyramide der Qualitäten dem Übereinander der gesellschaftlichen Schichten.

d) Worin besteht die Unterscheidung unter den Praktikern der Heilkunst? Das Wesentliche an der Ausbildung eines Arztes zweiter Klasse sind die Jahre seiner *Praxis* (bis zu sechs Jahren), während der Doktor seine theoretische Ausbildung durch eine *klinische* Erfahrung ergänzt. Dieser Unterschied zwischen Praxis und Klinik ist das eigentlich Neue in der Gesetzgebung vom Jahre XI. Die vom Arzt zweiter Klasse verlangte Praxis ist ein *kontrollierter Empirismus:* sehen, um dann handeln zu können. Die Erfahrung liegt auf dem Niveau der Wahrnehmung, der Erinnerung und der Wiederholung, also des Beispiels. In der Klinik handelt es sich um eine viel kompliziertere Struktur: hier integriert sich die Erfahrung in einem Blick, der gleichzeitig Wissen ist; das ganze Feld der auftretenden Gegenstände wird neu codiert. Man *öffnet* den Ärzten zweiter Klasse die Praxis, aber man *reserviert* den Doktoren die Einweihung in die Klinik.

Diese neue Definition der Klinik war mit einer Reorganisation des Spitalbereichs verbunden.

In der Periode des Thermidor und am Anfang des Direktoriums kehrt man zu den liberalen Grundsätzen der Gesetzgebenden Versammlung zurück; Delecloy kritisiert am 11. Thermidor des Jahres III das Dekret über die Nationalisierung der Spitalgüter, das die Fürsorge allein dem Staat überläßt, während man sie doch »dem allgemeinen Mitleid und insbesondere den wohlhabenden Leuten anvertrauen sollte.«[54] In den ersten drei Monaten des Jahres IV schickt die Regierung an die Lokalbehörden eine Reihe von Rundschreiben, die im wesentlichen die schon vor der Revolution lautgewordene moralische und ökonomische Kritik am Prinzip

[53] Fourcroy, *Discours prononcé au corps législatif le 19 ventôse an XI*, S. 3.

[54] Zitiert von Imbert, *Le droit hospitalier sous la Révolution et l'Empire*, S. 93, Anm. 94.

der Spitalisierung aufgreifen (höhere Kosten der Behandlung im Spital, Gewöhnung an den Müßiggang ebendort, moralisches Elend der Familie ohne Vater oder Mutter); man wünscht mehr Versorgung zu Hause.[55] Aber die Zeit, in der man sie für ausreichend hielt, und von einer Gesellschaft ohne Kranken- und Armenhäuser träumte, ist doch vorbei: das Elend ist zu allgemein — im Jahre II gibt es in Paris mehr als 60 000 Notleidende[56], und ihre Zahl ist noch im Ansteigen. Die Angst vor Volksbewegungen und vor politischem Mißbrauch von Geldzuwendungen ist zu groß, als daß man das ganze Fürsorgesystem auf solchen Zuteilungen beruhen lassen möchte. Es gilt, für die Erhaltung der Spitäler sowie für die Privilegien der Medizin eine Struktur zu finden, die sowohl mit den Prinzipien des Liberalismus wie mit dem notwendigen gesellschaftlichen Schutz verträglich ist, wobei dieser zweideutig als Schutz der Armut durch den Reichtum und als Schutz der Reichen gegen die Armen verstanden wird.

Eine der letzten Maßnahmen des Thermidorkonvents war — am 2. Brumaire des Jahres IV — der Beschluß, das Gesetz über die Nationalisierung der Spitalgüter auszusetzen. Auf einen Antrag von Delecloy hin (vom 12. Vendémiaire des Jahres IV) wird das Gesetz vom 23. Messidor des Jahres II endgültig außer Kraft gesetzt: die veräußerten Güter müssen vom Staat zurückerstattet werden; die Regierung befreit sich dadurch von allen Verpflichtungen, und die Spitäler werden wieder Rechtspersonen; ihre Verwaltung wird den Gemeindebehörden anvertraut, die jeweils eine fünfköpfige Exekutivkommission zu bestellen haben. Diese Kommunalisierung der Spitäler befreite den Staat von der Fürsorgepflicht und überließ es den kleineren Kollektiven, sich mit den Armen solidarisch zu fühlen: jede Gemeinde wurde verantwortlich für ihr Elend und für die Art, sich vor Elend zu bewahren. Das System von Verpflichtung und Entschädigung zwischen Armen und Reichen hing nicht mehr am staatlichen Gesetz, sondern an einem räumlichen und zeitlich variablen Vertrag, der auf der Ebene der Gemeinden lag und mehr auf freier Zustimmung beruhte.

Ein ähnlicher Vertrag — aber verborgener und fremdartiger — knüpft sich um dieselbe Zeit zwischen dem Spital, in dem man die Armen behandelt, und der Klinik, in der sich die Ärzte ausbilden. Auch hier greift das Denken der letzten Revolutionsjahre — manchmal Wort für Wort — auf das zurück, was unmittelbar vor der Revolution formuliert worden ist. Das wichtigste moralische Problem, das von der Idee der Klinik aufgeworfen worden war, lautete: mit welchem Recht durfte man einen Kranken, den die Armut gezwungen hat, im Spital Hilfe zu suchen, zum Objekt

[55] Ebd., S. 104, Anm. 3.
[56] Vgl. Soboul, *Les Sans-Culottes parisiens en l'an II* (Paris 1958).

der klinischen Beobachtung machen? Der Kranke wollte eine Hilfe, deren absolutes Objekt er war, insofern sie für ihn konzipiert wurde; nun aber braucht man ihn für einen Blick, für den er Objekt ist, und zwar relatives Objekt, da dessen Entzifferung dazu bestimmt ist, andere Kranke besser erkennen zu können. Mehr noch: die Klinik sucht und forscht, wenn sie beobachtet; und dieses Moment der Neuheit schafft ein Risiko: ein Privatarzt muß, wie Aikin bemerkt[57], um seinen Ruf besorgt sein; sein Weg wird immer der der größtmöglichen Sicherheit sein; »im Spital ist der Arzt frei von solchen Fesseln und sein Genie kann neue Wege gehen«. Bedeutet es nicht einen tiefen Eingriff in das Wesen der Spitalbehandlung, wenn man folgenden Grundsatz gelten läßt: »Die Kranken im Spital sind in mehrfacher Beziehung die geeignetsten Objekte für Experimentierkurse«[58]?

Bei genauem Zusehen zeigt sich aber, daß hier keine Verletzung der natürlichen Rechte des Leidens oder der Pflichten der Gesellschaft dem Elend gegenüber vorliegt. Der Spitalbereich weist eben zwei Aspekte auf: einerseits ist er theoretisch frei und für die Gleichgültigkeit des Experiments offen, weil das Band zwischen dem Arzt und seinem Patienten nicht vertraglicher Natur ist; andererseits ist dieser Bereich doch auch voller moralischer Pflichten und Schranken, da ein stummer aber unabweislicher Vertrag den Menschen als solchen an das Elend in seiner universalen Form bindet. Wenn der Arzt im Spital nicht rücksichtslos theoretische Experimente anstellt, so deshalb, weil er schon an seiner Schwelle eine entscheidende moralische Erfahrung macht, die seine unbeschränkte Praxis durch ein geschlossenes System von Pflichten eingrenzt. »Beim Betreten der Asyle, in denen das Elend und die Krankheit vereint dahinsiechen, verspürt er die schmerzlichen Gefühle, das tätige Mitleid, das brennende Verlangen, Linderung und Tröstung zu bringen, und die innere Befriedigung, die aus dem Erfolg erwächst und vom Anblick des geschenkten Glücks gesteigert wird. Hier lernt er es, religiös, menschlich, mitleidend zu sein.«[59]

Aber betrachten, um zu wissen, und zeigen, um zu belehren — ist das nicht doch eine schweigende — und gerade wegen ihres Schweigens perverse — Vergewaltigung eines Leidens, das gelindert, aber nicht sichtbar gemacht werden will? Darf denn der Schmerz zum Schauspiel gemacht werden? Er darf es und er muß es sogar kraft eines subtilen Rechtes, das darauf beruht, daß niemand allein existiert und am wenigsten der Arme,

[57] J. Aikin, *Observations sur les hôpitaux* (Paris 1777), S. 104.

[58] Ebd., S. 103.

[59] Menuret, *Essai sur les moyens de former de bons médecins* (Paris 1791), S. 56 f.

der nur durch Vermittlung des Reichen Beistand erhalten kann. Da die Krankheit nur Heilung finden kann, wenn die anderen mit ihrem Wissen, ihren materiellen Mitteln und ihrem Mitleid dazukommen, da die Krankheit also nur in der Gesellschaft geheilt werden kann, ist es recht, daß das Leiden der einen zu einer Erfahrung für die anderen wird, daß dem Schmerz die Kraft des Offenbarens verliehen wird: »Der leidende Mensch hört nicht auf, ein Staatsbürger zu sein ... Die Geschichte seiner Leiden ist für seine Mitbürger notwendig, weil sie sie lehrt, von welchen Krankheiten sie bedroht sind.« Wenn er sich weigerte, als Instruktionsobjekt zu dienen, dann wäre der Kranke »undankbar, weil er von den Vorteilen der Gesellschaft profitiert hätte, ohne ihr seinen Dank abzustatten«.[60] Aufgrund dieser Reziprozität wird es für den Reichen nützlich, die Armen im Spital zu unterstützen: indem er für ihre Behandlung zahlt, zahlt er auch dafür, daß man die Krankheiten besser erkennt, von denen er selber befallen werden kann; aus dem Wohlwollen gegenüber dem Armen wird Erkenntnis, die dem Reichen dienen kann: »Die wohltätigen Gaben können die Leiden des Armen lindern, woraus Erkenntnisse für die Erhaltung des Reichen gewonnen werden. Ja, wohltätige Reiche, großherzige Menschen: dieser Kranke, der in dem von euch gestifteten Bett liegt, macht jetzt die Krankheit durch, die bald euch befallen wird; er wird geheilt werden oder zugrunde gehen; aber in jedem Falle kann sein Schicksal Euren Arzt belehren und Euch das Leben retten.«[61]

Das ist also der Vertrag, den Reichtum und Armut in der Organisation der klinischen Erfahrung eingehen. Und das Spital findet so in einem System der ökonomischen Freiheit die Möglichkeit, den Reichen zu interessieren; denn die Klinik ermöglicht es der anderen Vertragspartei, das vom Reichen im Spital angelegte Kapital zurückzuzahlen; sie ist sowohl Zins wie Interesse und letzteres in zweierlei Bedeutung, da es bei dieser Entschädigung sowohl um das *objektive Interesse* der Wissenschaft als auch um das *vitale Interesse* des Reichen geht. Das Spital wird für die Privatinitiative in dem Augenblick rentabel, da das hilfesuchende Leiden zum Schauspiel geworden ist. Dank den Kräften des klinischen Blicks zahlt sich das Helfen schließlich aus.

Diese Gedanken, die für das vorrevolutionäre Denken so charakteristisch waren und damals öfter formuliert wurden, erhalten im Liberalismus des Direktoriums wieder ihre Bedeutung und finden jetzt eine unmittelbare Realisierung. Demangeon, der im Jahre VII das Funktionieren

[60] Chambon de Montaux, *Moyen de rendre les hôpitaux plus utiles à la nation* (Paris 1787), S. 171 f.

[61] Du Laurens, *Moyens de rendre les hôpitaux utiles et de perfectionner la médecine* (Paris 1787), S. 12.

der Gebärklinik von Kopenhagen erörtert, macht gegen alle Einwände von Scham oder Diskretion geltend, daß man dort nur die Frauen aufnimmt, »die unverheiratet sind oder sich so bezeichnen. Es scheint, daß man sich nichts besseres ausdenken kann; denn das ist die Klasse von Frauen, deren Schamgefühle als nicht besonders zart gelten«[62]. So kann diese moralisch schwache und gesellschaftlich gefährliche Klasse für die ehrbaren Familien von größtem Nutzen sein; die Moral kommt gerade in ihrer Verhöhnung wieder zu ihrem Recht, denn diese Frauen, »die nicht imstande sind, Gutes zu tun . . . tragen wenigstens zur Ausbildung guter Ärzte etwas bei und zahlen so ihren Wohltätern reichlich zurück«[63].

Der Blick des Arztes hat als Investitionsobjekt seinen Platz in den geschäftlichen Kalkülen einer liberalen Welt . . .

[62] J.-B. Demangeon, *Tableau historique d'un triple établissement réuni en un seul hospice à Copenhague* (Paris Jahr VII), S. 34 f.

[63] Ebd., S. 35 f.

VI. Kapitel

Zeichen und Fälle

Das ist der alle Grenzen sprengende Aufgabenbereich der Klinik: »Aus der Verworrenheit und Dunkelheit der Symptome das Prinzip und die Ursache der Krankheit herausfinden; ihre Natur, ihre Formen, ihre Komplikationen erkennen; beim ersten Anblick alle ihre Charaktere und Differenzen unterscheiden; mit Hilfe einer raschen Analyse alles absondern, was ihr fremd ist; die günstigen und die schädlichen Ereignisse voraussehen, die im Laufe der Krankheit eintreten müssen; die von der Natur geschenkten günstigen Wendungen benutzen, um so die Heilung herbeizuführen; die Kräfte des Lebens und die Aktivität der Organe abschätzen; ihre Energie je nach Bedarf steigern oder vermindern; die Zeiten des Eingreifens und des Abwartens genau festsetzen; sich mit Sicherheit zwischen verschiedenen Behandlungsmethoden entscheiden, welche alle sowohl Vorteile wie auch Nachteile mit sich bringen; diejenige Methode auswählen, die am schnellsten, am leichtesten und am sichersten zum Erfolg zu führen scheint; von der Erfahrung profitieren; alle Gelegenheiten ergreifen, alle Chancen kombinieren, alle Zufälle kalkulieren; sich zum Herrn der Kranken und ihrer Beschwerden machen; ihre Schmerzen lindern; ihre Beunruhigung besänftigen; ihre Bedürfnisse erraten; ihre Launen ertragen; ihren Charakter schonen und ihrem Willen befehlen — nicht wie ein grausamer Tyrann, der über Sklaven herrscht, sondern wie ein zärtlicher Vater, der über das Schicksal seiner Kinder wacht.«[1]

Dieser wortreich prunkende Text zeigt seinen Sinn, wenn man ihn mit jenem anderen konfrontiert, dessen Lakonismus paradoxerweise ihm äquivalent ist: »Man muß, soweit es nur geht, der Wissenschaft Augen einsetzen.«[2] All diese Fähigkeiten — vom langsamen Erhellen der Dunkelheiten, vom stets behutsamen Herauslesen des Wesentlichen, vom Kalkül der Zeiten und Chancen bis zur Beherrschung des Herzens und zum majestätischen Appell an väterliche Würde — sind nur Formen, in denen sich allmählich die Souveränität des Blicks aufbaut: das Auge, das weiß und entscheidet; das Auge, das regiert.

[1] C.-L. Dumas, *Eloge de Henri Fouquet* (Montpellier 1807); zitiert von A. Girbal, *Essai sur l'esprit de la clinique médicale de Montpellier* (Montpellier 1858), S. 18.

[2] M.-A. Petit, Discours sur la manière d'exercer la bienfaisance dans les hôpitaux (3. Nov. 1797); in *Essai sur la médecine du cœur* (Lyon 1806), S. 103.

Die Klinik ist sicher nicht der erste Versuch, eine Wissenschaft am Vollzug und an den Entscheidungen des Blicks zu orientieren. So machte es sich die Naturgeschichte seit der 2. Hälfte des 17. Jahrhunderts zur Aufgabe, die Lebewesen aufgrund ihrer sichtbaren Charaktere zu analysieren und klassifizieren. Der ganze »Wissensschatz«, den Antike und Mittelalter angehäuft hatten — ein Schatz von Pflanzenkräften und Tiermächten, von geheimen Entsprechungen und Sympathien —, war seit Ray an den Rand der Naturforschung gerückt. Nun galt es, die »Strukturen«, d. h. die Formen, die räumlichen Verhältnisse, die Zahl und die Größe der Elemente zu erkennen: die Naturgeschichte sollte sie ordnen, in den Diskurs übersetzen, sie festhalten, einander gegenüberstellen und kombinieren, um einerseits die Nachbarschaften, die Verwandtschaften der Lebewesen (und damit die Einheit der Schöpfung) und andererseits jedes beliebige Individuum (und damit seinen besonderen Platz innerhalb der Schöpfung) zu bestimmen.

Die Klinik ist ebensosehr vom Blick abhängig wie die Naturgeschichte. Auch sie will sehen, will charakteristische Züge isolieren, will vergleichen, unterscheiden, umgruppieren, nach Arten und Familien klassifizieren. Das Modell der Naturforschung, dem sich die Medizin im 18. Jahrhundert teilweise angepaßt hat, bleibt wirksam. Boissier de Sauvages' alter Traum — der Linné der Krankheiten zu sein — ist im 19. Jahrhundert noch nicht ganz vergessen: die Mediziner betätigen sich noch einige Zeit als Botaniker auf dem Felde des Pathologischen. Aber der Blick des Arztes organisiert sich doch auch ganz neu. Einmal ist er nicht mehr der Blick irgendeines Beobachters, sondern der eines von einer Institution gestützten und legitimierten Arztes, welcher entscheiden und eingreifen kann. Sodann ist dieser Blick nicht mehr an das enge Raster der Struktur (der Form, Disposition, Anzahl, Größe) gebunden, sondern er kann und muß die Farben, die Variationen, die kleinsten Anomalien erfassen, indem er ständig Abweichungen auflauert. Schließlich ist es ein Blick, der sich nicht mit der Feststellung des unmittelbar Sichtbaren begnügt; er muß Chancen und Risiken erschließen helfen; es ist ein kalkulierender Blick.

Es wäre zweifellos ungenügend, in der klinischen Medizin vom Ende des 18. Jahrhunderts nur eine Rückkehr zur Reinheit eines lange von falschen Kenntnissen verstellten Blicks zu sehen. Es handelt sich auch nicht lediglich um eine Verschiebung dieses Blicks oder um eine Verfeinerung seiner Fähigkeiten. Vielmehr bieten sich dem medizinischen Wissen neue Gegenstände dar, sobald sich das erkennende Subjekt reorganisiert und modifiziert und zu einer neuen Funktionsweise übergeht. Es hat sich also nicht zuerst die Konzeption der Krankheit gewandelt und dann die Art ihrer Feststellung; auch hat sich nicht das Zeichensystem geändert und dann die Theorie; geändert hat sich insgesamt und tiefer der Bezug der

Krankheit zu dem Blick, dem sie sich darbietet und den sie gleichzeitig konstituiert. Auf diesem Niveau kann man Theorie und Erfahrung, Methoden und Resultate nicht auseinanderhalten; es gilt, die Tiefenstrukturen der Sichtbarkeit zu lesen, in denen das Feld und der Blick durch *Wissenscodes* aneinander gebunden sind. In diesem Kapitel wollen wir ihre beiden Hauptformen studieren: die sprachliche Struktur des Zeichens und die aleatorische Struktur des Falles.

In der medizinischen Tradition des 18. Jahrhunderts zeigt sich die Krankheit dem Beobachter in *Symptomen* und *Zeichen.* Diese unterscheiden sich voneinander sowohl in ihrem semantischen Wert wie in ihrer Morphologie. Das Symptom ist die Form, in der sich die Krankheit präsentiert: daher seine wichtige Rolle. Von allem Sichtbaren ist es dem Wesenhaften am nächsten; es ist die erste Umschreibung der unzugänglichen Natur der Krankheit. Husten, Fieber, Seitenschmerz und Atembeschwerden machen nicht selber die Brustfellentzündung aus — diese ist nämlich den Sinnen niemals zugänglich, sondern »entdeckt sich nur der Verstandestätigkeit« —, aber sie bilden ihr »wesentliches Symptom«, da sie einen pathologischen Zustand (im Gegensatz zur Gesundheit), eine wesenhafte Krankheitsart (unterschieden etwa von der Lungenentzündung) und eine nächste Ursache (einen serösen Erguß) anzeigen.[3] Die Symptome lassen die unveränderliche, sichtbar-unsichtbare Figur der Krankheit, die dahinterliegt, *durchscheinen.*

Das Zeichen zeigt an, was eintreten wird, was vorangegangen ist und was sich eben abspielt; es ist prognostisch, anamnetisch und diagnostisch. Zwischen dem Zeichen und der Krankheit liegt eine Distanz, die es nicht überbrückt, ohne sie zu unterstreichen, den es tritt oft auf Umwegen und mit Überraschungen auf. Es verhilft nicht zu Erkenntnissen, sondern höchstens zu Schlußfolgerungen, die im Dunkeln tappen: so verrät der Puls die unsichtbare Kraft und den Rhythmus des Kreislaufs; andere Zeichen enthüllen die Zeit; so etwa das Blauwerden der Nägel, das untrüglich den Tod ankündigt, oder die Krisen des vierten Tages, die beim Darmfieber Heilung versprechen. Durch das Unsichtbare hindurch zeigt das Zeichen das Fernste, das Verborgenste und das Künftigste an. Das Zeichen spricht vom Ausgang der Krankheit, vom Leben und vom Tod, es spricht von der Zeit und nicht von der unbeweglichen Wahrheit, von der zugleich gegebenen und verborgenen Wahrheit, welche von den Symptomen transparent gemacht wird.

[3] Vgl. Zimmermann, *Traité de l'expérience* (Paris 1774), Bd. I, S. 197 f.

So also hat das 18. Jahrhundert die zweifache — natürliche und dramatische — Realität der Krankheit umschrieben und die Wahrheit einer Erkenntnis sowie die Möglichkeit einer Praxis begründet. In dieser ausgewogenen Struktur kommt das System Natur—Krankheit, dessen sichtbare Formen im Unsichtbaren wurzeln, mit dem System Zeit—Ausgang, das aufgrund einer sichtbaren Zeichenanordnung auf das Unsichtbare vorgreift, ins Gleichgewicht.

Die beiden Systeme existieren je für sich; ihr Unterschied ist eine Naturgegebenheit, der sich die medizinische Wahrnehmung unterordnet, ohne sie zu konstituieren.

Die Herausbildung der klinischen Methode knüpft sich daran, daß im Feld der Zeichen und Symptome der Blick des Arztes auftaucht. Die Anerkennung seiner grundlegenden Rechte läßt jenen absoluten Unterschied verschwinden und führt zum Postulat, daß nunmehr der Signifikant (Zeichen und Symptom) völlig transparent für das Signifikat wird und daß dieses restlos in seiner Realität zur Erscheinung kommt, daß das Sein des Signifikats — das Herz der Krankheit — gänzlich in der intelligiblen Syntax des Signifikanten aufgeht.

1. Die Symptome bilden eine primäre Schicht der unlöslichen Einheit von Signifikant und Signifikat

Jenseits der Symptome gibt es keine pathologische Wesenheit mehr: alles an der Krankheit ist Erscheinung. Die Symptome spielen insofern die naive Rolle von ersten Naturgegebenheiten: »Ihre Gesamtheit bildet das, was man die Krankheit nennt.«[4] Sie sind einfach eine ganz dem Blick dargebotene Wahrheit; ihre Verbindung und ihr Status verweisen nicht auf eine Wesenheit, sondern zeigen eine natürliche Totalität an, die lediglich Kompositionsprinzipien und mehr oder weniger regelmäßige Zeitbestimmungen aufweist: »Eine Krankheit ist ein Ganzes, denn man kann ihre Elemente angeben; sie hat ein Ziel, denn man kann ihre Ergebnisse berechnen; sie ist also ein Ganzes, das zwischen Auftreten und Ausgang liegt.«[5] Das Symptom hat also die Rolle des souveränen Indikators verloren und ist nur mehr das Phänomen eines Erscheinungsgesetzes — also bloße Natur.

Nicht ganz allerdings: etwas in der Unmittelbarkeit des Symptoms bezeichnet das Pathologische, wodurch es sich von einem gewöhnlichen

[4] J.-L.-V. Broussonnet, *Tableau élémentaire de la séméiotique* (Montpellier Jahr VI), S. 60.

[5] Audibert-Caille, *Mémoire sur l'utilité de l'analogie en médecine* (Montpellier 1814). S. 42.

Phänomen des organischen Lebens abhebt: »Wir verstehen unter Phänomen jede merkliche Veränderung des gesunden oder kranken Körpers; daher unterscheiden wir solche, die der Gesundheit angehören, und solche, die die Krankheit bezeichnen: die letzteren fließen mit den Symptomen oder den sinnlichen Erscheinungen der Krankheit zusammen.«[6] Durch diesen einfachen Gegensatz zu den Formen der Gesundheit verliert das Symptom die Passivität eines natürlichen Phänomens und wird Signifikant der Krankheit, d. h. Signifikant seiner eigenen Totalität, da die Krankheit nur die Ansammlung der Symptome ist. Das Symptom ist als Signifikant sehr vieldeutig, denn es verweist zugleich auf die Verbindung der Phänomene untereinander, auf das Prinzip ihrer Totalität und die Form ihrer Koexistenz sowie auf die absolute Differenz zwischen Gesundheit und Krankheit; einerseits bezeichnet es tautologisch die Totalität dessen, was es ist, und andererseits bezeichnet es durch seine Existenz den Ausschluß dessen, was es nicht ist. Gerade in seiner Existenz als reines Phänomen ist es die einzige Natur der Krankheit und von der Krankheit wird seine einzige Natur als spezifisches Phänomen konstituiert. Indem es sein eigener Signifikant ist, ist es in zweifacher Hinsicht Signifikat: es wird von sich selbst bezeichnet und von der Krankheit, die es charakterisiert und den nichtpathologischen Formen entgegensetzt; aber als von sich selbst und von der Krankheit Bezeichnetes kann es seinen Sinn nur von einem vorausliegenden Akt erhalten, der nicht seiner Sphäre angehört: von einem Akt, der es totalisiert und isoliert und es damit von vornherein in ein Zeichen transformiert hat.

Diese Komplexität in der Struktur des Symptoms findet sich in jeder Philosophie des natürlichen Zeichens; das klinische Denken braucht nichts anderes zu tun, als in das lakonische und häufig konfuse Vokabular der Praxis ein Begriffsgebäude zu übersetzen, dessen diskursive Form Condillac ausgearbeitet hat. Innerhalb des klinischen Denkens spielt das Symptom etwa die Rolle der »Handlungssprache«; so wie diese ist es Bestandteil einer allgemeinen Naturbewegung, seine Manifestationskraft ist ebenso ursprünglich naturgegeben wie der »Instinkt«, der diese anfängliche Form der Sprache trägt.[7] Das Symptom ist die Krankheit im manifesten Zustand — so, wie die Handlungssprache nur ein Moment am Leben ist, dessen innerer Wahrheit sie eine äußere Form verleiht. Es ist aber undenkbar, daß diese unmittelbare Sprache für den Blick einen anderen Sinn gewinnt, wenn nicht ein Akt von anderswo hinzutritt: ein Akt, den sich Condillac von vornherein sichert, indem er den beiden

[6] J.-L.-V. Broussonnet, loc cit., S. 59.

[7] Condillac, Essai sur l'origine des connaissances humaines (*Œuvres complètes,* Jahr VI), Bd. I, S. 262.

Subjekten — vorgestellt ohne Wortsprache und nur mit körperlicher Bewegungskraft — das Bewußtsein zuspricht.[8] Die einzigartige und souveräne Natur dieses Aktes hat er aber im unklaren gelassen, indem er ihn in die kommunikativen und simultanen Bewegungen des Instinktes einfügte.[9] Condillac konnte von der Handlungssprache zur Wortsprache hinübergleiten, weil er bei dieser von jeder konkreten Gestalt (Syntax, Wörter, Laute) absah und weil er die Sprachstruktur in allen Akten eines sprechenden Subjekts ansetzte. Er brauchte nur die Sprache aus ihrer schon vorausgesetzten Möglichkeit abzuleiten. In der Klinik gilt dasselbe für die Beziehung zwischen der »Handlungssprache« des Symptoms und der explizit sprachlichen Struktur des Zeichens.

2. Das Eingreifen des Bewußtseins transformiert Symptome in Zeichen

Zeichen und Symptome sind und sagen dasselbe; oder vielmehr: das Zeichen *sagt* eben das, was das Symptom *ist*. In seiner materiellen Realität identifiziert sich das Zeichen mit dem Symptom: dieses ist der unentbehrliche morphologische Träger des Zeichens. Es gibt also »kein Zeichen ohne Symptom«[10]. Was aber das Zeichen zum Zeichen macht, ist nicht das Symptom, sondern eine Aktivität, die von woanders kommt. Jedes Symptom ist also Zeichen, aber nicht jedes Zeichen ist Symptom«[11], insofern es der Totalität der Symptome niemals gelingen wird, die Realität des Zeichens zu erschöpfen. Wie vollzieht sich die Operation, die das Symptom zu einem Signifikanten macht, welcher die Krankheit als unmittelbare Wahrheit des Symptoms bezeichnet? Es handelt sich um eine Operation, die die Totalität des Erfahrungsfeldes in allen Momenten sichtbar macht und alle Sichtbehinderungen daraus vertreibt:

— diese Operation totalisiert, indem sie die Organismen vergleicht: Schwellung, Röte, Hitze, Schmerz, Klopfen, Empfindung von Spannung werden Zeichen der Phlegmone, weil man eine Hand mit einer anderen, ein Individuum mit einem anderen vergleicht[12];

— sie ruft das normale Funktionieren in Erinnerung: ein kalter Atem ist ein Zeichen für das Verschwinden der Lebenswärme und somit für eine »radikale Schwächung der Lebenskräfte und für ihr baldiges Verlöschen«[13];

[8] Condillac, ebd., S. 260.

[9] Condillac, ebd., S. 262–263.

[10] A.-J. Landré-Beauvais, *Séméiotique* (Paris 1813), S. 4.

[11] Ebd.

[12] Favart, *Essai sur l'entendement médical* (Paris 1822), S. 8—9.

[13] A.-J. Landré-Beauvais, loc. cit., S. 5.

— sie registriert die Häufigkeit gleichzeitigen und sukzessiven Auftretens: »Welche Beziehung besteht zwischen der belegten Zunge, dem Zittern der Unterlippe und dem Brechreiz? Man weiß es nicht, aber die Erfahrung hat oft gezeigt, daß die beiden ersten Phänomene mit dem letzten zusammen auftreten, und das genügt dafür, daß sie fortan als Zeichen gelten«[14];
— schließlich geht diese Operation bei ihrem Durchforschen des Körpers über den ersten Anschein hinaus und deckt bei der Obduktion ein unsichtbares Sichtbares auf: so hat etwa die Untersuchung von Leichen gezeigt, daß bei Lungenentzündung mit Auswurf ein plötzliches Aussetzen des Schmerzes und ein allmählich schwindender Puls Zeichen für eine »Hepatisation« der Lunge sind.

Das Symptom wird also Zeichen für einen Blick, welcher für den Unterschied, für Gleichzeitigkeit oder Sukzession sowie für Frequenzen empfänglich ist. Diese gleichermaßen differenzierende, totalisierende und reminiszierende Operation ist auch eine kalkulierende: sie umfaßt sowohl das einzelne Element wie auch ihre Verbindung untereinander. Insofern ist sie im Grunde nur die auf die medizinische Wahrnehmung angewandte »Analyse« Condillacs. Hier wie dort handelt es sich darum, »unsere Ideen zu verbinden und zu trennen, um verschiedene Vergleiche anzustellen und so die Beziehungen zu entdecken, die zwischen ihnen bestehen, sowie die neuen Ideen, welche sie produzieren können.«[15] Die »Analyse« und der klinische Blick haben auch das gemeinsam, daß sie nur trennen und verbinden, um eine Anordnung ans Licht zu bringen, welche die Ordnung der Natur selber ist; ihre Künstlichkeit soll nur der Wiederherstellung des Ursprünglichen dienen: »Diese Analyse ist das wahre Geheimnis der Entdeckungen, weil sie uns zum Ursprung der Dinge gelangen läßt.«[16] Für die Klinik ist dieser Ursprung die natürliche Ordnung der Symptome, die Form ihrer Sukzession oder ihrer wechselseitigen Bestimmung. Zwischen Zeichen und Symptom besteht eine entscheidende Differenz, die aber nur auf dem Hintergrund einer wesenhaften Identität Bedeutung hat: das Zeichen ist das Symptom selber — aber in der Wahrheit seines Ursprungs. Endlich zeichnet sich am Horizont der klinischen Erfahrung die Möglichkeit einer restlos erschöpfenden »Lektüre« ab: für einen Arzt, dessen Kenntnisse »den höchsten Grad der Vollkommenheit« erreicht hätten, »könnten alle Symptome Zeichen werden«[17]; alle pathologischen

[14] Ebd., S. 6.

[15] Condillac, *Essai sur l'origine des connaissances humaines,* S. 109.

[16] Condillac, ebd.

[17] Demorcy-Delettre, *Essai sur l'analyse appliquée au perfectionnement de la médecine* (Paris 1810), S. 102.

Manifestationen würden eine klare und geordnete Sprache sprechen. Man wäre endlich bei jener sicheren und vollendeten Form der wissenschaftlichen Erkenntnis angelangt, von der Condillac spricht und die eine »wohlgeformte Sprache« ist.

3. Das Sein der Krankheit ist in seiner Wahrheit vollständig aussagbar

»Die äußeren Zeichen, wie etwa der Zustand des Pulses, der Temperatur, der Atmung, der Verstandesfunktionen, die Veränderung der Gesichtszüge, Nerven- oder Krampfleiden, Beeinträchtigung der natürlichen Strebungen, bilden durch ihre verschiedenen Kombinationsmöglichkeiten mehr oder weniger deutlich ausgeprägte Tableaus ... Die Krankheit muß von ihrem Beginn bis zu ihrem Ausgang als ein unteilbares Ganzes betrachtet werden, als eine geregelte Gesamtheit von charakteristischen Symptomen und eine Abfolge von Perioden.«[18] Es geht nicht mehr bloß um die für die Bestimmung der Krankheit notwendigen Momente, sondern darum, auf der Ebene der Worte eine Geschichte zu rekonstruieren, die das ganze Sein der Krankheit abdeckt. Der erschöpfenden Anwesenheit der Krankheit in den Symptomen entspricht die unbehinderte Transparenz des Pathologischen auf die Syntax einer beschreibenden Sprache hin. Die Struktur der Krankheit und die sie erfassende Sprachform sind grundsätzlich isomorph. Der beschreibende Akt ist mit Fug und Recht ein Erfassen des Seins, und umgekehrt läßt sich das Sein in den symptomatischen und *daher* wesenhaften Manifestationen nicht sehen, ohne sich von einer Sprache beherrschen zu lassen, welche die Sprache der Dinge selbst ist. In der Medizin der Arten konnten die Natur der Krankheit und ihre Beschreibung einander nicht entsprechen ohne ein vermittelndes Moment: das zweidimensionale Tableau. In der Klinik kommunizieren *Gesehen-sein* und *Gesprochen-sein* von vornherein in der manifesten Wahrheit der Krankheit, deren ganzes *Sein* eben darin liegt. Krankheit gibt es nur im Element des Sichtbaren und folglich im Element des Aussagbaren.

Die Klinik bringt die bei Condillac fundamentale Beziehung zwischen dem Wahrnehmungsakt und dem Element der Sprache ins Spiel. Die Beschreibung des Klinikers bringt — wie die Analyse des Philosophen — das zum Vorschein, was durch die natürliche Relation zwischen der Tätigkeit des Bewußtseins und dem Zeichen gegeben ist. In dieser Reprise spricht sich die Ordnung der natürlichen Verkettungen aus; die Syntax der Sprache zerstört nicht die logischen Notwendigkeiten der Zeit, vielmehr stellt sie sie in ihrer ursprünglichsten Fügung wieder her:

[18] Ph. Pinel, *La médecine clinique* (Paris [3]1815), Einleitung, S. VII.

»Analysieren ist nichts anderes als die Eigenschaften eines Gegenstandes in einer bestimmten Reihenfolge beobachten, um ihnen im Geist eine derjenigen Ordnung, in welcher sie bestehen, gleichzeitige Ordnung anzuweisen... Welches ist nun diese Ordnung? Die Natur selber gibt den Hinweis; es ist diejenige, in welcher sie die Gegenstände darbietet.«[19] Die Ordnung der Wahrheit ist eins mit der Ordnung der Sprache, weil beide die Zeit in ihrer notwendigen und aussagbaren, d. h. *diskursiven* Form wiederherstellen. Die *Geschichte* der Krankheiten, der Sauvages einen insgeheim räumlichen Sinn gegeben hat, erhält nun ihre chronologische Dimension. Der Ablauf der Zeit hat nun in der Struktur dieses neuen Wissens die Rolle inne, die in der klassifizierenden Medizin von der Fläche des nosologischen Tableaus eingenommen wurde.

Der Gegensatz zwischen der Natur und der Zeit, zwischen dem sich Manifestierenden und sich Ankündigenden, ist verschwunden; verschwunden ist auch die Unterscheidung zwischen der Wesenheit der Krankheit und ihren Symptomen und Zeichen; schließlich hat auch das Spiel der Distanzen ein Ende gefunden, worin sich die Krankheit zugleich manifestierte und zurückzog, worin sie sich, wenn auch im Fernen und Ungewissen, verriet. Die Krankheit ist dem Raum ständig kreisender Verschiebungen entkommen, in dem das Sichtbare sie unsichtbar macht und das Unsichtbare sichtbar; sie hat sich in die sichtbare Vielfalt der Symptome verflüchtigt, die ihren Sinn erschöpfend bezeichnen. Das Feld der Medizin sollte jene stummen, zugleich gegebenen und zurückgezogenen Arteinheiten nicht mehr kennen; es öffnet sich auf etwas, das immer eine in ihrer Existenz und ihrem Sinn mit dem entziffernden Blick solidarische Sprache spricht — eine Sprache, die gleichermaßen und untrennbar gelesen wird und liest.

Da sie mit der »Ideologie« isomorph ist, bietet die klinische Erfahrung dieser eine unmittelbare Anwendungsmöglichkeit. Das heißt nicht etwa, daß die Medizin im Gefolge Condillacs endlich zu einem empirischen Respekt vor der wahrgenommenen Sache gekommen ist: vielmehr wird in der Klinik ebenso wie in der »Analyse« das Wirkliche nach dem Modell der Sprache strukturiert. Dem Blick des Klinikers und der Reflexion wohnen analoge Kräfte inne, da sie beide eine identische Struktur von Gegenständlichkeiten voraussetzen: in ihr erschöpft sich die Totalität des Seins in Manifestationen, die zugleich ihr Signifikant und ihr Signifikat sind; in ihr verbinden sich das Sichtbare und das Manifeste in einer zumindest virtuellen Identität; und in ihr können das Wahrgenommene und das Wahrnehmbare in einer Sprache, deren strenge Form ihren Ur-

[19] Condillac; zitiert von Pinel, *Nosographie philosophique* (Paris Jahr VI), Einleitung, S. XI.

sprung anzeigt, zur Gänze rekonstruiert werden. Die diskursive und reflektierte Wahrnehmung des Arztes und die diskursive Reflexion des Philosophen über die Wahrnehmung treffen sich und kommen genau zur Deckung, weil *die Welt für sie das Analogon der Sprache ist.*

Die Ungewißheit der medizinischen Erkenntnis ist ein altes Thema, für das das 18. Jahrhundert besonders sensibel war. Es fand hier den traditionellen und gerade damals noch verstärkten Gegensatz zwischen der ärztlichen Kunst und der Erkenntnis der leblosen Dinge: »Die Wissenschaft vom Menschen beschäftigt sich mit einem allzu komplizierten Gegenstand, sie umfaßt eine Vielheit allzu verschiedener Fakten, sie behandelt allzu viele und subtile Elemente, als daß sie den unermeßlichen Kombinationsmöglichkeiten jene Einheitlichkeit, Evidenz und Gewißheit geben könnte, welche die physikalischen und mathematischen Wissenschaften charakterisieren.«[20] Diese Unsicherheit war ein Zeichen für die Komplexität auf seiten des Gegenstandes und für die Unvollkommenheit auf seiten der Wissenschaft; aber außer diesem Mißverhältnis zwischen Überfülle und Mangelhaftigkeit gab es keine objektive Begründung für den Vermutungscharakter der Medizin.

Das 18. Jahrhundert macht nun in seinen letzten Jahren aus diesem Mangel ein positives Element der Erkenntnis. Unter dem Einfluß von Laplace bzw. innerhalb einer verwandten Denkströmung entdeckt die Medizin, daß die Ungewißheit analytisch als Summe einer bestimmten Anzahl von isolierbaren und genau berechenbaren Gewißheitsgraden behandelt werden kann. So kann sich jetzt dieser verworrene und rein negative Begriff, der nur in der traditionellen Entgegensetzung gegen die mathematische Erkenntnis einen Sinn hatte, zu einem positiven Begriff wenden, der einer Kalkültechnik zugänglich ist.

Diese begriffliche Wendung war entscheidend: sie hat der Forschung einen Bereich eröffnet, in dem jedes konstatierte, isolierte und verglichene Faktum in einer Serie von Ereignissen Platz findet, deren Konvergenz oder Divergenz prinzipiell meßbar sind. Sie hat aus jedem wahrgenommenen Element ein *registriertes Ereignis* und aus der ungewissen Entwicklung, in der es seinen Platz hatte, eine *aleatorische Reihe* gemacht. Sie hat dem klinischen Feld eine neue Struktur gegeben, in welcher das jeweilige Individuum weniger die kranke Person als vielmehr das pathologische Faktum ist, das bei allen von der gleichen Krankheit Befallenen

[20] C.-L. Dumas, *Discours sur les progrès futurs da la science de l'homme* (Montpellier Jahr XII), S. 27—28.

reproduziert werden kann, und in welcher die Vielfalt von Feststellungen nicht einfach zu Widerspruch oder Bestätigung führt, sondern zu einer fortschreitenden und theoretisch unbegrenzten Konvergenz; und die Zeit ist in dieser Struktur nicht mehr ein täuschendes Element der Unvorhersehbarkeit, das durch ein antizipierendes Wissen beherrscht werden muß, sondern eine Dimension, deren Elemente als Gewißheitsgrade zu integrieren sind. Durch die Einführung des Wahrscheinlichkeitsdenkens hat die Medizin die *Wahrnehmungswerte* ihres Bereichs von Grund auf erneuert. Der Raum, in dem sich die Aufmerksamkeit des Arztes zu bewähren hat, hat seine Grenzen verloren und besteht aus isolierbaren Ereignissen, deren Zusammenhang serieller Natur ist. Die einfache Dialektik von pathologischer Art und krankem Individuum, von geschlossenem Raum und ungewisser Zeit hat sich aufgelöst. Die Medizin stellt sich nicht mehr die Aufgabe, das wesenhafte Wahre unter der sinnlich wahrnehmbaren Individualität zu erblicken, sondern die Ereignisse eines offenen Bereichs endlos zu verfolgen: das ist die Klinik.

Aber dieses Schema wurde damals weder radikalisiert noch reflektiert; es wurde nicht einmal in völlig kohärenter Weise etabliert. Es handelt sich weniger um eine Gesamtstruktur als um einige gedankliche Strukturelemente, die ohne gemeinsames Fundament nebeneinander stehen. Während die zuvor herrschende Konfiguration (Zeichen—Sprache) wirklich kohärent war, wenn sie auch manchmal im Zwielicht blieb, wird die Wahrscheinlichkeit nun zwar ständig zur Erklärung oder Rechtfertigung herbeibemüht, aber eine konsequente Anwendung des Wahrscheinlichkeitskalküls findet kaum statt. Der Grund dafür liegt nicht in der mathematischen Theorie der Wahrscheinlichkeit, sondern in den Bedingungen ihrer Anwendung: die Zählung physiologischer oder pathologischer Fakten nach dem Vorbild einer Volkszählung oder einer Zählung astronomischer Vorkommnisse war technisch nicht möglich, weil das Spital noch so wenig in die medizinische Erfahrung integriert war, daß es eigentlich als Karikatur oder Zerrspiegel dieser Erfahrung gelten mußte. Eine begriffliche Meisterung der Wahrscheinlichkeit in der Medizin setzte die Aufwertung des Spitalbereiches voraus, dessen Anerkennung als Erfahrungsraum aber seinerseits ein Denken in den Kategorien der Wahrscheinlichkeit voraussetzt. Daher der unfertige, unsichere und stückhafte Charakter des Kalküls der Gewißheitsgrade und die Tatsache, daß er sich ein unklares und seinem inneren technologischen Sinn entgegengesetztes Fundament suchte. So wollte Cabanis diese noch in Entstehung begriffenen Instrumente der Klinik mit Hilfe eines Begriffes rechtfertigen, dessen technisches und theoretisches Niveau einer viel älteren Schicht angehörte. Er hatte den alten Begriff der Ungewißheit nur fallengelassen, um den kaum besser passenden Begriff der ungenauen und freien Verschwendung der Natur neu zu beleben. Die Natur nämlich »zwingt nichts in die genaue Präzision; sie hat sich anscheinend einen Spielraum vorbehalten wollen, um ihren Bewegungen jene geregelte Freiheit zu gewähren, die sie vielfältiger und anmutiger macht, ohne sie aus der Ordnung zu entlassen.«[21] Der entscheidende Passus des Textes liegt aber in folgender Bemerkung: »Dieser Spielraum entspricht genau dem Spielraum, den sich die Kunst in der Praxis erlauben kann, oder vielmehr bestimmt er dessen Maß.« Die Ungenauigkeit, die Cabanis den Bewegungen der Natur zuspricht, ist nur der Leerraum, der freigelassen wird, damit sich darin die technische Apparatur einer Wahrnehmung von *Fällen* installieren kann. Deren Hauptmomente sind folgende:

1. *Die Komplexität der Kombinationen.* — Die Nosographie des 18. Jahrhunderts implizierte eine Erfahrungsstruktur, in der auch die verworrensten und kompliziertesten Einzelphänomene direkt oder indirekt auf Wesenheiten verwiesen, deren zunehmende Allgemeinheit eine abnehmende Komplexität garantierte: die Klasse war einfacher als die Art und diese wiederum einfacher als die Krankheit mit allen ihren Phänomenen und Modifikationen beim jeweiligen Individuum. Am Ende des 18. Jahrhunderts trifft sich in einer Erfahrung, wie sie von Condillac definiert worden ist, die Einfachheit nicht mit der wesenhaften Allgemeinheit, vielmehr bleibt sie auf der Ebene des unmittelbar Gegebenen und besteht in der geringen Anzahl ständig wiederholter Elemente. Nicht die Klasse der Fieber ist — aufgrund des dürftigen Begriffsinhaltes — das Prinzip der Intelligibilität, sondern die kleine Anzahl der zur Konstituierung eines Fiebers in jedem Fall unerläßlichen Elemente. Die vielfältigen Kombinationsmöglichkeiten der einfachen Formen ergeben die empirische Mannigfaltigkeit: »Bei jedem neuen Fall könnte man meinen, es handle sich um neue Fakten; aber es sind nur andere Kombinationen, andere Nuancen: bei einem pathologischen Zustand gibt es immer nur eine kleine Anzahl von Grundtatsachen; die anderen Tatsachen resultieren aus deren Mischung und verschiedenen Intensitätsgraden. Die Reihenfolge, in der sie auftreten, ihre Wichtigkeit, ihre Beziehungen zueinander genügen zur Entstehung der ganzen Vielfalt von Krankheiten.«[22] Folglich ist die Komplexität der individuellen Fälle nicht mehr unkontrollierbaren Modifikationen zuzuschreiben, welche die wesenhaften Wahrheiten undeutlich machen und nur mehr in einer negierenden Abstraktion erkennen lassen; sie kann nunmehr in sich selber erfaßt und erkannt werden, wenn alles, was sie darbietet, getreulich wahrgenommen und nach den Prin-

[21] Cabanis, *Du degré de certitude de la médecine* (Paris [3]1819), S. 125.
[22] Ebd., S. 86 f.

zipien der Kombinatorik analysiert wird, d. h. wenn die Gesamtheit ihrer Elemente und die Form ihrer Komposition definiert wird. Erkenntnis wird also die Wiederherstellung der Bewegung, durch welche die Natur verbindet. In diesem Sinn gehorcht die Erkenntnis des Lebens denselben Entstehungsgesetzen wie das Leben selber, während im klassifizierenden Denken diese Koinzidenz einzig und allein im göttlichen Verstande stattfinden konnte; der Fortschritt der Erkenntnis hat nun denselben Ursprung und denselben empirischen Gang wie das Fortschreiten des Lebens: »Die Natur hat es gewollt, daß die Quelle unserer Erkenntnis dieselbe sei wie die Quelle des Lebens: man muß Eindrücke aufnehmen, um zu leben; man muß Eindrücke aufnehmen, um zu erkennen.«[23] Und das Gesetz der Entwicklung ist hier wie dort das Kombinationsgesetz der Elemente.

2. *Das Prinzip der Analogie.* — Die Kombinationsanalyse der Elemente bringt analoge Koexistenz- und Sukzessionsformen ans Licht, durch welche sich Symptome und Krankheiten identifizieren lassen. Auch die Medizin der Arten und Klassen hat sich bei der Entzifferung der pathologischen Phänomene bedient: man erkannte die Ähnlichkeit von Störungen in mehreren Fällen, so wie man bei den Pflanzen die Beschaffenheit ihrer Reproduktionsorgane feststellte. Aber diese Analogien bezogen sich immer nur auf leblose morphologische Gegebenheiten: es handelte sich um wahrgenommene Formen, die im wesentlichen »einen untätigen und beständigen Zustand von Körpern, einen der wirklichen Natur der Funktion fremden Zustand«[24] bezeichneten. Die Analogien, auf die sich der klinische Blick stützt, um an verschiedenen Kranken Zeichen und Symptome festzustellen, sind von anderer Art; sie »liegen in den Beziehungen, die zunächst zwischen den konstituierenden Teilen einer einzigen Krankheit und dann zwischen einer bekannten und einer zu erkennenden Krankheit bestehen.«[25] So verstanden ist die Analogie nicht mehr eine Ähnlichkeit von der Art einer mehr oder weniger nahen Verwandtschaft, die der Wesensidentität mehr oder weniger nahekommt, sondern eine Isomorphie von Beziehungen zwischen Elementen; sie bezieht sich auf ein System von Relationen und wechselseitigen Aktionen, auf ein Funktionieren oder Nicht-Funktionieren. So ist die Atembeschwerde ein Phänomen, das man bei kaum verschiedener Morphologie bei der Schwindsucht, beim Asthma, bei den Herzkrankheiten, bei der Brustfellentzündung und beim Skorbut findet; es wäre aber illusorisch und gefährlich, sich an eine solche Ähnlichkeit zu halten. Die fruchtbare Analogie, welche die Identität eines

23 Ebd., S. 76 f.

24 Audibert-Caille, *Mémoire sur l'utilité de l'analogie en médecine* (Montpellier 1814), S. 13.

25 Ebd., S. 30.

Symptoms bezeichnet, ist eine Beziehung zu anderen Funktionen oder zu anderen Störungen: so bilden die Muskelschwäche (die man bei der Wassersucht findet), die fahle Hautfarbe (wie sie auch bei Verstopfung auftritt), Flecken auf dem Körper (wie bei den Pocken) und die Schwellung des Zahnfleisches (wie sie auch durch Anhäufung von Zahnstein verursacht werden kann) eine Konstellation, in der die Koexistenz der Elemente eine für den Skorbut typische funktionelle Wechselwirkung bezeichnet.[26] Durch die *Analogie* dieser Beziehungen wird die *Identifikation* einer Krankheit innerhalb einer Reihe von Kranken möglich.

Aber darüber hinaus kann auch innerhalb einer einzigen Krankheit und bei einem einzigen Kranken durch das Prinzip der Analogie die Einzigartigkeit der Krankheit in ihrer Gesamtheit erfaßt werden. Den Ärzten des 18. Jahrhunderts ermöglichte es — nach dem Begriff der »Sympathie« — der Begriff der »Komplikation« jederzeit, eine pathologische Wesenheit ausfindig zu machen: man konnte von der manifesten Symptomatik das abziehen, was im Widerspruch zur Wesenswahrheit stand und als »Interferenz« galt. So blieb ein gastrisches Fieber (Fieber, Kopfschmerz, Durst, Empfindlichkeit in der Magengegend) in Übereinstimmung mit seinem Wesen, auch wenn es von Hinfälligkeit, unwillkürlichen Stuhlgängen und Schluckbeschwerden begleitet war: in diesem Fall wurde es eben durch ein adynamisches Fieber »kompliziert«.[27] Eine strenge Anwendung der Analogie mußte eine solche Willkür in den Einteilungen und Gruppierungen vermeiden lassen. Von einem Symptom zum anderen kann man in einer einzigen pathologischen Gesamtgegebenheit eine gewisse Analogie in ihren Beziehungen mit »ihren äußeren oder inneren Ursachen«[28] feststellen. So etwa bei der galligen Lungenentzündung, aus der viele Nosographen eine komplizierte Krankheit gemacht haben: wenn man die Beziehungshomologie wahrnimmt, die zwischen der »Gastrizität« (welche Verdauungssymptome und epigastrische Beschwerden hervorruft) und der Reizung der Lungenorgane besteht, die zur Entzündung und zu allen Atembeschwerden führt, so erlauben es gerade verschiedene Symptomgruppen, die zu verschiedenen Krankheitswesenheiten zu gehören scheinen, die Identität der Krankheit nachzuweisen: die Identität einer *komplexen Figur* in der Kohärenz einer Einheit und nicht die Identität einer aus Wesenheiten bestehenden *gemischten Realität.*

3. *Die Wahrnehmung von Frequenzen.* — Die Gewißheit der medizinischen Erkenntnis ist von der Zahl der Fälle abhängig, die einer Unter-

[26] C.-A. Brulley, *De l'art de conjecturer en médecine* (Paris 1801), S. 85—87.
[27] Ph. Pinel, *Médecine clinique,* S. 78.
[28] Audibert-Caille, loc. cit., S. 31.

suchung unterworfen werden: sie »wird also vollständig sein, wenn sie aus einer hinreichenden Wahrscheinlichkeitsmasse gewonnen wird«; ist es aber nicht »die strenge Deduktion« aus genügend zahlreichen Fällen, so bleibt das Wissen »im Bereich der Vermutungen und Wahrscheinlichkeiten; und es ist nicht mehr als ein einfacher Ausdruck einzelner Beobachtungen.«[29] Das Fundament der medizinischen Gewißheit liegt nicht in der *vollständig beobachteten Individualität,* sondern in einer *zur Gänze durchlaufenen Vielfalt individueller Fakten.*

Durch die Vielzahl ihrer Elemente wird die Reihe zum Träger eines Konvergenzindex. Das Blutspucken war bei Sauvages in der Klasse der Blutflüsse eingeordnet und die Schwindsucht in der Klasse der Fieber — eine Aufteilung, die der Struktur der Phänomene entsprach und die von keiner Symptomverbindung in Frage zu stellen war. Wenn aber die Gesamtheit Schwindsucht—Blutspucken (trotz einzelner oder zeitweiliger Dissoziierungen) in der ganzen Reihe eine gewisse quantitative Dichte erreicht, dann wird ihre Zusammengehörigkeit über alle Zufälle hinweg und selbst gegen allen Anschein zu einer Wesenseinheit: »Im Studium der am häufigsten vorkommenden Phänomene, in der Meditation der Ordnung ihrer Beziehungen und ihrer regelmäßigen Sukzession findet man die Grundlagen der allgemeinen Gesetze der Natur.«[30]

Die individuellen Variationen werden integriert und heben sich dadurch auf. In der Medizin der Arten war dieses Verschwinden der einzelnen Modifikationen nur durch eine positive Operation zu bewerkstelligen: um zur Reinheit des Wesens zu gelangen, mußte man sie schon besitzen und von ihr aus mußte man dann den überflüssigen Erfahrungsgehalt ausschließen; in einer vorgängigen Entscheidung mußte man »das Konstante vom Variablen, das Wesentliche vom rein Zufälligen unterscheiden«[31]. In der klinischen Erfahrung werden die Variationen nicht ausgeschieden, sie verteilen sich von selber; sie heben sich in der allgemeinen Konfiguration auf, weil sie sich in den Bereich der Wahrscheinlichkeit integrieren; niemals fallen sie aus dem Rahmen, wie »unerwartet« und »außerordentlich« sie auch sein mögen; das Anormale ist immer noch eine Form der Regelmäßigkeit: »Das Studium der Monstren oder der Monstrositäten der menschlichen Art gibt uns eine Idee von den reichen Quellen der Natur und von den Abweichungen, denen sie sich überlassen kann.«[32]

Aufzugeben ist also die Idee eines idealen und transzendenten Zu-

[29] C.-L. Dumas, *Discours sur les progrès futurs de la science de l'homme* (Montpellier Jahr XII), S. 28.

[30] F.-J. Double, *Séméiologie générale* (Paris 1811), Bd. I, S. 33.

[31] Zimmermann, *Traité de l'expérience,* Bd. I, S. 146.

[32] F.-J. Double, loc. cit., S. 33.

schauers, an den sich das Genie oder die Geduld der wirklichen Beobachter mehr oder weniger annähern kann. Der einzige normative Beobachter ist die Totalität der Beobachter: ihre individuellen Perspektiven und Irrtümer verteilen sich in einer Gesamtheit, die ihre eigenen Indikationsmöglichkeiten hat. Sogar ihre Divergenzen lassen noch — dort, wo sie sich paradoxerweise überschneiden — das Profil unleugbarer Identitäten zum Vorschein kommen: »Mehrere Beobachter sehen dasselbe Faktum niemals in derselben Weise, es sei denn die Natur hat es ihnen wirklich in derselben Weise dargeboten.«

Im Zwielicht und in einem nur angenäherten Vokabular zirkulieren Begriffe, in denen man die Fehlerschätzung, die Varianzanalyse, die Limesbildung, den Mittelwert erkennen kann. Sie alle zeigen an, daß die Sichtbarkeit des medizinischen Feldes eine statistische Struktur annimmt und daß das Wahrnehmungsfeld nicht mehr ein Garten von Arten, sondern ein Bereich von Ereignissen ist. Aber noch ist nichts formalisiert. Und merkwürdigerweise zeichnet sich gerade in der Bemühung um einen Kalkül der medizinischen Wahrscheinlichkeiten die Niederlage samt ihren Gründen ab.

Diese Niederlage beruht in ihrem Prinzip nicht auf einer Unkenntnis oder auf einer zu oberflächlichen Anwendung des mathematischen Instrumentariums[33], sondern auf der Organisation des Anwendungsfeldes.

4. *Der Kalkül der Gewißheitsgrade.* — »Wenn man eines Tages im Wahrscheinlichkeitskalkül eine Methode entdeckt, die sich den komplizierten Gegenständen, den abstrakten Ideen und den variablen Elementen der Medizin und der Physiologie anpassen kann, dann wird man bald den höchsten Gewißheitsgrad hervorbringen, der in diesen Wissenschaften erreicht werden kann.«[34] Es handelt sich um einen Kalkül, der im Bereich der Ideen von vornherein Geltung hat, da er zugleich das Prinzip ihrer Analyse in konstituierende Elemente und die von Frequenzen ausgehende Induktionsmethode ist; er tritt zweideutig sowohl als logische Zerlegung wie als Arithmetik der Annäherung auf. Deshalb hat die Medizin am Ende des 18. Jahrhunderts nicht gewußt, ob sie es mit einer Reihe von Fakten zu tun habe, deren Erscheinungs- und Konvergenzgesetze einzig durch die Analyse der Wiederholungen zu bestimmen sind, oder mit einem Ensemble von Zeichen, Symptomen und Manifestationen, deren Kohärenz in einer natürlichen Struktur zu suchen ist. Sie schwankte stän-

[33] Brulley, *Essai sur l'Art de conjecturer en médecine* (Paris Jahr X), S. 35 bis 37. Brulley kennt die Texte von Bernoulli, Condorcet, S'Gravesandy sehr wohl.

[34] C.-L. Dumas, loc. cit., S. 29.

dig zwischen einer *Pathologie der Phänomene* und einer *Pathologie der Fälle*. Daher wurde der Kalkül der Wahrscheinlichkeitsgrade bald mit einer Analyse der symptomatischen Elemente verwechselt: merkwürdigerweise sieht sich nun das Zeichen als Element einer Konstellation durch eine Art Naturrecht als Träger eines Wahrscheinlichkeitskoeffizienten. Seinen Wert als Zeichen hat es aber nicht von einer Arithmetik der Fälle, sondern von seiner Verbindung mit einer Menge von Phänomenen. Unter einem mathematischen Anschein ging es um die Messung der Stabilität einer Figur. Der von den Mathematikern übernommene Begriff des »Gewißheitsgrades« bezeichnete unter Verlust seiner ursprünglichen Bedeutung den mehr oder weniger notwendigen Charakter einer Implikation.

Ein einfaches Beispiel führt uns direkt auf diese Verwechslung hin. Brulley erinnert an das von Jacques Bernoulli in der »Ars conjectandi« formulierte Prinzip, daß jede Gewißheit »als ein in beliebig viele Wahrscheinlichkeiten teilbares Gesetz betrachtet« werden kann.[35] So läßt sich die Gewißheit über die Schwangerschaft einer Frau in acht Grade teilen: Aufhören der Regel; Ekelgefühle und Erbrechen im ersten Monat; im zweiten Monat Vergrößerung der Gebärmutter; weitere Vergrößerung im dritten Monat; dann die Ausweitung der Gebärmutter über das Schoßbein hinaus; der sechste Grad ist — im fünften Monat — das Hervortreiben des ganzen Unterleibs; der siebente besteht in spontanen Bewegungen des Fötus, der an die innere Wand der Gebärmutter stößt; der achte Gewißheitsgrad wird schließlich zu Beginn des letzten Monats von starken Schüttelbewegungen konstituiert.[36] Jedes Zeichen enthält also ein Achtel der ganzen Gewißheit: die Folge der ersten vier bildet also eine halbe Gewißheit, »welche den eigentlichen Zweifel ausmacht und als eine Art Gleichgewicht betrachtet werden kann«; von da an beginnt die Wahrscheinlichkeit im vollen Sinn des Wortes.[37] Diese Arithmetik der Implikation gilt für die therapeutischen Indikationen wie für die diagnostischen Zeichen. Ein Kranker, der Brulley konsultierte, wollte sich einen Stein entfernen lassen; für den Eingriff sprachen zwei »positive Wahrscheinlichkeiten«: der gute Zustand der Harnblase, die geringe Größe des Steines; aber ihnen standen vier gegenteilige Wahrscheinlichkeiten entgegen: »der Kranke ist 60 Jahre alt; er ist männlichen Geschlechts; er hat ein galliges Temperament; er ist von einer Hautkrankheit befallen.« Der Patient wollte aber diese einfache Arithmetik nicht verstehen; er hat die Operation nicht überlebt.

Durch eine Arithmetik der Fälle soll eine Zusammengehörigkeit lo-

[35] C.-A. Brulley, S. 26 f.
[36] Ebd., S. 27—30.
[37] Ebd., S. 31—32.

gischer Art ermittelt werden; zu diesem Zweck setzt man voraus, daß zwischen dem Phänomen und seinem Signifikat dieselbe Verbindung besteht wie zwischen einem Ereignis und der Reihe, der es angehört. Diese Verwechslung ist nur möglich dank der Zweideutigkeit des Begriffs der Analyse, auf den sich die Ärzte ständig berufen: »Ohne den Ariadnefaden der Analyse würden wir uns auf den verschlungenen Wegen oft nicht zurechtfinden, um zum Asyl der Wahrheit zu gelangen.«[38] Diese Analyse wird nach dem *epistemologischen Modell* der Mathematik und nach der *instrumentellen Struktur* der »Ideologie« definiert. Sie soll dazu dienen, das System der Implikationen in seiner komplexen Gesamtheit definieren zu helfen: »Durch diese Methode zerlegt und zergliedert man einen Gegenstand, eine zusammengesetzte Idee; man prüft nacheinander die Teile; zuerst die wesentlichsten, dann die weniger wesentlichen, zusammen mit ihren verschiedenen Beziehungen; man erhebt sich zur einfachsten Idee«. Aber nach dem mathematischen Modell müßte diese Analyse der Bestimmung einer Unbekannten dienen: »Man prüft die Art und Weise der Zusammensetzung und ihre Entstehung und dadurch gelangt man vom Bekannten zum Unbekannten, und zwar mit Hilfe der Induktion.«[39]

Selle sagte von der Klinik, daß sie eigentlich »nur die Ausübung der Medizin am Krankenbett« und insofern mit »der praktischen Medizin« identisch sei.[40] Aber es handelt sich weniger um eine Reprise des alten ärztlichen Empirismus als vielmehr um eine der ersten konkreten Anwendungen der »Analyse«. Sie erkennt ja auch bei allem Gegensatz zu Systemen und Theorien ihre unmittelbare Verwandtschaft mit der Philosophie an: »Warum die Wissenschaft der Ärzte von der der Philosophen trennen? Warum zwei Disziplinen auseinanderhalten, die nach Ursprung und Bestimmung eins sind?«[41] Die Klinik eröffnet ein Feld, das durch die Einführung von Strukturen der Grammatik und der Wahrscheinlichkeitsrechnung in den Bereich der Pathologie »sichtbar« gemacht worden ist. Diese Strukturen können historisch datiert werden, da sie aus der Zeit Condillacs und seiner Nachfolger stammen. Mit ihnen befreit sich die medizinische Wahrnehmung von dem Zusammenspiel zwischen der We-

[38] Roucher-Deratte, *Leçons sur l'art d'observer* (Paris 1807), S. 53.

[39] Ebd., S. 53.

[40] Selle, *Introduction à l'étude de la nature.* Französische Übersetzung (Paris Jahr III) [Originalausgabe: *Einleitung in das Studium der Natur- und Arzneiwissenschaft* (Berlin 1777); Anm. d. Übers.].

[41] C.-L. Dumas, loc. cit., S. 21.

senheit und den Symptomen und ebenso von dem nicht weniger zweideutigen Spiel zwischen der Art und den Individuen: das Hin und Her zwischen dem Sichtbaren und dem Unsichtbaren und die Gleichzeitigkeit von Verbergung und Aufdeckung der Krankheitsart durch den Kranken weichen einem Bereich klarer Sichtbarkeit, der sich dem Blick auftut.

Aber ist nicht dieser Bereich mitsamt dem Fundament seiner Sichtbarkeit selber doppelsinnig? Sind nicht in ihm Elemente verbunden, die einander widersprechen? Das grammatische Modell, das für die Analyse der Zeichen übernommen worden ist, bleibt implizit und ohne Formalisierung am Grunde dieser begrifflichen Bewegung: es handelt sich um eine *Übertragung von Intelligibilitätsformen.* Hingegen beruft man sich ständig explizit auf das mathematische Modell; es ist als Kohärenzprinzip eines begrifflichen Prozesses gegenwärtig, der sich unabhängig von ihm vollendet hat: es handelt sich um die *Beibringung von Formalisierungselementen.* Aber diese fundamentale Zweideutigkeit wird nicht als solche verspürt. Der Blick, der auf diesen allem Anschein nach befreiten Bereich fällt, scheint eine Zeitlang glücklich.

VII. Kapitel

Sehen, wissen

»Hippokrates hat sich nur der Beobachtung gewidmet und hat alle Systeme verachtet. Nur auf seinen Spuren kann die Medizin zur Vollkommenheit gelangen.«[1] Die Privilegien, die der Beobachtung von der Klinik zugesprochen worden sind, sind jedoch zahlreicher und von ganz anderer Art als ihre traditionellen Vorrechte. Es sind einerseits die Privilegien eines reinen Blicks, der jedem Eingreifen vorhergeht und ganz getreulich das Unmittelbare aufnimmt, ohne es zu verändern, und andererseits die Privilegien eines Blicks, der mit einer ganzen Logik ausgerüstet ist und die Naivität eines schlichten Empirismus von vornherein abweist. Der konkrete Vollzug einer solchen Wahrnehmung ist nun zu beschreiben.

Der Blick, der beobachtet, hütet sich vor dem Eingreifen: er ist stumm und ohne Geste. Die Beobachtung läßt alles an seinem Platz; es gibt für sie nichts Verborgenes im Gegebenen. Sind die Hindernisse, die der Vernunft aus den Theorien und den Sinnen aus der Einbildungskraft erwachsen, einmal beseitigt, dann gibt es für die Beobachtung nichts Unsichtbares mehr, es gibt nur das unmittelbar Sichtbare. Im Denken des Klinikers ist die Reinheit des Blicks an ein Schweigen gebunden, das horchen läßt. Die geschwätzigen Diskurse der Systeme sind abzubrechen: »Am Bett des Kranken verstummt jede Theorie oder sie verflüchtigt sich.«[2] Und ebenso müssen die Aussagen der Einbildungskraft unterdrückt werden, welche die Wahrnehmung vorwegnehmen wollen, illusorische Beziehungen aufdecken und das den Sinnen Unzugängliche sprechen lassen: »Wie selten ist doch jener vollendete Beobachter, der die Einbildung schweigen läßt und in der Ruhe des Geistes vor seinem eigenen Urteil den Bericht des jeweiligen Sinnesorganes abzuwarten versteht!«[3] Der Blick vollendet sich in seiner eigenen Wahrheit und hat zur Wahrheit der Dinge Zugang, wenn er sich schweigend auf sie richtet und um das

[1] Clifton, *Etat de la médecine ancienne et moderne* (Paris 1742). Aus dem Vorwort des Übersetzers.

[2] Corvisart, Vorwort zu seiner Übersetzung: Auenbrugger, *Nouvelle méthode pour reconnaître les maladies internes de la poitrine* (Paris 1808), S. VII. [Originalausgabe: *Inventum novum ex percussione thoracis humani, ut signo, abstrusos interni pectoris morbos detegendi* (Wien 1761); Anm. d. Übers.]

[3] Ebd., S. VIII.

Gesehene herum alles verstummt. Der klinische Blick hat die paradoxe Fähigkeit, eine *Sprache zu vernehmen,* während er ein *Schauspiel wahrnimmt.* In der Klinik ist das sich Offenbarende ursprünglich das Sprechende. Der Gegensatz zwischen Klinik und Experiment entspricht genau dem Unterschied zwischen einer gehörten und verstandenen Sprache einerseits und einer formulierten und aufgezwungenen Frage andererseits. »Der Beobachter ... liest die Natur, der Experimentator befragt sie.«[4] Insofern sind Experiment und Beobachtung einander entgegengesetzt, ohne sich auszuschließen: natürlicherweise führt die Beobachtung zum Experiment, sofern dieses seine Fragen nur in der Sprache formuliert, die ihm von den beobachteten Dingen vorgeschlagen worden ist; seine Fragen sind nur dann fundiert, wenn sie Antworten auf eine Antwort ohne Frage sind — auf eine absolute Antwort, der kein Wort vorausgeht, da sie das allererste Wort ist. Dieses Privileg eines unüberholbaren Ursprungs hat Double in die Begriffe des Kausaldenkens übersetzt: »Die Beobachtung darf mit dem Experiment nicht verwechselt werden; dieses ist das Resultat oder die Wirkung; jene das Mittel oder die Ursache; die Beobachtung führt natürlicherweise zum Experiment.«[5] Der beobachtende Blick entfaltet seine Kräfte nur in einem zweifachen Schweigen: im relativen Schweigen der Theorien und Einbildungen, welche die Unmittelbarkeit des Sinnlichen verstellen, und im absoluten Schweigen jedweder dem Sprechen des Sichtbaren vorausgehenden Sprache. Über der Tiefe dieses zweifachen Schweigens können die gesehenen Dinge endlich vernommen werden; und zwar werden sie vernommen nur, weil sie gesehen werden.

So also zeigt dieser Blick, der sich jeder modifizierenden Intervention, jeder experimentellen Entscheidung enthält, daß seine Zurückhaltung an eine sehr solide Ausrüstung gebunden ist. Um zu sein, was er zu sein hat, genügt ihm nicht seine Klugheit oder seine Skepsis; die Unmittelbarkeit, auf die er sich öffnet, sagt die Wahrheit nur aus, sofern er gleichzeitig ihr Ursprung, d. h. ihr Ausgangspunkt, ihr Prinzip und ihr Kompositionsgesetz ist; der Blick muß als Wahrheit wiederherstellen, was in seiner Genese produziert worden ist: er muß in seinen eigenen Operationen das reproduzieren, was sich in der Bewegung der Komposition ergeben hat. Und insofern ist er »analytisch«. Die Beobachtung ist die Logik auf der Ebene der Wahrnehmungsinhalte, die Beobachtungskunst »wäre eine Logik für die Sinne, welche ihre Operationen und Anwendungen genauer lehren würde. Sie wäre also die Kunst, mit den interessierenden Umständen in Kontakt zu sein, die Eindrücke von den Gegenständen

[4] Roucher-Deratte, *Leçons sur l'art d'observer* (Paris 1807), S. 14.
[5] Double, *Séméiologie générale,* Bd. I, S. 80.

aufzunehmen, wie sie sich uns darbieten, und daraus die richtigen Induktionen zu folgern. Die Logik ist ... die Basis der Beobachtungskunst, aber diese Kunst wäre ein Teil der Logik, dessen Gegenstand mehr von den Sinnen abhinge.«[6]

In erster Annäherung kann man also diesen klinischen Blick als einen Wahrnehmungsakt definieren, der auf einer Logik von Operationen beruht; er ist analytisch, da er die Genese der Zusammensetzung rekonstruiert; aber er ist frei von jedem Eingriff, insofern diese Genese nur die Syntax der Sprache ist, welche die Dinge in einem ursprünglichen Schweigen sprechen. Der Blick der Beobachtung und die wahrgenommenen Dinge kommunizieren in ein und demselben Logos, der einerseits Bildung von Mengen und andererseits Logik von Operationen ist.

Die klinische Beobachtung setzt zwei organisierte und miteinander verbundene Bereiche voraus: den Bereich des Spitals und den Bereich der Ausbildung.

Im Spital erscheint das pathologische Faktum als einzelnes Ereignis und in einem seriellen Zusammenhang. Die Familie, die noch vor kurzem als der natürliche Ort der Krankheit und ihrer Wahrheit galt, bewirkt, wie sich nun herausgestellt hat, eine zweifache Täuschung: durch die häusliche Pflege und Diät droht die Krankheit verschleiert und modifiziert zu werden; und ihre physische Abgeschlossenheit macht es unmöglich, sie mit anderen Krankheitsfällen zu vergleichen. Sobald für die medizinische Erkenntnis Häufigkeitsverteilungen relevant werden, braucht man nicht mehr ein natürliches Milieu, sondern einen neutralen, in allen seinen Teilen homogenen Bereich, der ausnahmslos für jedes pathologische Vorkommnis offen ist und somit den Vergleich ermöglicht. Es muß dort alles möglich sein, und zwar alles in derselben Weise. »Welche Quelle der Belehrung sind doch zwei Krankenhäuser mit je 100 oder 150 Patienten! ... Welch mannigfaltiges Schauspiel von bösartigen und gutartigen Fiebern oder Entzündungen, die einmal stark ausgeprägt und dann wieder latent sind, mit allen Formen und Modifikationen, welche das Alter, die Lebensweise, die Jahreszeiten und die mehr oder weniger starken Gemütszustände mit sich bringen können!«[7] Der alte Einwand, das Spital modifiziere die pathologischen Erscheinungen und ihre Ordnung, wird weder wiederlegt noch mißachtet: er hebt sich vielmehr selber auf, da die betreffenden Modifikationen alle Ereignisse in gleicher Weise berühren.

[6] Senebier, *Essai sur l'art d'observer et de faire des expériences* (Paris ²1802), S. 6.

[7] Ph. Pinel, *Médecine clinique* (Paris 1815), Einleitung, S. II.

Daher kann man sie analytisch isolieren und getrennt behandeln; indem man die von den Lokalitäten, von den Jahreszeiten und von der Behandlungsart verursachten Modifikationen jeweils absondert, »kann man in der Klinik der Spitäler und in der allgemeinen Praxis der Medizin den höchsten Grad der Genauigkeit und der Voraussicht erreichen«[8]. Die Klinik ist also nicht jene mythische Landschaft, in der die Krankheiten an sich und ganz unverstellt zur Erscheinung kommen; sie ermöglicht vielmehr die konstante Integration der modifizierenden Einflüsse des Spitals in die Erfahrung. Was die Medizin der Arten Natur nannte, erweist sich nun als die Diskontinuität heterogener und künstlicher Bedingungen; und gerade die »künstlichen« Krankheiten des Spitals ermöglichen die Homogenisierung des Feldes der pathologischen Ereignisse. Sicherlich ist der Spitalbereich nicht reine Transparenz auf die Wahrheit hin; aber die von ihm hervorgerufene Strahlenbrechung macht durch ihre Konstanz die Analyse der Wahrheit möglich.

Durch das endlose Spiel von Modifikationen und Wiederholungen läßt sich in der Klinik des Spitals das Äußerliche ausscheiden. Eben dadurch ergibt sich aber auch durch Summierung das Wesentliche in der Erkenntnis: die Variationen annullieren sich und in der Wiederholung der konstanten Phänomene zeichnen sich von selber die fundamentalen Verbindungen ab. Indem sich die Wahrheit in der Wiederholung ankündigt, gibt sie den Weg an, auf dem sie zu erreichen ist. Sie läßt sich erkennen, indem sie sich wiedererkennen läßt. »Der Schüler ... kann sich nicht genug mit dem wiederholten Betrachten aller möglichen krankhaften Veränderungen vertraut machen, die ihm in seiner eigenen Praxis dann alle wieder begegnen werden.«[9] Die Aufdeckung der Wahrheit und die Erkenntnis der Wahrheit sind in ihrer Genese identisch. Daher gibt es keinen wesentlichen Unterschied zwischen der Klinik als Wissenschaft und der Klinik als Ausbildung. So bildet sich aus dem Lehrer und seinen Schülern eine Gruppe, in der der Akt des Wiedererkennens und die Bemühung um das Erkennen eins werden. Die medizinische Erfahrung mit ihren zwei Aspekten als Manifestation und als Aneignung hat nun ein kollektives Subjekt; sie ist nicht mehr geteilt zwischen dem, der weiß, und dem, der nicht weiß; sie wird von dem, der aufdeckt, und denen, vor deren Augen aufgedeckt wird, gemeinsam gemacht. Die Aussage ist ein und dieselbe: die Krankheit spricht zu allen in derselben Sprache.

Hat das Subjekt der medizinischen Erfahrung eine *kollektive* Struktur, so hat das Feld des Spitals den Charakter einer *Kollektion:* die Klinik situiert sich dort, wo die beiden Ensembles sich treffen; wo sie aufeinanderstoßen und sich gegenseitig begrenzen, entfaltet sich ihre Erfahrung. Hier

[8] Ebd., S. I.
[9] Maygrier, *Guide de l'étudiant en médecine* (Paris 1818), S. 94 f.

gewinnt die Klinik ihren unermeßlichen Reichtum, aber auch ihre abgeschlossene und sich selbst genügende Gestalt. Der Blick und die gezielten Fragen gliedern durch ihre Überschneidung den unbegrenzten Bereich der Ereignisse — und diese Gliederung ist die Klinik. An der Klinik von Edinburg bestand die klinische Beobachtung in vier Reihen von Fragen: die erste betraf das Alter, das Geschlecht, das Temperament und den Beruf des Kranken; die zweite seine Symptome; die dritte betraf Ursprung und Entwicklung der Krankheit; und die vierte die entfernten Ursachen und frühere Erkrankungen.[10] Eine andere — in Montpellier gebrauchte — Methode bestand in der Untersuchung aller sichtbaren Modifikationen des Organismus: »Erstens Veränderungen der Qualitäten des Körpers im allgemeinen; zweitens Veränderungen in den Ausscheidungen; drittens Veränderungen in der Ausübung der Funktionen.«[11] An beiden Untersuchungsformen übt Pinel dieselbe Kritik: sie sind unbegrenzt. Der ersten wirft er vor: »Wie soll man in dieser Flut von Fragen ... die wesenhaften und eigentümlichen Charaktere der Krankheit erfassen?«; und ähnlich der zweiten: »Welch endlose Aufzählung von Symptomen ...! Wirft man uns damit nicht in ein neues Chaos?«[12] Die Fragen, die zu stellen sind, sind ebenso unzählbar wie die Dinge, die anzusehen sind. Wenn der klinische Bereich für alle Möglichkeiten der Sprache und des Blicks offen ist, so hat er keine Begrenzung und folglich auch keine Organisation. Grenze, Form und Sinn gibt es nur, wenn sich die Befragung und die Untersuchung ineinander verschränken und durch einen gemeinsamen Code den »Begegnungsort« des Arztes und des Kranken definieren. In ihrer ersten Periode wendet die Klinik drei Methoden an, um diesen Ort zu bestimmen:

1. *Das Wechselspiel von gesprochenen und wahrgenommenen Momenten in der Beobachtung.* — In Pinels idealem Untersuchungsschema gehört der erste Moment dem Auge: man beobachtet den augenblicklichen Zustand in allen seinen Manifestationen. Aber in diesem Examen sichert der Fragebogen bereits der Sprache ihre Rolle: man notiert die Symptome, die dem Beobachter von Anfang an in die Augen springen; und gleich danach befragt man den Kranken über die Schmerzen, die er verspürt; und schließlich stellt man — in einer Mischung aus Wahrnehmung und Sprechen, aus Fragen und Beobachten — den Zustand der wichtigen bekannten physiologischen Funktionen fest. Der zweite Moment steht im Zeichen der Sprache sowie der Zeit, der Erinnerung, der Entwicklungen und sukzessiven Ereignisse. Zunächst muß gesagt werden, was zu einer bestimmten Zeit

[10] Pinel, *Médecine clinique,* S. 4.
[11] Ebd., S. 3.
[12] Ebd., S. 5 und 3.

wahrnehmbar war: die Invasionsformen müssen erinnert werden, ebenso die Abfolge der Symptome bis zu ihrem gegenwärtigen Zustand und die bereits verwendeten Heilmittel. Der Kranke oder seine Umgebung muß dann auch nach seinem Beruf und seiner Lebensweise befragt werden. Das dritte Beobachtungsstadium gehört wieder der Wahrnehmung; Tag für Tag wird der Fortgang der Krankheit unter vier Gesichtspunkten geprüft: Entwicklung der Symptome, eventuelles Auftreten neuer Erscheinungen, Zustand der Ausscheidungen, Wirkung der Medikamente. Der Schlußpunkt ist schließlich dem Wort vorbehalten: den Vorschriften für die Rekonvaleszenz.[13] Im Falle des Ablebens aber reservierten die meisten Kliniker — wir werden sehen, warum nicht so sehr Pinel — dem Blick als die letzte und entscheidendste Instanz die Anatomie. In diesem Hin und Her von Wort und Blick spricht die Krankheit allmählich ihre Wahrheit aus; eine Wahrheit, die zu sehen und zu vernehmen ist und deren Text, obgleich er nur einen *Sinn* hat, in seiner unzweifelhaften Totalität nur von zwei *Sinnen* wiederhergestellt werden kann: vom Sehen und vom Hören. Daher war der Fragebogen ohne das Examen ebenso eine endlose Aufgabe wie die Untersuchung ohne die Befragung: die Lücken auf einer Seite können jeweils nur durch Momente der anderen Seite gefüllt werden.

2. *Der Versuch der Herstellung einer festen Korrelation zwischen dem Blick und der Sprache.* — Das theoretische und praktische Problem der Klinik bestand in der Frage, ob sich die sichtbare Symptomatologie der Krankheit und ihre sprachliche Analyse in räumlich lesbarer und begrifflich kohärenter Weise darstellen lasse. Dieses Problem trat in einer für das klinische Denken bezeichnenden technischen Schwierigkeit zutage: im *Tableau.* Läßt sich auf einem Tableau, also in einer zugleich sichtbaren und lesbaren, räumlichen und sprachlichen Struktur alles integrieren, was vom Auge des Klinikers an der Oberfläche des Körpers wahrgenommen und was vom selben Kliniker als die wesenhafte Sprache der Krankheit vernommen worden ist? Der naivste Versuch in dieser Richtung ist wohl der von Fordyce: auf der Abszisse trug er alle Wahrnehmungen über Klima, Jahreszeit, vorherrschende Krankheiten, über das Temperament, die Idiosynkrasie, das Alter und die Lebensweise des Kranken ein; auf der Ordinate verzeichnete er die Symptome jeweils nach den betroffenen Organen und Funktionen (Puls, Haut, Temperatur, Muskeln, Augen, Zunge, Mund, Atmung, Magen, Darm, Urin).[14] Diese funktionelle Unterscheidung zwi-

[13] Pinel, ebd., S. 57.

[14] Fordyce, *Essai d'un nouveau plan d'observations médicales.* Französische Übersetzung (Paris 1811). [Originalausgabe: *An attempt to approve the evidence in medecine* (London 1792); Anm. d. Übersetzers.]

schen dem Sichtbaren und dem Aussagbaren und ihre Korrelation in dem Mythos einer analytischen Geometrie konnte für die Arbeit des klinischen Denkens natürlich nicht fruchtbar werden; ein solcher Versuch weist nur auf die Aspekte des Problems und auf die Begriffe hin, die in Beziehung gebracht werden sollten. Die von Pinel entworfenen Tableaus sind anscheinend einfacher: ihre begriffliche Struktur ist jedoch subtiler. Auf der Ordinate werden wie bei Fordyce die Krankheitssymptome eingetragen, die sich der Wahrnehmung darbieten; auf der Abszisse aber gibt er die signifikativen Werte dieser Symptome an: so sind bei heftigem Fieber schmerzhafte Empfindlichkeit in der Magengegend, Migräne und heftiger Durst einer gastrischen Symptomatologie zuzurechnen; hingegen haben Hinfälligkeit und Spannung des Unterleibs einen adynamischen Sinn; Schmerz in den Gliedern, trockene Zunge, schneller Atem und abendliche Anfälle sind Zeichen für einen zugleich gastrischen und adynamischen Krankheitszustand.[15] Jeder sichtbare Abschnitt hat einen signifikativen Wert und diesem Tableau kommt in der klinischen Erkenntnis sehr wohl eine analytische Funktion zu. Aber die analytische Struktur wird vom Tableau selber weder geliefert noch aufgedeckt; sie liegt ihm voraus und die Korrelation zwischen jedem Symptom und seiner symptomatologischen Bedeutung ist in einem wesenhaften Apriori ein für allemal fixiert; unter dem Anschein einer analytischen Funktion hat das Tableau nur die Aufgabe, das Sichtbare innerhalb einer schon gegebenen begrifflichen Konfiguration zu verteilen. Es geht also nicht um die Herstellung einer Korrelation sondern um die Umverteilung dessen, was in einem begrifflich schon definierten Wahrnehmungsraum gegeben ist. Das Tableau verhilft nicht dazu, etwas zu erkennen, sondern höchstens wiederzuerkennen.

3. *Das Ideal einer erschöpfenden Beschreibung.* — Der willkürliche bzw. tautologische Charakter dieser Tableaus läßt das klinische Denken eine andere Form der Korrelation zwischen dem Sichtbaren und dem Aussagbaren suchen, nämlich die kontinuierliche Korrelation einer gänzlich, d. h. nach zwei Seiten getreuen Beschreibung; diese Beschreibung soll einerseits im Hinblick auf ihren Gegenstand lückenlos sein, andererseits darf sie sich in ihrer Sprache keine Abweichung gestatten. Die *Strenge* der Beschreibung soll aus der *Exaktheit* der Aussage und der *Regelmäßigkeit* der Benennung resultieren: dies ist nach Pinel »die Methode, die jetzt in allen Teilen der Naturgeschichte befolgt wird«.[16] Der Sprache fällt so eine zweifache Aufgabe zu: durch ihre Exaktheit stellt sie zwischen jedem Abschnitt des Sichtbaren und dem ihm am genauesten entsprechenden Aussageelement

[15] Pinel, *Médecine clinique,* S. 78.

[16] Pinel, *Nosographie philosophique,* Einleitung, S. III.

eine Korrelation her; dieses Aussageelement übt aber innerhalb seiner Beschreibungsaufgabe auch eine Benennungsfunktion aus, die in ein konstantes Vokabular eingefügt ist und daher Vergleiche, Generalisierungen und Subsumierungen ermöglicht. Aufgrund dieser doppelten Funktion erlaubt die Beschreibungsarbeit eine »weise Zurückhaltung und eine Erhebung zu allgemeinen Gesichtspunkten, ohne die Realität abstrakten Begriffen zu opfern« und eine »einfache, regelmäßige, auf die Strukturbeziehungen oder die organischen Funktionen der Teile sich stützende Einteilung«.[17]

In diesem restlos erschöpfenden Übergang von der *Totalität des Sichtbaren* zur *Gesamtstruktur des Aussagbaren* erfüllt sich nun die Bedeutungsanalyse des Wahrgenommenen, die von der naiv geometrischen Architektur des Tableaus nicht geleistet werden konnte. Die Beschreibung oder vielmehr die Sprache, die in der Beschreibung am Werk ist, ermöglicht die Transformation des Symptoms in ein Zeichen, den Übergang vom Kranken zur Krankheit, den begrifflichen Zugang zum Individuellen. Hier knüpft sich dank der spontanen Kräfte der Beschreibung das Band zwischen dem vom Zufall bestimmten Feld der pathologischen Ereignisse und dem pädagogischen Bereich, in dem sie ihre Wahrheit formulieren. Die Beschreibung folgt der Anordnung der Manifestationen, aber auch der intelligiblen Reihenfolge ihrer Genese; sie ist Sehen und Wissen zu gleicher Zeit; denn indem man sagt, was man sieht, fügt man es seinem Wissen ein; sie lehrt auch zu sehen, denn sie liefert den Schlüssel einer Sprache, die das Sichtbare meistert. Die wohlgeformte Sprache, in der Condillac und seine Nachfolger das Ideal der wissenschaftlichen Erkenntnis sahen, ist also nicht in einer Kalkülsprache zu suchen, wie einige Mediziner voreilig meinten[18], sondern in jener angemessenen Sprache, die zugleich den beschriebenen Dingen wie der Sprache, in der sie beschrieben werden, entspricht. Anstatt von der arithmetischen Struktur der medizinischen Sprache zu träumen, gilt es nach einem inneren Maß zu suchen, das treu und fest, ursprünglich und absolut auf die Dinge geöffnet ist und die semantischen Werte streng und reflektiert gebraucht. »Die Kunst der Beschreibung der Tatsachen ist die höchste Kunst in der Medizin; vor ihr verblaßt alles.«[19]

Über allen Bemühungen, die das klinische Denken zur Definition seiner wissenschaftlichen Methoden und Normen unternimmt, schwebt erhaben der große Mythos eines reinen Blicks, der reine Sprache ist: der Mythos eines sprechenden Auges. Dieses Auge blickt auf die Gesamtheit des Spitalfeldes, es sammelt alle einzelnen Ereignisse, die sich in ihm ab-

[17] Ebd., S. III—IV.

[18] Vgl. oben, Kapitel VI.

[19] Amard, *Association intellectuelle* (Paris 1821), Bd. I, S. 64.

spielen; und je mehr und je besser es sieht, umso mehr wird es Wort, das aussagt und lehrt; die Wahrheit, die sich in den Wiederholungen und Konvergenzen der Ereignisse unter seinem Blick abzeichnet, ist durch diesen Blick und gerade durch ihre Anordnung als Lehre denen vorbehalten, die nicht wissen und noch nicht gesehen haben. Dieses sprechende Auge ist der Diener der Dinge und der Herr der Wahrheit.

Es ist verständlich, daß sich im Zusammenhang dieser Gedanken wieder eine gewisse medizinische Esoterik hat bilden können, nachdem der revolutionäre Traum von einer absolut offenen Wissenschaft und Praxis verflogen war: nunmehr sieht man das Sichtbare nur, sofern man die Sprache kennt; die Dinge bieten sich dem dar, der in die geschlossene Welt der Wörter eingedrungen ist; diese Wörter kommunizieren mit den Dingen, weil sie der Regel ihrer Grammatik gehorchen. Diese neue Esoterik ist in ihrer Struktur, in ihrem Sinn und in ihrem Gebrauch von jener sehr verschieden, die Molières Ärzte lateinisch reden ließ: damals ging es bloß darum, nicht verstanden zu werden und durch sprachliche Besonderheiten die Privilegien eines Berufsstandes zu wahren; nun aber sucht man, durch einen richtigen syntaktischen und semantischen Gebrauch der Sprache eine operationale Herrschaft über die Dinge zu gewinnen. Die Beschreibung soll in der klinischen Medizin nicht das Verborgene oder das Unsichtbare denen nahebringen, die keinen Zugang dazu haben; sie soll vielmehr das zum Sprechen bringen, was jedermann sieht, ohne es zu sehen, und zwar soll sie es nur für die zum Sprechen bringen, die in die wahre Rede eingeweiht sind. »Welche Vorschriften man über eine so delikate Materie auch geben mag, sie wird immer das Begreifen der Menge übersteigen.«[20] Hier begegnen wir auf der Ebene der theoretischen Strukturen wieder dem Initiationsgedanken, der sich schon in den institutionellen Konfigurationen derselben Epoche abgezeichnet hat[21]: wir sind im Herzen der klinischen Erfahrung, die eine *Manifestation* der Dinge in ihrer Wahrheit und eine *Initiation* in die Wahrheit der Dinge ist. Dies sollte Bouillaud vierzig Jahre später als eine banale Selbstverständlichkeit aussprechen: »Die medizinische Klinik kann entweder als Wissenschaft betrachtet werden oder als eine Unterrichtsmethode der Medizin.«[22]

Der klinische Blick ist ein horchender Blick und ein sprechender Blick; die klinische Erfahrung ist ein Augenblick des Gleichgewichts zwischen dem Wort und dem Schauspiel; ein prekäres Gleichgewicht, das auf dem

[20] Amard, *Association intellectuelle,* I, S. 65.

[21] Vgl. oben, Kapitel V.

[22] Bouillaud, *Philosophie médicale* (Paris 1831), S. 244.

unerhörten Postulat beruht, daß alles *Sichtbare aussagbar* ist und daß es in seiner *Gesamtheit* sichtbar ist, weil es in seiner Gesamtheit *aussagbar* ist. Aber die restlose Umsetzbarkeit des Sichtbaren ins Aussagbare war in der Klinik eher eine Forderung und ein Grenzwert als ein ursprüngliches Prinzip. Die totale *Beschreibbarkeit* bleibt ein ferner Horizont; sie ist eher der Traum eines Denkens als eine begriffliche Basis.

Es gibt dafür einen einfachen historischen Grund: Condillacs Logik, die der Klinik als epistemologisches Modell diente, ermöglichte keine Wissenschaft, in der das Sichtbare und das Sagbare einander völlig adäquat sind. Die Philosophie Condillacs verschob ihren Schwerpunkt allmählich von einer Analyse der ursprünglichen Empfindung zu einer operationalen Logik der Zeichen und von dieser zur Konstituierung eines Wissens, das zugleich Sprache und Kalkül sein sollte. Der auf allen drei Ebenen, aber in verschiedenen Bedeutungen verwendete Begriff des *Elements* verlieh diesem Reflexionsgang eine gewisse Kontinuität, die allerdings keine definierte und kohärente logische Struktur aufwies; Condillac hat niemals eine allgemeine Theorie des Elements ausgearbeitet, weder des Wahrnehmungs- noch des Sprach- oder Rechenelements; er hat ständig zwischen zwei Operationslogiken geschwankt: zwischen der der Genese und der des Kalküls. Daher stammt die zweifache Definition der »Analyse«: Reduktion der komplexen Ideen »auf die einfachen Ideen, aus denen sie zusammengesetzt sind, und Verfolgung ihres Entstehungsprozesses«[23] einerseits und andererseits Suche nach der Wahrheit »durch eine Art Kalkül, d. h. durch Zusammensetzung und Trennung der Begriffe und ihre Vergleichung im Hinblick auf die gesuchten Entdeckungen«.[24]

Die klinische Methode war von dieser Zweideutigkeit ebenfalls betroffen, doch hat sie eine begriffliche Entwicklung eingeschlagen, die der Condillacs genau entgegengesetzt ist: Ausgangspunkt und Endpunkt sind vertauscht. Die Klinik geht von der Forderung des Kalküls zurück zum Primat der Genese; das Postulat der Angleichung des Sichtbaren an das Aussagbare wird nicht mehr durch eine *universale* und strenge Berechenbarkeit definiert sondern durch eine totale und erschöpfende *Beschreibbarkeit.* Die wesentliche Operation wird nicht mehr in einer Kombinatorik gesehen sondern in einer syntaktischen Transskription. Diese Umkehrung der Entwicklung Condillacs zeigt sich am deutlichsten im Denken Cabanis', wenn man es mit der Analyse Brulleys vergleicht. Dieser nämlich möchte »die Gewißheit als ein Ganzes betrachten, das in beliebig viele Wahrscheinlichkeiten aufgeteilt werden kann«; »eine Wahrscheinlichkeit ist also ein Grad, ein Teil der Gewißheit, von der sie sich unterscheidet wie ein Teil vom

[23] Condillac, *Origine des connaissances humaines,* S. 162.
[24] Ebd., S. 110.

Ganzen«[25]; die medizinische Gewißheit muß sich daher durch eine Kombinatorik der Wahrscheinlichkeiten erreichen lassen; Brulley gibt dafür die Regeln an, geht aber dann nicht weiter, sondern kündigt an, daß ein berühmterer Arzt Licht in die Sache bringen müsse, wozu er selber nicht imstande sei.[26] Aller Wahrscheinlichkeit nach meint er Cabanis. In dessen »Révolutions de la médecine« wird die sichere Form der Wissenschaft aber nicht durch einen Kalkül definiert sondern durch eine Organisation von Ausdruckswerten; es gilt nicht mehr, mittels eines Kalküls vom Wahrscheinlichen zum Gewissen zu gelangen, sondern mittels einer Syntax vom wahrgenommenen Element zur Kohärenz des Diskurses fortzuschreiten: »Der theoretische Teil einer Wissenschaft ist nichts anderes als die Darstellung der Klassifikation und der Beziehungen aller Tatsachen, aus denen die Wissenschaft besteht; er muß also sozusagen ihr summarischer Ausdruck sein.«[27] Wenn Cabanis dem Wahrscheinlichkeitskalkül im Aufbau der Medizin einen Platz einräumt, so ist dieser Kalkül doch nur ein Element neben anderen in der Gesamtkonstruktion des wissenschaftlichen Diskurses. Brulley wollte auf der Ebene der »Langue des calculs« bleiben. Cabanis zitiert zwar auch diesen Text, sein epistemologisches Denken steht aber dem »Essai sur l'origine des connaissances« viel näher.

Man könnte nun meinen, was auch die Kliniker jener Zeit gemeint haben, daß es nämlich dabei sein Bewenden hatte und daß ein problemloses Gleichgewicht zwischen den Kompositionsformen des Sichtbaren und den syntaktischen Regeln des Aussagbaren gefunden war. Es war eine kurze Periode der Euphorie, ein goldenes Zeitalter, das nur einen Tag dauerte: Sehen, Sagen und Sehen-Lehren durch das Sagen des Gesehenen kommunizierten in einer unmittelbaren Transparenz. Die Erfahrung war selber mit vollem Recht Wissenschaft; der Gang des Erkennens war der des Lernens und Lehrens. Souverän las der Blick einen Text, dessen klares Wort er mühelos aufnahm, um es in einem zweiten und doch identischen Diskurs wiederherzustellen: vom Sichtbaren gegeben, machte dieses Wort wiederum sichtbar, ohne irgendetwas zu verändern. In seinem souveränen Vollzug griff der Blick auf die Sichtbarkeitsstrukturen zurück, die er selber in sein Wahrnehmungsfeld hineingelegt hatte.

Aber diese verallgemeinerte Transparenz läßt den Status der Sprache im Dunkeln, oder zumindest den Status des Elementarsystems, das deren Fundament, Rechtfertigung und Präzisionsinstrument sein muß. Dieser Mangel, der auch der Logik Condillacs eigen ist, ruft einige epistomologi-

[25] C.-A. Brulley, *Essai sur l'art de conjecturer en médecine,* S. 26—27.

[26] Brulley, ebd.

[27] Cabanis, *Coup d'œil sur les Révolutions et la réforme de la médecine* (Paris 1804), S. 271.

sche Mythen auf den Plan, die ihn verschleiern sollen. Aber sie führen die Klinik auch schon in neue Räume, in denen sich die Sichtbarkeit trübt und verwirrt, in denen der Blick an dunkle Massen, an undurchdringliche Körper, an den schwarzen Stein des Leibes stößt.

1. *Der erste dieser epistemologischen Mythen betrifft die alphabetische Struktur der Krankheit.* — Am Ende des 18. Jahrhunderts erschien das Alphabet den Grammatikern als das ideale analytische Schema und die letzte Zerlegungsstufe einer Sprache; deshalb bildete es auch den Weg zur Erlernung der Sprache. Dieses alphabetische Schema ließ sich ohne wesentliche Modifikation in die Definition des klinischen Blicks einbringen. Die kleinstmögliche Beobachtungseinheit, von der man ausgehen muß und über die man nicht hinauskommt, ist der besondere Eindruck, den man von einem Kranken oder vielmehr von einem Symptom bei einem Kranken empfängt; sie bedeutet für sich allein gar nichts; aber sie gewinnt ihre Bedeutung und beginnt zu sprechen, wenn sie mit anderen Elementen Verbindungen eingeht: »Die einzelnen, isolierten Beobachtungen sind für die Wissenschaft das, was die Buchstaben und die Wörter für den Diskurs sind; dieser gründet sich ja nur auf das Zusammenkommen und die Vereinigung der Buchstaben und der Wörter, deren Mechanismus und Bedeutung man zuerst gut studiert haben muß, um sie richtig gebrauchen zu können. Dasselbe gilt für die Beobachtungen.«[28] Diese alphabetische Struktur der Krankheit garantiert nicht nur, daß man immer auf ein kleinstes Element zurückgehen kann, sondern auch dies, daß die Zahl dieser Elemente endlich und nicht einmal allzu groß ist. Vielfältig und scheinbar unbegrenzt sind nicht die ersten Eindrücke sondern ihre Kombination innerhalb ein und derselben Krankheit: so wie die kleine Anzahl der »von den Grammatikern als Konsonanten bezeichneten Modifikationen« dazu hinreicht, »dem Ausdruck des Gefühls die Präzision des Denkens« zu verleihen, könnte man auch bei den pathologischen Phänomenen »in jedem neuen Fall neue Tatsachen sehen, die doch nur neue Kombinationen darstellen. Bei einem pathologischen Zustand gibt es immer nur eine kleine Anzahl von Grundphänomenen ... Die Ordnung, in der sie auftauchen, ihre Bedeutung, ihre verschiedenen Beziehungen genügen zur Hervorbringung aller verschiedenen Arten von Krankheiten.«[29]

2. *Der klinische Blick unterwirft das Sein der Krankheit einer nominalistischen Reduktion.* — Die gleichsam aus Buchstaben zusammengesetzten Krankheiten haben keine andere Realität als die Art ihrer Zusammenset-

[28] F.-J. Double, *Séméiologie générale* (Paris 1811), Bd. I, S. 79.
[29] Cabanis, *Du degré de certitude* (Paris [3]1819), S. 86.

zung. Ihre Verschiedenheiten verweisen letztlich auf die wenigen individuellen Elemente; und alles, was sich aus diesen bilden läßt, ist lediglich Name, Hauptwort: »nomen«. Einmal im Sinne der Nominalisten, welche die substantielle Realität der abstrakten und allgemeinen Wesenheiten kritisieren, und sodann im Sinne einer Sprachphilosophie, da die Zusammensetzung der Realität der Krankheit dem Vorbild der Sprache folgt. Im Verhältnis zum Individuellen und Konkreten ist die Krankheit nur ein Name; im Verhältnis zu den einzelnen Elementen, aus denen sie besteht, hat sie den ganzen strengen Aufbau einer sprachlichen Bezeichnung. Nach dem Wesen einer Krankheit zu fragen, »ist dasselbe, als wollten Sie fragen, welches die Natur des Wesens eines Wortes ist«.[30] Ein Mensch hustet, er spuckt Blut, er hat Atembeschwerden, sein Puls ist rasch und hart; seine Temperatur steigt: all dies sind unmittelbare Eindrücke, Buchstaben sozusagen. Zusammen bilden sie eine Krankheit, die Brustfellentzündung: »Aber was ist demnach eine Brustfellentzündung? ... Sie ist das Zusammentreffen dieser Umstände, die sie konstituieren. Das Wort ›Brustfellentzündung‹ faßt sie nur in einer Abkürzung zusammen.« Die »Brustfellentzündung« enthält nicht mehr Realität als das Wort selber; sie »drückt eine Abstraktion des Geistes aus«; aber wie das Wort ist sie eine genau definierte Struktur, eine gegliederte Figur, »in der alle oder fast alle Erscheinungen kombiniert sind. Fehlen eine oder mehrere davon, dann ist es eben nicht die Brustfellentzündung, jedenfalls nicht die wahre.«[31] Die Krankheit hat ebensowenig Realität wie der Name; aber ebenso wie das Wort enthält sie eine Konfiguration. Die nominalistische Reduktion der Existenz legt also gleichwohl eine konstante Wahrheit frei und damit ermöglicht sie den nächsten Schritt:

3. *Der klinische Blick unterwirft die pathologischen Erscheinungen einer »chemischen« Reduktion.* — Der Blick des Nosographen war bis zum Ende des 18. Jahrhunderts der Blick eines Gärtners; er hatte in der Mannigfaltigkeit der Erscheinungen die Artwesenheit ausfindig zu machen. Zu Beginn des 19. Jahrhunderts setzt sich ein anderes Modell durch: das Modell der chemischen Operation, in der die Elemente isoliert werden, damit die Zusammensetzung definiert und mit anderen Verbindungen verglichen werden und so eine Klassifikation begründet werden kann, welche nicht auf Arttypen sondern auf Beziehungsformen beruht: »Hätten die Nosologen, anstatt dem Vorbild der Botaniker zu folgen, nicht vielmehr die Systeme der anorganischen Chemie als Modell nehmen und somit nur die Elemente der Krankheiten und ihre häufigsten Kombinationen klassi-

[30] Ebd., S. 66.
[31] Ebd., S. 66.

fizieren sollen?«[32] Die klinische Analyse, deren Nähe zur Linguistik und zur Mathematik wir bereits festgestellt haben, tritt nun in den Horizont der Chemie ein: sie versteht sich als Isolierung der reinen Körper und als Anordnung ihrer Kombinationen auf einem Tableau. Von der Kombinatorik ist man über die Syntax schließlich zum Modell der chemischen Verbindung übergegangen.

Der Blick des Klinikers übernimmt daher die Rolle, die in den chemischen Verbrennungen dem Feuer zukommt. Er läßt die wesenhafte Reinheit der Phänomene hervortreten, er ist das die Wahrheiten herauslösende Agens. Und so wie die Verbrennungen ihr Geheimnis nur im Lodern des Feuers verraten, so wie es vergeblich wäre, nach dem Erlöschen der Flamme den toten Staub, das *caput mortuum* zu befragen, so enthüllt sich dem Kliniker die Wahrheit nur im sprechenden und erhellenden Blick auf die Phänomene: »Nicht den Rückstand der krankhaften Verbrennung muß der Arzt erkennen, sondern die Art der Verbrennung selber.«[34] Der klinische Blick ist ein Blick, der die Dinge bis auf ihre letzte Wahrheit ausbrennt. Die Aufmerksamkeit seiner Beobachtung und die Bewegung seines Sprechens verbinden sich zu dem paradoxen Akt des Verzehrens. Die Wirklichkeit, deren Diskurs er spontan liest und wiederherstellt, stimmt mit sich selbst nicht so überein, wie man meinen könnte: ihre Wahrheit eröffnet sich in einer Zerlegung, die weit mehr ist als eine Lektüre, da es sich um die Freilegung einer impliziten Struktur handelt. Nunmehr sieht man, daß die Klinik nicht einfach das Sichtbare zu lesen hat; sie hat Geheimnisse aufzudecken.

4. *Die klinische Erfahrung identifiziert sich mit einer »schönen Sinnlichkeit«.* — Der ärztliche Blick ist nicht der Blick eines geistigen Auges, das unter den Erscheinungen die unveränderliche Reinheit von Wesenheiten wahrzunehmen vermag. Es ist vielmehr ein Blick der konkreten Sinnlichkeit, ein Blick, der von Körper zu Körper wandert, und zwar immer im Raum sinnlicher Gegenwart. »Die Theorie verstummt oder verflüchtigt sich fast immer am Bett des Kranken oder sie wird ohnmächtig, um der Beobachtung oder der Erfahrung ihren Platz abzutreten. Aber worauf beruhen denn Erfahrung und Beobachtung, wenn nicht auf dem Zeugnis unserer Sinne? Was wären sie ohne diese treuen Führer?«[35] Und wenn diese unmittelbare Sinneserkenntnis nicht von Anfang an gegeben ist,

[32] Demorcy-Delettre, *Essai sur l'analyse appliquée au perfectionnement de la médecine,* S. 135.

[33] Vgl. oben, Kapitel VI.

[34] Amard, *Association intellectuelle,* Bd. II, S. 389.

[35] Corvisart, Vorwort zu seiner Übersetzung: Auenbrugger, *Nouvelle méthode pour reconnaître les maladies internes de la poitrine* (Paris 1808), S. VII.

wenn sie vertieft und verfeinert werden kann, dann nicht durch einen Übergang auf eine andere Ebene, sondern aufgrund ihrer eigensten Souveränität; sie wird immer nur auf ihrem eigenen Niveau, dem der reinen Sinnenhaftigkeit vertieft; denn der Sinn wird nur aus dem Sinn geboren. »Der Blick des Arztes, der so oft über die umgängliche Gelehrsamkeit und die solideste Ausbildung den Sieg davon trägt, ist nur das Resultat des häufigen, methodischen und richtigen Gebrauchs der Sinne. Hier ist die Quelle jener Leichtigkeit in der Anwendung, jener Geschicklichkeit in der Darstellung und jener Sicherheit im Urteil, die so rasch sein kann, daß alle Akte gleichzeitig zu sein scheinen und zu Recht in dem Ausdruck ›Takt‹ zusammengefaßt werden.«[36] Auf diese Weise reduziert sich die Sinnenhaftigkeit des Wissens, die doch immerhin die Verbindung zwischen Spital und Ausbildung, sowie die Definition eines Wahrscheinlichkeitsfeldes und einer Sprachstruktur des Wirklichen voraussetzt, auf eine Verherrlichung der unmittelbaren Sinnlichkeit.

Die gesamte Analyse entfaltet sich auf der Ebene einer Ästhetik. Aber diese Ästhetik definiert nicht nur die ursprüngliche Form jeder Wahrheit, sie schreibt gleichzeitig auch Vollzugsregeln vor und wird damit auf einer zweiten Ebene Ästhetik in dem Sinne, daß sie die Normen einer Kunst aufstellt. Die sinnliche *Wahrheit* öffnet sich nun — mehr als den Sinnen selber — einer *schönen* Sinnlichkeit. Die ganze komplexe Struktur der Klinik vollendet sich in der blendenden Geschwindigkeit eines Kunstgriffs: »In der Medizin hängt alles oder fast alles von einem einzigen Blick oder einem glücklichen Instinkt ab; die Gewißheiten finden sich eher in den Empfindungen des Künstlers als in den Prinzipien der Kunst«.[37] Die technische Ausrüstung des ärztlichen Blicks verwandelt sich in Ratschläge der Klugheit, des Geschmacks, der Geschicklichkeit: es bedarf »großen Scharfsinns«, »großer Aufmerksamkeit«, »großer Genauigkeit«, »großer Gewandtheit«, »großer Geduld«.[38]

Hier verlieren nun alle Regeln ihre Geltung oder vielmehr werden die Regeln, die den prüfenden *Blick* der Klinik konstituieren, allmählich und in einer scheinbaren Ordnungslosigkeit durch Regeln ersetzt, die den sofort erfassenden und zuschlagenden Blick, das *Erspähen* konstituieren. Diese Regeln sind sehr verschieden. Der prüfende Blick der Klinik setzt ein offenes Feld voraus; seine Tätigkeit ist wesenhaft eine sukzessive Lektüre: er registriert und totalisiert; er rekonstruiert Schritt für Schritt die immanenten Organisationen; seine Welt ist die Welt der Sprache; daher verbindet er sich spontan mit dem Hören und Sprechen; er fügt die beiden fundamentalen

[36] Corvisart, ebd., S. X.
[37] Cabanis, *Du degré de certitude* ([3]1819), S. 126.
[38] Roucher-Deratte, *Leçons sur l'art d'observer* (Paris 1807), S. 87—99.

Aspekte des *Sagens* — das, was man sagt, und das, was man vernimmt — zusammen. Das Erspähen hingegen überfliegt nicht ein Feld: es trifft einen Punkt, den zentralen und entscheidenden Punkt; der prüfende Blick hat unendlich viele Abwandlungen, das Erspähen geht geradeaus: es trifft seine Entscheidung und die Linie, die es zieht, hebt das Wesentliche heraus; es geht darum über das hinaus, was es sieht; die unmittelbaren Formen des Sinnlichen täuschen es nicht; denn es vermag sie zu durchschlagen; es ist wesentlich entmystifizierend. Wenn es in seiner gewaltsamen Geradheit zuschlägt, dann zerbricht es den Anschein. Es läßt sich nicht auf die Sprache ein; es ist stumm wie ein ausgestreckter Finger, der zeigt und denunziert. Es gehört in den nichtsprachlichen Bereich des *Kontakts,* eines rein idealen Kontakts, der aber *durchschlagender* ist, weil er die Dinge leichter durchquert und tiefer unterwandert. Das Auge des Klinikers entdeckt seine neue Verwandtschaft mit einem Sinn, der ihm nun seine Norm und seine epistemologische Struktur vorschreibt. An die Stelle des auf ein Sprechen gespannten Ohres tritt der Finger, der an die Tiefen rührt. Daher die Metapher des »Taktes«, mit der die Ärzte ihren Späherblick nun zu umschreiben pflegen.[39]

In diesem neuen Bild, das die klinische Erfahrung von sich selbst entwirft, rüstet sie sich zur Erkundung eines neuen Raums: des berührbaren Raums des Leibes, jener undurchsichtigen Masse, in welcher sich Geheimnisse, unsichtbare Läsionen verbergen und das Mysterium der Ursprünge selbst eingehüllt ist. Die Medizin der Symptome tritt langsam vor der Medizin der Organe, des Krankheitsherdes und der Krankheitsursachen zurück, vor einer Klinik, die ganz an der pathologischen Anatomie orientiert ist. Dies ist das Zeitalter Bichats.

[39] Corvisart, oben zitierter Text, S. 135.

VIII. Kapitel

Öffnen Sie einige Leichen!

Sehr bald haben die Historiker den neuen Geist der Medizin mit der Entdeckung der pathologischen Anatomie in Verbindung gebracht; sie schien das Wesentliche dieses Geistes auszumachen, sie schien sein lebendigster Ausdruck und sein tiefster Grund zu sein. Die Methoden der Analyse, das klinische Examen und auch noch die Reorganisation der Schulen und Spitäler schienen ihre Bedeutung ihr zu verdanken. »Eine ganz neue Epoche der Medizin hat in Frankreich begonnen . . .; die Anwendung der ›Analyse‹ auf das Studium der physiologischen Erscheinungen, ein aufgeklärter Sinn für die Schriften der Antike, die Vereinigung von Medizin und Chirurgie sowie die Organisation der klinischen Schulen, haben diese erstaunliche Revolution herbeigeführt, die durch die Fortschritte der pathologischen Anatomie charakterisiert wird.«[1] Der pathologischen Anatomie wurde also das merkwürdige Vorrecht zugesprochen, dem neuen Wissen zuletzt die ersten Grundlagen seiner Positivität geliefert zu haben.

Warum diese chronologische Umkehrung? Warum sollte die Zeit erst am Ende einer Entwicklung hervorgebracht haben, was von Anfang an in ihr enthalten war und ihr den Weg eröffnet und gerechtfertigt hat? Seit 150 Jahren wiederholt man folgende Erklärung: die Medizin konnte den Zugang zu ihrer wissenschaftlichen Fundierung nur finden, indem sie mit Vorsicht und Zurückhaltung das Hindernis umging, das Religion, Moral und alte Vorurteile der Öffnung von Leichen entgegensetzten. Die pathologische Anatomie mußte an den Grenzen des Verbotenen ein Schattendasein führen — als eine jener mutigen Geheimwissenschaften, die ihre Verdammung schließlich überdauern; nur im Schutze der Dämmerung und der Furcht vor den Toten wurden Sezierungen durchgeführt: »Bei Anbruch des Tages oder beim Hereinbrechen der Nacht eilte« Valsalva »verstohlen auf die Friedhöfe, um dort die Prozesse des Lebens und der Zerstörung genau zu studieren«; auch Morgagni sah man »im Grab der Toten wühlen und sein Skalpell in die dem Sarg entrissenen Leichen stoßen«.[2] Dann kam die Aufklärung; der Tod durfte ans Tageslicht und

[1] P. Rayer, *Sommaire d'une histoire abrégée de l'anatomie pathologique* (Paris 1818), Einleitung, S. V.

[2] Rostan, *Traité élémentaire de diagnostic, de pronostic, d'indications thérapeutiques* (Paris 1826), Bd. I, S. 8.

wurde für den philosophischen Geist Gegenstand und Quelle des Wissens: »Als das Licht der Philosophie bei den zivilisierten Völkern Eingang fand, wurde es endlich möglich, den forschenden Blick in die unbelebten Überreste des menschlichen Körpers dringen zu lassen; was eben noch die wohlfeile Beute der Würmer war, wurde zur fruchtbarsten Quelle der wertvollsten Wahrheiten.«[3] Welch wunderbare Wandlung widerfährt dem Kadaver: hat ihn ein dumpfer Respekt der Fäulnis, der dunklen Zersetzung anheimgegeben, so wird er nun in der gewagten Geste, die ihn gewaltsam ans Licht bringt, zur klarsten Figur der Wahrheit. Wo sich die Larve durchfraß, bahnt sich nun das Wissen seinen Weg.

Diese historische Rekonstruktion ist falsch. Morgagni konnte in der Mitte des 18. Jahrhunderts seine Obduktionen ohne Schwierigkeiten durchführen; dasselbe gilt für Hunter einige Jahre später, die von seinem Biographen berichteten Konflikte sind Anekdoten und bezeugen keinen prinzipiellen Konflikt.[4] Die Wiener Klinik verfügt seit 1754 über einen Seziersaal und ebenso die von Tissot organisierte Klinik von Pavia. Desault hatte in Paris völlige Freiheit, »am toten Körper die Veränderungen aufzuzeigen, welche die Heilkunst überflüssig gemacht hatten«.[5] Man erinnere sich nur an den Artikel 25 des Dekretes von Marly: »Den Behörden sowie den Direktoren der Spitäler befehlen wir ausdrücklich, die Leichen den Professoren zu überlassen, damit diese die anatomischen Demonstrationen durchführen und die chirurgischen Operationen lehren können.«[6] Es gibt also keinen Mangel an Leichen im 18. Jahrhundert, es gibt keine geschändeten Gräber und keine schwarzen Messen der Anatomie. Man seziert am hellichten Tag. Aufgrund einer im 19. Jahrhundert häufigen und durch Michelet zu einem Mythos gewordenen Illusion hat die Historie das Ende des Ancien Régime in den Farben des Spätmittelalters gemalt, hat sie die Debatten der *Aufklärung** mit den Konflikten der Renaissance verwechselt.

In der Geschichte der Medizin hat diese Illusion allerdings einen ganz bestimmten Sinn; sie fungiert als rückwirkende Rechtfertigung: derzufolge den Verboten der alten religiösen Mächte im wissenschaftlichen Streben der Ärzte das verdrängte Bedürfnis nach der Öffnung von Leichen gegenüberstand. Der Grund für diesen Irrtum liegt darin, daß man, sobald die

[3] J.-L. Alibert, *Nosologie naturelle* (Paris 1817), Einleitung, S. LVI.

[4] Vgl. dazu die Geschichte von der Obduktion des Riesen, in D. Ottley, Vie de John Hunter, in *Œuvres complètes de J. Hunter*. Französische Übersetzung (Paris 1839), Bd. I, S. 126. [Original: The life of John Hunter, in *The works of John Hunter* (London 1838); Anm. des Übersetzers.]

[5] M.-A. Petit, Eloge de Desault (1795), in *Médecine du cœur,* S. 108.

[6] Vgl. Gilibert, loc. cit., S. 100.

* Im Original deutsch. Anm. d. Übers.

Symptome durch die Läsionen erklärt wurden und die Klinik in der pathologischen Anatomie ihre Begründung gefunden hatte, eine Geschichte konstruieren mußte, auf die man sich berufen konnte: in dieser verklärten Geschichte mußte die Öffnung von Leichen zumindest als wissenschaftliches Postulat der nunmehr erreichten positiven Beobachtung der Kranken vorhergehen; das Bedürfnis nach der Erkenntnis des Toten mußte schon bestanden haben, als man begann, das Lebendige verstehen zu wollen. So hat man denn mit allen Kräften der Phantasie eine dunkle Verschwörung der Sezierer, eine streitende und leidende Kirche der Anatomie konstruiert, deren verborgener Geist die Klinik ermöglicht haben soll, bevor er in der erlaubten, regelmäßigen und alltäglichen Praxis der Obduktion ans Licht treten konnte.

Aber die Chronologie ist unerbittlich: Morgagni veröffentlicht sein Hauptwerk »De sedibus« im Jahre 1761*, womit er sich in die von Valsalva begründete und durch Bonets »Sepulchretum«** fortgeführte Tradition einreiht. Lieutaud verfaßt im Jahre 1767 eine Zusammenfassung von Morgagnis Schrift. Der Leichnam nimmt demnach im Feld der Medizin einen von Religion oder Moral unbestritteten Platz ein. Und dennoch haben Bichat und seine Zeitgenossen vierzig Jahre später das Gefühl, die pathologische Anatomie aus einer Schattenzone herauszuführen und sie *wiederzuentdecken*. Eine Latenzzeit trennt den Text Morgagnis wie auch die Entdeckung Auenbruggers von ihrer Nutzbarmachung durch Bichat bzw. Corvisart: es sind die vierzig Jahre, in denen sich die klinische Methode ausgebildet hat. Von hier — nicht vom Spuk alter Gespenster — ist die Verdrängung ausgegangen: dem klinischen Blick, einem neutralen auf die Erscheinungen, ihre Häufigkeit und Chronologien gerichteten Blick, der die Symptome klassifizieren und ihre Sprache erfassen wollte, war diese Durchsuchung der stummen und zeitlosen Körper völlig fremd; die Ursachen oder der Sitz der Krankheiten waren ihm gleichgültig: die Klinik war Geschichte, nicht Geographie. Anatomie und Klinik sind nicht eines Geistes. Sosehr das uns, für die anatomisch-klinische Methode als Einheit längst selbstverständlich ist, auch befremden mag: es war das klinische Denken, das die Medizin vierzig Jahre lang gehindert hat, Morgagnis Lektion zu vernehmen. Es handelt sich nicht um einen Konflikt zwischen einem jungen Wissen und einem alten Glauben oder Aberglauben, sondern um einen Konflikt zwischen zwei Gestalten des Wissens. Damit innerhalb der Klinik die Erinnerung an die patholo-

* Morgagni, *De sedibus et causis morborum per anatomen indagatis* (Venedig 1761). Anmerkung des Übersetzers.

** Bonet, *Sepulchretum anatomicum seu anatome practica ex cadaveribus morbo denatis proponens historias et observationes, quae pathologiae genuinae tum nosologiae orthodoxae fundatrix dici meritur* (Genf 1679). Anm. des Übersetzers.

gische Anatomie wach werden kann, bedarf es einer wechselseitigen Anpassung: hier müssen neue geographische Linien gezogen und dort muß die Zeit neuartig gelesen werden. Am Ende dieses an Auseinandersetzungen reichen Strukturierungsprozesses kann die zweifelhafte Erkenntnis der lebendigen Krankheit in die stumme Sichtbarkeit der Toten einmünden.

Der Anschluß an Morgagni bedeutete für Bichat keinen Bruch mit der eben erworbenen klinischen Erfahrung. Die Treue zur Methode der Kliniker bleibt vielmehr das Wesentliche und es bleibt sogar sein — wie auch Pinels — Anliegen, eine nosologische Klassifikation zu begründen. Paradoxerweise vollzieht sich die Rückkehr zu den von Morgagni behandelten Fragen vom Problem der Klassifizierung der Symptome und Krankheiten aus.

Ebenso wie das »Sepulchretum« und viele andere Traktate des 17. und 18. Jahrhunderts hat auch Morgagnis Schrift die Spezifizierung der Krankheiten von der lokalen Verteilung ihrer Symptome oder ihres Ausgangspunktes abhängig gemacht; die anatomische Streuung war das leitende Prinzip der nosologischen Analyse: die Tobsucht gehörte ebenso wie der Schlagfluß zu den Krankheiten des Kopfes; Asthma, Lungenentzündung und Bluthusten bildeten verwandte Arten, weil sie alle drei in der Brust lokalisiert sind. Die Verwandtschaft der Krankheit beruhte auf der Nachbarschaft der Organe: ihr Raum war ein lokaler. Die Medizin der Klassifikationen und dann die Klinik haben die pathologische Analyse von diesem Regionalismus befreit und haben ihr einen komplexeren, aber auch abstrakteren Raum zugewiesen, in dem es um Ordnung, um Sukzessionen, Koinzidenzen und Isomorphismen geht.

Bichats Hauptentdeckung, die im »Traité des membranes« dargestellt und in der »Anatomie générale« dann systematisiert wurde, ist ein Entzifferungsprinzip für den leiblichen Raum, das sowohl intra-organisch, inter-organisch und trans-organisch ist. Das anatomische Element hat aufgehört, die fundamentale Form der Verräumlichung zu definieren und die Wege der physiologischen oder pathologischen Kommunikation durch Nachbarschaftsbeziehungen zu bestimmen; es ist nur mehr die sekundäre Form eines primären Raumes, von dem es durch Einrollung, Überdeckung und Verdickung gebildet wird. Dieser fundamentale Raum wird zur Gänze durch die dünne Fläche des Gewebes definiert; die »Anatomie générale« nennt ihrer 21: das Zellgewebe, das Nervengewebe des animalischen Lebens, das Nervengewebe des organischen Lebens, das Arteriengewebe, das Venengewebe, die Gewebe der ausscheidenden und der absorbierenden Gefäße, das Knochengewebe, das Markgewebe, das Knorpelgewebe, das

Fasergewebe, das Faser-Knorpelgewebe, das animalische Muskelgewebe, das Muskelgewebe, das Schleimgewebe, das seröse Gewebe, das Synovialgewebe, das Drüsengewebe, das Hautgewebe, das Oberhautgewebe und das Haargewebe. Die Membranen sind Gewebeindividualitäten, die sich trotz ihrer oft extremen Dünnheit »nur aufgrund indirekter Organisationsbeziehungen mit den benachbarten Teilen verbinden«[7]. Eine ungenaue Betrachtung verwechselt sie oft mit dem Organ, das sie einhüllen oder das sie bilden; so hat man es bei der Anatomie des Herzens unterlassen, den Herzbeutel zu unterscheiden; man hat bei der Anatomie der Lunge das Brustfell nicht isoliert; man hat das Bauchfell mit den Verdauungsorganen verwechselt.[8] Es ist aber möglich und notwendig, diese Organe in Gewebeflächen zu zerlegen, wenn man die Komplexität der Funktionen und der krankhaften Veränderungen verstehen will: die innen hohlen Organe sind mit Schleimhäuten versehen, die »an ihrer freien Oberfläche gewöhnlich mit einer Flüssigkeit benetzt sind, welche von kleinen in ihnen enthaltenen Drüsen geliefert wird«; der Herzbeutel, das Brustfell, das Bauchfell, die Spinnwebenhaut sind seröse Membranen, die »ständig von einer aus dem Blut stammenden Lymphenflüssigkeit geschmiert werden«; die Beinhaut, die harte Hirnhaut, die Sehnenhäute werden von Membranen gebildet, die »von keiner Flüssigkeit benetzt werden und die aus weißen Fasern nach der Art der Sehnen bestehen«.[9]

Die Natur kommt mit ganz wenigen Elementen aus: die Gewebe sind die Elemente der Organe; die Gewebe durchqueren sie aber auch und verbinden sie und bilden über sie hinweg große »Systeme«, in denen der menschliche Körper die konkreten Formen seiner Einheit findet. Es gibt ebensoviele Systeme wie Gewebe: in ihnen löst sich die komplexe, unerschöpfliche Individualität der Organe auf und vereinfacht sich mit einem Schlag. So zeigt sich die Natur »überall einheitlich in ihren Vorgehensweisen, variabel nur in den Resultaten, geizig in ihren Mitteln aber verschwenderisch in ihren Wirkungen, indem sie einige allgemeine Prinzipien tausendfältig modifiziert«.[10] Zwischen den Geweben und den Systemen erscheinen die Organe als bloße funktionelle Verdichtungen, die in ihren Aufgaben wie in ihren Störungen gänzlich von den Elementen, aus welchen sie bestehen, und von den Systemen, zu welchen sie gehören, abhängen. Bei der Analyse der Organe muß man ihre Masse zerlegen und auf zwei Ebenen projizieren: auf die spezielle Ebene der Membranen und auf die all-

[7] X. Bichat, *Traité des membranes* (Ausgabe von 1827, mit Anmerkungen von Magendie), S. 6.

[8] Ebd., S. 1.

[9] Ebd., S. 6—8.

[10] Ebd., S. 2.

gemeine Ebene der Systeme. Während für Morgagni und seine Vorgänger die Vielfalt der Organe das Prinzip der Anatomie war, ist es bei Bichat der Isomorphismus der Gewebe, der auf »der gleichzeitigen Identität der äußeren Gestaltung, der Struktur, der vitalen Eigenschaften und der Funktionen beruht«.[11]

Es handelt sich um zwei strukturell verschiedene Wahrnehmungen: Morgagni will unter der Körperoberfläche kompakte Organe wahrnehmen, deren Verschiedenheit die Krankheit spezifiziert; Bichat möchte die Organmassen auf homogene Gewebeflächen reduzieren; auf diesen Identitätsebenen finden dann sekundäre Modifikationen ihre fundamentalen Verwandtschaften. Bichat schlägt im »Traité des membranes« eine diagonale Lektüre des Körpers vor, die den Ebenen der Entsprechungen nachgeht, welche die Organe durchqueren, umhüllen, unterteilen, zusammensetzen und zerlegen, analysieren und gleichzeitig *verbinden.* Es handelt sich also gerade um die Wahrnehmungsweise, die die Klinik der Philosophie Condillacs entlehnt hatte: das Aufdecken eines Elementaren, das zugleich ein Universelles ist, und eine methodische Lektüre, die die Kompositionsgesetze beschreibt, indem sie die Zerlegungsformen durchwandert. Bichat ist Analytiker im strengen Sinn des Wortes: die Reduktion des Organ*volumens* auf den Geweberaum kommt wahrscheinlich von allen Anwendungen der »Analyse« deren mathematischem Modell am nächsten. Bichats Auge ist das Auge eines Klinikers, da es dem *Flächenblick* ein absolutes epistemologisches Privileg einräumt.

Bichats »Traité des membranes« verdankt sein rasch erworbenes Ansehen gerade dem, was ihn von Morgagni trennt und der klinischen Analyse annähert, welcher er doch einen neuen und tieferen Sinn verleihen sollte.

Bichats Flächenblick ist nicht ganz der der klinischen Erfahrung. Die Gewebefläche ist eben nicht mehr das taxinomische Tableau, auf dem sich die der Wahrnehmung dargebotenen pathologischen Ereignisse anordnen; sie ist selber ein wahrnehmbarer Raumabschnitt, dem man die Phänomene der Krankheit zuordnen kann. Die Flächenhaftigkeit verkörpert sich nun dank Bichat in den wirklichen Flächen der Membranen. Die Gewebeflächen bilden das Wahrnehmungskorrelat des klinischen Flächenblicks. War die Fläche in der Klinik eine Struktur des Betrachtenden, so ist sie nun die Gestalt des Betrachteten geworden: in dieser realistischen Verschiebung sollte der medizinische Positivismus seinen Ursprung finden.

[11] Ebd., S. 5.

Daher verstand sich die pathologische Anatomie zunächst als die endlich objektive, reale und unzweifelhafte Fundierung der Beschreibung der Krankheiten: »Eine auf der Affektion der Organe gegründete Nosographie wird sicher unerschütterlich sein.«[12] In der Tat führt die Gewebeanalyse über die geographischen Verteilungen Morgagnis hinaus zu allgemeinen pathologischen Formen; über den ganzen Raum des Organismus hinweg zeichnen sich große Familien von Krankheiten ab, die dieselben Hauptsymptome und dieselben Entwicklungsformen aufweisen. So erkennt man alle Entzündungen seröser Membranen daran, daß sich die Membranen verdicken, daß sie aufhören, durchsichtig zu sein, sich weißlich färben, körnig werden und mit den benachbarten Geweben zusammenkleben. Haben die traditionellen Nosologien eine Definition der allgemeinsten Klassen an ihren Anfang gesetzt, so beginnt die pathologische Anatomie mit einer »Geschichte der Veränderungen, die für jedes System typisch ist«, welches Organ oder welche Region auch betroffen sein mag.[13] Innerhalb eines Systems ist der Verlauf der pathologischen Entwicklung für jedes Gewebe festzustellen. Die Entzündung, die bei allen serösen Membranen dieselbe Struktur aufweist, hat nicht überall dieselbe Durchschlagskraft in der Geschwindigkeit; in der Reihenfolge abnehmender Anfälligkeit haben wir: Brustfell, Bauchfell, Herzbeutel, Scheidenhaut, Spinnwebenhaut.[14] Die Gleichheit von Geweben in allen Teilen des Organismus läßt zwischen den Krankheiten Ähnlichkeiten, Verwandtschaften, ein in der Tiefe des Körpers verankertes Kommunikationssystem ablesen. Diese Konfiguration ist nicht lokal, sie besteht aus einer Verschachtelung konkreter Allgemeinheiten, aus einem organisierten System von Implikationen. Ihre logische Ausrüstung ist im Grunde die des nosologischen Denkens. Jenseits der Klinik, von der er ausgeht und die er begründen will, findet Bichat nicht die Geographie der Organe, sondern die Ordnung der Klassifikationen wieder. Die pathologische Anatomie war *ordnend,* bevor sie *lokalisierend* war.

Der »Analyse« verlieh sie indessen eine neue und entscheidende Bedeutung, indem sie — im Gegensatz zu den Klinikern — zeigte, daß die Krankheit nicht — wie für die Kliniker — ein passiver und amorpher Gegenstand der Klinik ist, sondern daß sie selber das aktive Subjekt ist, das den Organismus unbarmherzig analysiert. Die Krankheit kann analysiert werden, weil sie selber Analyse ist; die Zerlegung der Ideen wiederholt im Bewußtsein des Arztes nur die Zersetzung, die im Körper des Kranken wütet. Obwohl Van Horne sie schon in der zweiten Hälfte des

[12] Bichat, *Anatomie pathologique* (Paris 1825), S. 3.

[13] Bichat, *Anatomie générale* (Paris 1801), Bd. I, Vorwort, S. XCVII.

[14] Bichat, *Anatomie pathologique,* S. 39.

17. Jahrhunderts unterschieden hat, verwechselten viele Autoren, darunter Lieutaud, immer noch Spinnwebenhaut und weiche Hirnhaut. Die krankhafte Veränderung trennt sie ganz klar; die weiche Hirnhaut wird bei Entzündung rot und zeigt damit, daß sie Gefäßgewebe ist; sie ist dann härter und trockener; die Spinnwebenhaut hingegen wird weißlich und bedeckt sich mit einer zähflüssigen Ausdünstung; sie allein kann von der Wassersucht befallen werden.[15] Innerhalb der Lunge befällt die Brustfellentzündung nur das Brustfell, die Lungenentzündung nur das Parenchym, der katarrhische Husten nur die Schleimhäute.[16] Dupuytren hat nachgewiesen, daß die Wirkung von Unterbindungen nicht in allen Schichten des Arterienkanals dieselbe ist: sobald man abschnürt, geben die mittleren und inneren Tuniken nach und teilen sich; nur die äußerste Zelltunika leistet Widerstand, sie hat ja auch die dichteste Struktur.[17] Dem Prinzip der Homogenität von Geweben, welches die allgemeinen pathologischen Typen ermöglicht, entspricht ein Prinzip der realen Unterteilung der Organe unter der Einwirkung krankhafter Veränderungen.

Bichats Anatomie gibt nicht nur den Methoden der »Analyse« ein objektives Anwendungsfeld; sie macht vielmehr aus der »Analyse« ein wesentliches Moment des pathologischen Prozesses; sie verlegt sie in das Innere der Krankheit und ihrer Geschichte. Während sich die Analyse im Nominalismus der klinischen Methode, wenn schon nicht auf bloße Worte, so doch auf jederzeit in Sprache übersetzbare Wahrnehmungsschichten bezog, zerlegt die Analyse nun mitten unter den wirklichen Erscheinungen die funktionelle Komplexität in einfache anatomische Elemente; diese Elemente werden zwar in einer *Abstraktion* isoliert, sind aber nichtsdestoweniger real und konkret; im Herzen bringt diese Analyse den Herzbeutel zum Vorschein, im Gehirn die Spinnwebenhaut, im Verdauungsapparat die Schleimhäute. Die Anatomie konnte zur pathologischen Anatomie nur werden, weil das Pathologische selber Anatomie betreibt. Die Krankheit als Autopsie in der Nacht des Leibes, als Obduktion am Lebendigen.

Der Enthusiasmus für die Wiederentdeckung der pathologischen Anatomie, von dem Bichat und seine Schüler sogleich erfüllt waren, hat seinen Grund und seinen Sinn nicht darin, daß sie hinter Pinel und Cabanis zurückgehend Morgagni entdeckt hatten, sondern darin, daß sie die »Analyse« im menschlichen Körper selber wiederentdeckt hatten; sie haben in der Tiefe der Dinge die Ordnung der Schichten an den Tag gebracht; sie

[15] Bichat, *Traité des membranes,* S. 213—264.

[16] Bichat, *Anatomie pathologique,* S. 12.

[17] Zitiert in: Lallemand, *Recherches anatomo-pathologiques sur l'encéphale* (Paris 1820), Bd. I, S. 88.

haben für die Krankheit ein System von *analytischen Klassen* definiert, in dem das Element der pathologischen Zersetzung das Generalisierungsprinzip für die Krankheitsarten ist. Von einer analytischen Wahrnehmung ging man zu einer Wahrnehmung wirklicher Analysen über. So war es natürlich, daß Bichat in seiner Entdeckung eine Parallele zur Entdekkung Lavoisiers sehen konnte: »Die Chemie hat ihre einfachen Körper, die durch ihre verschiedenen möglichen Verbindungen die zusammengesetzten Körper bilden ... Ebenso hat die Anatomie ihre einfachen Gewebe, die durch ihre Verbindungen die Organe bilden.«[18] Die Methode der neuen Anatomie ist also wie die der Chemie die Analyse; aber es ist eine Analyse, die sich von ihrem linguistischen Fundament gelöst hat und eher die räumliche Teilbarkeit der Dinge als die sprachliche Syntax der Ereignisse und Phänomene definiert.

Daher die paradoxe Wiederbelebung des klassifizierenden Denkens zu Beginn des 19. Jahrhunderts. Anstatt das alte Projekt der Nosologie endlich aufzugeben, verleiht ihm die pathologische Anatomie zunächst neuen Auftrieb, da sie ihm ein solides Fundament zu liefern scheint: die reale Analyse, die in wahrnehmbare Flächen zerlegt.

Man hat sich oft darüber gewundert, daß Bichat bei seiner Entdekkung von einem Text Pinels ausgehen konnte, wo doch Pinel für die wesentlichen Entdeckungen Bichats bis zum Ende seines Lebens blind blieb. In der ersten Ausgabe der »Nosographie« hatte Bichat jenen Satz lesen können, der für ihn wie ein Blitz war: »Was liegt daran, daß die Spinnwebenhaut, das Rippenfell, das Bauchfell in verschiedenen Teilen des Körpers ihren Sitz haben, wenn diese Membranen allgemeine Übereinstimmungen in der Struktur aufweisen? Erleiden sie nicht im Entzündungszustande analoge Läsionen?«[19] Das war in der Tat eine der ersten Definitionen des auf die Gewebepathologie angewandten Analogieprinzips; aber Bichat verdankt Pinel noch mehr, denn er fand in der »Nosographie« die Kriterien dieses Isomorphismusprinzips — zwar nicht erfüllt, aber doch — formuliert: die Kriterien einer klassifizierenden Analyse, die es ermöglicht, in das nosologische Tableau eine höhere Allgemeinheitsstufe einzuführen. In der Anordnung der Krankheiten nennt Bichat zuerst die »krankhaften Veränderungen, die für jedes System typisch sind«, welches Organ oder welche Region auch betroffen sein mag; aber diese Allgemeinheitsstufe spricht er nur den Entzündungen und den Skirrhen zu; die anderen krankhaften Veränderungen sind regional und müssen an jedem Organ einzeln studiert werden.[20] Die Lokalisierung nach Orga-

[18] Bichat, *Anatomie générale*, Bd. I, S. LXXIX.
[19] Pinel, *Nosographie philosophique*, I, S. XXVIII.
[20] Bichat, *Anatomie générale*, Bd. I, S. XCVII f.

nen kommt nur residual als Methode in Frage, wo die Regel des Gewebeisomorphismus nicht anwendbar ist; auf Morgagni greift man nur dort wieder zurück, wo eine adäquatere Lektüre der pathologischen Phänomene nicht möglich ist. Laennec ist der Meinung, daß diese bessere Methode mit der Zeit allgemeine Gültigkeit erlangen kann: »Eines Tages wird man nachweisen, daß fast alle Arten von Läsionen in allen Teilen des menschlichen Körpers auftreten können und daß sie dabei nur geringfügige Modifikationen erleiden.«[21] Bichat selber setzt vielleicht nicht genug Vertrauen in seine Entdeckung, die doch »das Gesicht der pathologischen Anatomie verändern« sollte; nach Laennecs Meinung hat er der Geographie zuviel Platz eingeräumt, auf die man doch nur bei mechanischen Verletzungen (Verrenkungen, Brüchen) und bei Hyper- und Atrophien zurückgreifen müsse; vielleicht werde man eines Tages sogar die Hypertrophien des Herzens und die des Gehirns einer einzigen pathologischen Familie zurechnen können. Laennec seinerseits analysiert ohne regionale Begrenzung die Fremdkörper und vor allem die Gewebeveränderungen, die in allen Gewebegruppen dieselbe Typologie aufweisen: es handelt sich immer um Trennungen (Wunden, Brüche) oder um Anhäufung oder Austreten von natürlichen Flüssigkeiten (Fett-Tumore oder Schlagfluß), um Entzündungen wie bei der Lungenentzündung oder der Gastritis oder um Gewebebildungen, die erst mit der Krankheit auftreten. Das ist der Fall der Skirrhen und Tuberkeln.[22] Alibert unternimmt in derselben Zeit den Versuch, eine medizinische Nomenklatur nach dem Modell der Chemie zu konstruieren: die Endungen auf »ose« bezeichnen die allgemeinen Formen der krankhaften Veränderung (Gastrose, Leukose, Enterose); die auf »itis« bezeichnen die Reizungen der Gewebe; die auf »rhöe« die Ergüsse usw. In diesem einzigen Versuch, ein sorgfältiges und analytisches Vokabular zu fixieren, läßt er — ohne Anstoß zu erregen, da dieses Verfahren begrifflich noch möglich war — die Ideen einer Nosologie nach botanischem Modell, Morgagnis Konzept der Lokalisierung, sowie die Ideen der klinischen Beschreibung und der pathologischen Anatomie zusammenfließen: »Ich bediene mich der Methode der Botaniker, die schon Sauvages vorgeschlagen hat ..., welche Methode darin besteht, daß man die ähnlichen Gegenstände zusammenfaßt und die Gegenstände, die keine Analogie aufweisen, absondert. Um zu dieser philosophischen Klassifikation zu gelangen und ihr feste Grundlagen zu geben, habe ich die Krankheiten nach den Organen eingeteilt, welche ihr Sitz sind. Man

[21] R. Laennec, *Dictionnaire des Sciences médicales,* Artikel »Anatomie pathologique« (II, S. 49).

[22] Ebd., S. 450—452.

wird sehen, daß dies das einzige Mittel war, um die Charaktere zu finden, die für den klinischen Arzt am wertvollsten sind.«[23]

Wie läßt sich aber die anatomische Wahrnehmung mit dem Ablesen der Symptome in Beziehung setzen? Wie kann eine Gruppe von gleichzeitigen und räumlichen Phänomenen die Kohärenz einer vorausliegenden zeitlichen Serie begründen? Von Sauvages bis Double hat die Idee einer anatomischen Fundierung der Pathologie ihre Gegner gehabt, die davon überzeugt waren, daß die sichtbaren Läsionen des Leichnams die Wesenheit der unsichtbaren Krankheit nicht bezeichnen können. Wie soll man in einem komplexen Ensemble von Läsionen die *wesenhafte Ordnung* von der *Serie der Effekte* unterscheiden? Ist das Anhaften der Lunge am Körper bei einer Brustfellentzündung ein Phänomen der Krankheit selber oder eine mechanische Folge der Reizung?[24] Ebenso schwierig ist es, das *Ursprüngliche* und das *Abgeleitete* zu unterscheiden und zu lokalisieren: bei einem Skirrhus des Pförtners findet man skirrhöse Elemente im Darmnetz und im Gekröse; von wo hat der pathologische Prozeß seinen Ausgang genommen? Auch zeigen die anatomischen Zeichen die Intensität des Krankheitsprozesses nur schlecht an: es gibt sehr starke organische Veränderungen, die in der Ökonomie des Körpers nur zu leichten Störungen führen; andererseits kann ein ganz kleiner Gehirntumor den Tod herbeiführen.[25] Da sie immer nur das Sichtbare zeigt und dieses nur in der einfachen, endgültigen und abstrakten Form seiner räumlichen Koexistenz, kann die Anatomie nichts über die Verkettung des Prozesses, der ein in der Ordnung der Zeit zu lesender Text ist, sagen. Eine Klinik der Symptome sucht den lebenden Körper der Krankheit; die Anatomie kann ihr nur deren Leichnam anbieten.

Dieser Leichnam ist eine doppelte Täuschung, denn zu den Phänomenen, die der Tod unterbricht, kommen noch jene hinzu, die er hervorruft und die an den Organen für eine bestimmte Zeit sichtbar bleiben. Es gibt die Phänomene der Zersetzung, die nur schwer von denen zu unterscheiden sind, welche auf dem klinischen Tableau dem Brand oder dem Faulfieber zugerechnet werden. Es gibt aber auch Phänomene der Rezession oder des Verschwindens: die durch Reizungen hervorgerufene Rötung

[23] J.-L. Alibert, *Nosologie naturelle* (Paris 1817), Vorbemerkung, S. II. Vgl. dazu andere auf der pathologischen Anatomie beruhende Klassifikationen bei Marandel: *Essai sur les irritations* (Paris 1807) oder bei Andral.

[24] F.-J. Double, *Séméiologie générale*, Bd. I, S. 56—57.

[25] Ebd., S. 64—67.

verschwindet sehr schnell, wenn der Kreislauf zum Erliegen gekommen ist; diese Unterbrechung der natürlichen Bewegungen (Herzschläge, Lymphfluß, Atmung) hat wiederum Wirkungen, die man von den Krankheitselementen nicht leicht unterscheiden kann: werden die Verstopfung des Gehirns und die daraus folgende rasche Aufweichung von einem pathologischen Blutandrang oder von der durch den Tod herbeigeführten Unterbrechung des Kreislaufs bewirkt? Vielleicht muß man auch noch den von Hunter so genannten »stimulus mortis« in Betracht ziehen, der den Stillstand des Lebens auslöst und der von der Krankheit zwar abhängt, ihr aber nicht eigentlich angehört.[26] Jedenfalls verweisen die Erschöpfungserscheinungen am Ende einer chronischen Krankheit eher auf einen bestimmten Bezug zwischen dem Leben und dem Tod als auf eine definierte pathologische Struktur.

Zweierlei Fragen stellen sich einer pathologischen Anatomie, die eine Nosologie begründen will: einmal geht es um die Verbindung zwischen einer zeitlichen Gruppierung von Symptomen und einer räumlichen Gruppierung von Geweben; und dann geht es um den Tod und um die strenge Definition seines Bezuges zum Leben und zur Krankheit. Indem sie diese Probleme zu lösen sucht, setzt die Anatomie Bichats ihr ursprüngliches Konzept aufs Spiel.

Zur Lösung des ersten Problems schien es nicht notwendig zu sein, den klinischen Blick auch in seiner Struktur zu ändern: genügt es nicht, die Toten so zu betrachten, wie man die Lebenden betrachtet? Muß man nicht auch auf die Leichen das diakritische Prinzip der medizinischen Beobachtung anwenden, das besagt, *daß nur ein verglichenes Faktum ein Faktum für die Pathologie ist?*

In der Anwendung dieses Prinzips treffen sich Bichat und seine Nachfolger nicht nur mit Cabanis und Pinel, sondern auch mit Morgagni, Bonet und Valsalva. Die ersten Anatomen wußten wohl, daß man »im Sezieren gesunder Körper geübt sein« muß, wenn man an einem Leichnam eine Krankheit entziffern will. Wie anders soll man eine Eingeweidekrankheit von jenen »polypenartigen Verhärtungen« unterscheiden können, die der Tod erzeugt und die bei Gesunden manchmal auch von den Jahreszeiten hervorgerufen werden?[27] Man muß auch Tote vergleichen, die an

[26] J. Hunter, *Œuvres complètes* (Paris 1839), Bd. I, S. 262.

[27] Morgagni, Recherches anatomiques. Französische Übersetzung in: *Encyclopédie des Sciences médicales,* 7. Sektion, Bd. VII, S. 17. [Originalausgabe: *Adversaria anatomica* (Bologna 1706–1719); Anm. des Übersetzers.]

der gleichen Krankheit gestorben sind; denn, wie schon im »Sepulchretum« definiert worden ist, zeigen die an den Körpern aufgefundenen Veränderungen die Ursache oder zumindest den Sitz der Krankheit, vielleicht ihre Natur an, während die individuell verschiedenen Veränderungen Effekte der Sympathie oder der Komplikation sind.[28] Schließlich muß man auch die sichtbare Veränderung des Organs mit dem konfrontieren, was man von seinem normalen Funktionieren weiß: man muß »beständig diese Erscheinungen des gesunden Lebens eines jeden Organs mit den Störungen vergleichen, die es in der Läsion aufweist.«[29]

Aber das Eigentliche der anatomisch-klinischen Erfahrung liegt in der Anwendung des diakritischen Prinzips auf eine viel komplexere und problematischere Dimension: auf die Dimension, in der sich die erkennbaren Formen der pathologischen Geschichte mit ihren sichtbaren Überresten verbinden. Corvisart träumt davon, Morgagnis alten Traktat durch ein absolutes Buch der pathologischen Anatomie zu überholen, dessen Titel sein soll: »De sedibus et causis morborum per signa diagnostica investigatis et per anatomen confirmatis«[30]. Diese Einheit von Anatomie und Klinik, die Corvisart als eine Bestätigung der Nosologie durch die Obduktion versteht, wird von Laennec als Rückgang von der Läsion zu den von ihr hervorgerufenen Symptomen definiert: »Die pathologische Anatomie ist eine Wissenschaft, die die Erkenntnis der sichtbaren Veränderungen zum Ziel hat, welche der Krankheitszustand an den Organen des menschlichen Körpers bewirkt. Die Öffnung der Leichen ist das Mittel zur Erlangung dieser Erkenntnis; damit sie aber direkt nützlich wird, . . . muß man damit die Beobachtung der Symptome oder der Funktionsänderungen verbinden, welche mit jeder Organveränderung einhergehen.«[31] Der Blick des Arztes muß also einen Weg durchlaufen, der ihm zuvor noch nicht eröffnet war: Dieser Weg ist vertikal und verläuft von der Ebene der Symptome zur Gewebefläche; dieser Weg ist ein Weg in die Tiefe, der sich vom Sichtbaren zum Verborgenen hinunterbohrt; dieser Weg ist ständig in beiden Richtungen zu durchlaufen, wenn das Netz der wesenhaften Notwendigkeiten zwischen den beiden Polen bestimmt werden soll. Der ärztliche Blick, der sich auf Flächen mit den beiden Dimensionen der Gewebe und der Symptome richtete, muß sich nun, um diese Dimensionen zu vereinen, längs einer

[28] Th. Bonet, *Sepulchretum,* Vorwort; an dieses Prinzip erinnert Morgagni (ebd., S. 18).

[29] Corvisart, *Essai sur les maladies et les lésions organiques, du cœur et des gros vaisseaux* (Paris ³1818), Vorrede, S. XII.

[30] Corvisart, loc. cit., S. V.

[31] Laennec, Artikel »Anatomie pathologique«, in: *Dictionnaire des Sciences médicales,* Bd. II, S. 47.

dritten Dimension bewegen. Damit wird das Volumen der anatomisch-klinischen Medizin definiert.

Der Blick bohrt sich nun in den Raum ein, den er zu durchlaufen hat. In der ersten klinischen Erfahrung war ein äußeres Subjekt am Werk, das entzifferte und buchstabierte und von da aus die Verwandtschaften ordnete und definierte. In der anatomisch-klinischen Erfahrung sieht das Auge des Arztes die Krankheit sich ausbreiten und aufschichten, indem es selber in den Körper eindringt, indem es sich zwischen seinen Massen vorarbeitet, indem es sie umgeht oder unterwandert, indem es in seine Tiefen hinabsteigt. Die Krankheit ist nicht mehr ein Bündel von Eigenschaften, die hier und dort an der Oberfläche des Körpers verstreut sind und untereinander durch statistisch beobachtbare Gleichzeitigkeiten und Sukzessionen verbunden sind. Sie ist vielmehr ein Ensemble von Formen und Deformierungen, von Figuren und Eigenschaften, von verschobenen, zerstörten und veränderten Elementen, die sich in einer Schritt für Schritt nachvollziehbaren Geographie aneinander ketten. Die Krankheit ist nicht mehr eine pathologische Art, die sich in den Körper einfügt, wo das möglich ist; die Krankheit ist der krank gewordene Körper selber.

Zunächst könnte man meinen, daß hier nur die Distanz zwischen dem erkennenden Subjekt und dem Objekt der Erkenntnis reduziert worden ist. Blieb nicht der Arzt des 17. und 18. Jahrhunderts seinem Patienten gegenüber »auf Distanz«? Betrachtete er ihn nicht von ferne, indem er nur die unmittelbar sichtbaren Kennzeichen an der Oberfläche beobachtete, indem er ohne Berührung, ohne Abtasten und ohne Abhorchen den Phänomenen auflauerte und das Innere nur aufgrund der äußeren Zeichen erriet? Beruht die Veränderung im medizinischen Wissen am Ende des 18. Jahrhunderts nicht wesentlich darauf, daß sich der Arzt dem Kranken genähert hat, daß er die Finger ausgestreckt und das Ohr angelegt hat und daß er durch diese Veränderung des Maßstabs wahrzunehmen begann, was unmittelbar hinter der Oberfläche liegt, daß er allmählich »auf die andere Seite überging« und die Krankheit in der geheimen Tiefe des Körpers ausfindig zu machen sich anschickte?

Dies wäre eine minimale Interpretation der Veränderung, durch deren theoretische Zurückhaltung wir uns allerdings nicht täuschen lassen sollten. Diese Interpretation enthält einige Elemente und Implikationen, die aber wenig ausgearbeitet sind: Fortschritt der Beobachtung, Bemühung um Entwicklung und Erweiterung der Erfahrung, immer größere Treue zu den Offenbarungen der sinnlichen Gegebenheiten, Verzicht auf Theorien und Systeme zugunsten eines wissenschaftlicheren Empirismus. Hinter all dem steht die Voraussetzung, daß Subjekt und Objekt der Erkenntnis bleiben, was sie gewesen sind; ihre größere Nähe und bessere Anpassung haben nur ermöglicht, daß das Objekt mit mehr Klarheit und Genauigkeit seine

Geheimnisse enthüllt und daß das Subjekt seine Illusionen abstreift, die der Wahrheit Hindernisse entgegensetzen. Ein für allemal konstituiert und endgültig einander gegenübergestellt, können sie in allen historischen Transformationen einander nur näher kommen; sie können nur ihre Distanz verringern, trennende Hindernisse abbauen und eine bessere gegenseitige Entsprechung finden.

Doch wird hier auf die Geschichte eine alte Theorie der Erkenntnis projiziert, die wir nur allzu gut kennen. Eine präzisere historische Analyse deckt über solche Anpassungen hinaus ein ganz anderes Transformationsprinzip auf: dieses Transformationsprinzip bezieht sich zugleich auf den Typ der zu erkennenden Objekte; auf den Raster, der ihn zur Erscheinung kommen läßt und isoliert und die für ein mögliches Wissen relevanten Elemente heraushebt; auf die Position, die das Subjekt einnehmen muß, um diese Elemente ausfindig zu machen; auf die instrumentellen Vermittlungen, die ihm erlauben, sich ihrer zu bemächtigen; auf die Modalitäten der Registrierung und Erinnerung, die es einsetzen muß; auf die notwendigen Formen der Begriffsbildung, durch die es als Subjekt einer legitimen Erkenntnis qualifiziert wird. Was sich also geändert hat und die anatomisch-klinische Medizin möglich macht, ist nicht einfach die Kontaktfläche zwischen dem erkennenden Subjekt und dem erkannten Gegenstand; die gegenseitigen Positionen und das wechselseitige Spiel zwischen dem Erkennenden und dem zu Erkennenden werden vielmehr von der allgemeineren Disposition des Wissens bestimmt. Das Eindringen des ärztlichen Blicks in das Innere des kranken Körpers ist nicht die Fortsetzung einer Annäherungsbewegung, die etwa an dem Tage in Gang gekommen ist, an dem der — kaum noch gelehrte — Blick des ersten Arztes von ferne auf den Körper des ersten Leidenden fiel; er ist vielmehr das Resultat einer gänzlichen Umgestaltung auf der Ebene des Wissens selbst — und nicht auf der Ebene angehäufter, verfeinerter, vertiefter, angepaßter Erkenntnisse.

Daß es sich um ein Ereignis handelt, das die Disposition des Wissens betrifft, sieht man daran, daß sich die Erkenntnisse in der anatomisch-klinischen Medizin nicht nach denselben Regeln bilden wie in der reinen Klinik der vorangehenden Zeit. Es handelt sich nicht um dieselben nur etwas verbesserten Spielregeln, sondern um andere, um neue Spielregeln. Hier einige davon.

Die anatomisch-klinische Medizin ersetzt die Methode der Symptomidentitäten durch eine Analyse, die man *Schachbrett-* oder *Schichtanalyse* nennen könnte. Die Krankheitsformen, die in der Häufung der Symptome nicht zu unterscheiden sind, können oft nur anatomisch unterschieden werden. Beklemmungsgefühl, plötzliches Herzklopfen nach Anstrengung, Atembeschwerden, plötzliches Auffahren aus dem Schlaf, kränkliche Blässe, Druck- oder Einschnürungsgefühl in der Herzgegend, Schwere oder Erstarrung im linken Arm — all dies weist eindeutig auf Herzkrankheiten hin; aber nur die Anatomie kann die Herzbeutelentzündung (die die Membranhüllen befällt), die Herzerweiterung (die die Muskelsubstanz betrifft) und die Verengungen und Verhärtungen (in den Sehnen- und Faserteilen des Herzens) unterscheiden.[32] Das Zusammentreffen von Katarrh und Schwindsucht — bzw. ihre regelmäßige Sukzession — beweist im Gegensatz zu den Nosographen nicht ihre Identität; die Obduktion zeigt nämlich, daß in einem Fall die Schleimhaut in Mitleidenschaft gezogen ist, während im anderen Fall eine Veränderung des Parenchyms vorliegt, die bis zur Geschwürbildung gehen kann.[33] Umgekehrt muß man aber die Tuberkulose und den Bluthusten, zwischen denen die nosographische Symptomatologie kein hinreichend häufiges Zusammentreffen festgestellt hatte, aufgrund ihrer gemeinsamen Lokalisierung zusammenfassen. Die Koinzidenz, welche die pathologische Identität definiert, ist nur mehr für eine lokal beschränkte Wahrnehmung von Bedeutung.

Das heißt, daß die medizinische Erfahrung das *Registrieren von Häufigkeiten* durch das *Aufsuchen des Fixpunktes* ersetzt. Der symptomatische Ablauf der Lungenschwindsucht zeigt: Husten, Atemschwierigkeit, Marasmus, hektisches Fieber und manchmal eitrige Auswürfe; aber keines dieser Phänomene ist unabdingbar — es gibt Tuberkulöse, die nicht husten; auch ist die Reihenfolge dieser Phänomene nicht konstant — das Fieber kann am Anfang oder erst am Ende der Entwicklung auftreten. Notwendige und hinreichende Bedingung für die Schwindsucht ist einzig und allein die Läsion des Lungenparenchyms, welches sich bei der Obduktion »mit Eiterherden übersät zeigt. Manchmal sind diese so zahlreich, daß die Lunge nur sie zu enthalten scheint. Diese Herde sind von zahlreichen Bändchen durchzogen und von Verhärtungen umgeben.«[34] Jenseits dieses Fixpunktes gibt es nur unbeständige Symptome; deren klinische Rolle als Wahrscheinlichkeitsindex weicht einer einzigen notwendigen Implikation, der nicht die zeitliche Frequenz sondern die lokale Konstanz zugrundeliegt: »Als Schwindsüchtige können solche gelten, die weder Fieber noch Magerkeit noch eitrigen Auswurf zeigen; es genügt, wenn die Lungen von einer Läsion befallen sind, die sie auffrißt. Die Schwindsucht ist eben diese Läsion.«[35]

An diesen Fixpunkt gebunden wird die *Chronologie der Symptome* zu einem Sekundärphänomen gegenüber der *Topologie der Läsionen* mit ihren spezifischen Verzweigungen. Beim Studium des »bizarren und uner-

[32] Corvisart, loc. cit.

[33] G.-L. Bayle, *Recherches sur la phthisie pulmonaire* (Paris 1810).

[34] Bichat, *Anatomie pathologique,* S. 174.

[35] G.-L. Bayle, loc. cit., S. 8 f.

klärlichen« Weges gewisser Fieber konfrontiert Petit systematisch die Ergebnisse seiner Krankenbeobachtungen und das Resultat der Obduktionen: die Abfolge von Darm-, Magen-, Fieber-, Drüsen- und Gehirnzeichen muß in ihrer Gesamtheit von vornherein auf »genau entsprechende Veränderungen des Verdauungskanals« bezogen werden. Es handelt sich immer um die Region der Bauhinschen Klappe; sie ist mit weinroten Flecken bedeckt, die von innen aufgebläht sind; die Drüsen des dazugehörigen Gekröses sind angeschwollen, von dunkelrot bläulicher Farbe und tief unterlaufen. Wenn die Krankheit lange Zeit gedauert hat, wird das Darmgewebe verschwärt und zerstört. Man hat es also mit einer Zerstörung des Verdauungskanals zu tun, dessen Funktionen zuerst angegriffen worden sind; das Agens dieser Zerstörung wird »durch Absorption auf die Drüsen des Gekröses und auf das Lymphsystem übertragen« (was zur vegetativen Störung führt) und von da »auf die Gesamtheit des Systems«, vor allem auf seine Gehirn- und Nerventeile, was die Schläfrigkeit, die Schwächung der Sinnestätigkeit, das Delirium und die komatösen Zustände erklärt.[36] Die Abfolge der Formen und Symptome ist also nur mehr das chronologische Bild eines komplexeren Netzes: einer raum-zeitlichen Verzweigung, die von einer anfänglichen Attacke ausgeht und auf das gesamte organische Leben übergreift.

Die Analyse der anatomisch-klinischen Wahrnehmung deckt also drei Bezüge auf (Lokalisierung, Krankheitsherd, Ursprünglichkeit), welche die wesentlich zeitliche Lektüre der Klinik modifizieren. Das systematische Durchsuchen der Organe und die Bestimmung der fixen aber wuchernden Punkte eliminieren nicht die Tiefe der pathologischen Geschichte zugunsten einer bloßen anatomischen Oberfläche; sie integrieren sie vielmehr in den spezifizierten Raum des Körpers; damit fällt zum ersten Mal in der Geschichte des medizinischen Denkens die Zeit der Krankheit mit dem feststellbaren Durchlaufen der organischen Massen zusammen. Und allein insofern schließt die pathologische Anatomie an die Gedanken Morgagnis und Bonets an: der autonome Raum der Organe mit seinen Dimensionen, seinen eigenen Wegen und Gliederungen ergänzt den Natur- und Bedeutungsraum der Nosologie und wird sogar dessen Bezugsrahmen. Aus dem klinischen Anliegen, die *pathologischen Verwandtschaftsstrukturen* zu definieren (vgl. den »Traité des membranes«) ist für die neue medizinische Wahrnehmung nun die Aufgabe geworden, *Lokalisierungsgestalten* ausfindig zu machen (vgl. die Untersuchungen Corvisarts und Bayles). Der Begriff des *Sitzes* der Krankheit verdrängt endgültig den der *Klasse:* »Was ist die Beobachtung, wenn man den Sitz des Übels nicht kennt?«, fragte

[36] M.-A. Petit, *Traité de la fièvre entéro-mésentérique* (Paris 1813), bes. S. XIX, XXX und 132–141.

schon Bichat.[37] Und Bouillaud sollte darauf antworten: »Wenn es in der Medizin ein Axiom gibt, dann ist es der Satz, daß überhaupt keine Krankheit ohne Sitz existiert. Wollte man das Gegenteil annehmen, dann müßte man auch zugeben, daß es auch Funktionen ohne Organe gibt, was ein handgreiflicher Unsinn ist. Die Bestimmung des Sitzes der Krankheiten oder ihre Lokalisierung ist eine der schönsten Errungenschaften der modernen Medizin.«[38] Die Gewebeanalyse, deren ursprünglicher Sinn die Bestimmung von Gattungen war, ist sehr schnell zu einer Lokalisierungsregel geworden.

Die Wiederentdeckung Morgagnis ging indessen nicht ohne eine wichtige Modifikation vonstatten. Hatte er mit dem Begriff des pathologischen Sitzes den der Ursache verbunden (vgl. den Titel seines Hauptwerkes »De sedibus et causis ...«), so gilt in der neuen Anatomie die Bestimmung des Sitzes nicht als Zuweisung einer Kausalität: wenn man bei den adynamischen Fiebern Läsionen des Dünndarms und Blinddarms findet, so hat man damit nicht die bestimmende Ursache; Petit spricht von einem »zerstörerischen Agens«, Broussais von einer Reizung. Jedenfalls liefert die Lokalisierung lediglich den räumlichen und zeitlichen Ausgangspunkt. Für Morgagni war der Sitz jener Punkt, an dem sich die Kette der Kausalitäten in den Organismus einschaltete; er war das letzte Glied dieser Kette. Für Bichat und seine Nachfolger verbindet sich mit dem Begriff des Sitzes keine Kausalproblematik (insofern sind sie Erben der Kliniker); er ist eher auf die Zukunft der Krankheit gerichtet, als auf ihre Vergangenheit; der Sitz ist der Punkt, von dem die pathologische Organisation ausstrahlt. Er ist nicht *letzte Ursache* sondern *ursprünglicher Herd* der Krankheit. Deshalb kann die Ausgrenzung und Fixierung eines zeitlosen Raumsegmentes innerhalb des Leichnams die Probleme lösen, die von den zeitlichen Entwicklungen einer Krankheit aufgeworfen werden.

Im medizinischen Denken des 18. Jahrhunderts war der Tod sowohl das absoluteste wie auch das relativste aller Phänomene. Er war das Ende des Lebens, er war auch das Ende der ungünstig verlaufenen Krankheit. Mit ihm war die Grenze erreicht, war die Wahrheit vollendet und befreit: im Tod verstummte die an das Ende ihres Ablaufes gelangte Krankheit und wurde dem Gedächtnis anheimgegeben. Wenn aber die Auswirkungen der Krankheit selber den Leichnam angriffen und entstellten, so war nicht sicher zu entscheiden, was von ihr und was vom Tode herrührte; ihre

[37] Bichat, *Anatomie générale*, Bd. I, S. XCIX.
[38] Bouillaud, *Philosophie médicale*, S. 259.

Spuren überlagerten sich unentwirrbar. So gab es nach dem Tod zwar weder Leben noch Krankheit, aber seine zerstörerischen Wirkungen waren von derselben Art wie die Krankheitserscheinungen. Von der klinischen Erfahrung wurde diese zweideutige Konzeption des Todes zunächst nicht in Frage gestellt.

Die pathologische Anatomie, die eine Technik des Leichnams ist, muß dem Begriff des Todes einen strengeren, vor allem instrumentelleren Status verleihen. Die begriffliche Meisterung wurde auf einem sehr elementaren Niveau durch die Organisation der Kliniken vorbereitet. Indem man die Latenzzeit zwischen dem Tod und der Obduktion erheblich verkürzt, kann der letzte Augenblick der pathologischen Zeit mit dem ersten Zeitpunkt des Leichnams beinahe zusammenfallen. Den Wirkungen der organischen Zersetzung — zumindest den deutlichsten und stärksten — kommt man zuvor, so daß der Augenblick des Todes zum Markierungspunkt wird, der die nosographische Zeit — ähnlich wie das Skalpell den organischen Raum — erschließt. Der Tod ist nur mehr die vertikale und schmale Linie, welche die Symptome und die Läsionen trennt, aber auch den Bezug zwischen ihnen herstellen läßt.

Andererseits bemüht sich Bichat, indem er verschiedene Hinweise Hunters aufgreift, zwei Gruppen von Phänomenen zu unterscheiden, die in Morgagnis Anatomie ineinanderfließen: die Äußerungen der Krankheit selber und die Anzeichen des bevorstehenden Todes. Eine krankhafte Veränderung muß nämlich nicht auf die Krankheit und ihre pathologische Struktur verweisen; sie kann auch einem ganz anderen Prozeß angehören, der teils autonom und teils von der Krankheit abhängig ist und das Herannahen des Todes ankündigt. Die Muskelschlaffheit zum Beispiel gehört zur Semiologie gewisser Paralysen enzephalischen Ursprungs oder vitaler Störungen wie des asthenischen Fiebers; man trifft sie aber auch bei beliebigen chronischen Krankheiten und bei akuten Krisen, wenn sie nur einige Zeit andauern; so bei Entzündungen der Spinnwebenhaut oder in den letzten Phasen der Schwindsucht. Das Phänomen würde zwar ohne die Krankheit nicht auftreten, ist aber doch nicht die Krankheit selber: es bildet eine Parallelentwicklung, die keine pathologische Figur anzeigt, sondern die Nähe des Todes; unterhalb des Krankheitsprozesses verweist es auf den damit verknüpften aber davon verschiedenen Prozeß der »mortificatio«, des »Absterbens«.

Diese Phänomene haben sicher eine inhaltliche Analogie mit den verhängnisvollen oder günstigen »Zeichen«, die seit Hippokrates so oft analysiert worden sind. Aber ihre Funktion und ihre semantische Bedeutung sind andere: das Zeichen verwies auf einen Ausgang, indem es in der Zeit vorgriff; es zeigte die wesenhafte oder zufällige Gefährlichkeit (welche wiederum von einer Komplikation oder einem therapeutischen Fehler herrühren konnte) an. Die Phänomene des partiellen oder progressiven Todes greifen auf keine Zukunft vor: sie zeigen einen Prozeß im Stadium seiner Vollendung; nach einem Schlagfluß sind die meisten der animalischen Funktionen stillgelegt und folglich hat der Tod für sie schon begonnen, während die organischen Funktionen ihr eigenes Leben noch weiterführen.[39] Die Stationen dieses fortschreitenden Todes verweisen auch weniger auf die nosologischen Formen als auf die Empfindlichkeitszonen des Organismus; diese Prozesse sprechen nur beiläufig vom tödlichen Charakter der Krankheit; sie sprechen vielmehr davon, daß das Leben dem Tod ausgesetzt ist und von ihm durchdrungen werden kann. Wenn sich ein pathologischer Zustand in die Länge zieht, dann sind die ersten vom Absterben befallenen Gewebe die, bei denen die Nahrungszufuhr am intensivsten ist (die Schleimhäute); sodann kommt das Parenchym der Organe und in der letzten Phase die Sehnen und Sehnenhäute.[40]

Der Tod ist also vielfältig und zeitlich gestreut: er ist nicht jener absolute und privilegierte Punkt, an dem die Zeiten anhalten und kehrtmachen; wie die Krankheit hat er eine sich vielfältig verzweigende Gegenwart, deren verschlungenen Wegen die Analyse im Raum und in der Zeit nachgehen kann; ganz allmählich löst sich, hier und da, ein Knoten nach dem andern auf, bis das organische Leben, zumindest in seinen Hauptformen, weicht; denn noch lange nach dem Tod des Individuums kommen kleine und partielle »Tode«, um die hartnäckigen Inselchen des Lebens aufzulösen.[41] Beim natürlichen Tod erlöscht zuerst das animalische Leben: zunächst versagen die Sinne, das Gehirn wird betäubt, die Bewegungsfähigkeit schwach, die Muskeln werden steif, die Eingeweide gelähmt und schließlich steht das Herz still.[42] Diesem chronologischen Tableau sukzessiver Tode ist das räumliche der auslösenden Kettenreaktionen hinzuzufügen: Herz, Lungen und Gehirn sind die drei wesentlichen Relaisstationen. Der Tod des Herzens führt den Tod des Gehirns nicht über die Nerven herbei, sondern über das Arteriennetz (Unterbrechung der Lebensbewegung des Gehirns) oder über das Gefäßnetz (Unterbrechung der Bewegung oder Rückfluß des schwarzen Blutes, wodurch das Gehirn vollgepumpt und in seiner Tätigkeit blockiert wird). Der Tod der Lunge kann aber auch den Tod des Herzens herbeiführen: entweder stößt das Blut in der Lunge auf eine mechanische Behinderung seiner Zirkulation oder die

[39] Bichat, *Recherches physiologiques sur la vie et la mort* (Hg. Magendie), S. 251.

[40] Bichat, *Anatomie pathologique,* S. 7.

[41] Bichat, *Recherches physiologiques,* S. 242.

[42] Ebd., S. 234, 238.

chemischen Reaktionen haben nach dem Aufhören der Lungentätigkeit keine Nahrung mehr, weshalb die Kontraktion des Herzens nicht mehr geleistet werden kann.[43]

Die Prozesse des Todes sind weder mit den Prozessen des Lebens noch mit denen der Krankheit identisch; aber sie sind dennoch geeignet, die organischen Phänomene und ihre Störungen zu erhellen. Der langsame und natürliche Tod des alten Menschen wiederholt in umgekehrtem Ablauf die Entwicklung des Lebens beim Kind, beim Embryo und vielleicht sogar bei der Pflanze: »Der Zustand des Lebewesens, das vor dem natürlichen Tod steht, nähert sich wieder dem Zustand an, den es im Schoß seiner Mutter vorfand, ja es nähert sich dem pflanzlichen Leben, das nur in seinem Innern lebt und für das die gesamte Natur schweigt.«[44] Die sukzessiven Umhüllungen des Lebens fallen wieder ab und sprechen ihre Autonomie gerade in dem aus, was sie verneint. Das System der funktionellen Abhängigkeiten und der normalen oder pathologischen Wechselwirkungen wird ebenfalls von der Analyse dieser Einzeltode erhellt: man kann erkennen, daß es zwar eine direkte Wirkung der Lunge auf das Herz gibt, daß aber der Einfluß des Gehirns auf das Herz nur ein indirekter sein kann: Schlagfluß, Epilepsie, Betäubung, Gehirnerschütterung führen zu keiner unmittelbar entsprechenden Modifikation des Herzens, es gibt nur sekundäre Wirkungen, die über die Muskellähmung, die Unterbrechung der Atmung oder Kreislaufstörungen laufen.[45] Wenn der Tod so mit eigenen Mechanismen, mit einem eigenen organischen Netz ausgestattet ist, kann er nicht mehr mit der Krankheit oder ihren Spuren verwechselt werden; wohl aber kann er zum Standort werden, von dem aus die Formen und Etappen des Pathologischen überblickt und fixiert werden. Beim Studium der Ursachen der Schwindsucht betrachtet Bayle den Tod nicht mehr als — funktionelle und zeitliche — Abschirmung, die ihn von der Krankheit trennt, sondern als spontane experimentelle Situation, die den Zugang zur Wahrheit der Krankheit und zu ihren verschiedenen chronologischen Phasen eröffnet. Der Tod kann nämlich irgendwann im pathologischen Ablauf eintreten, sei es, daß er von der Krankheit selbst bewirkt wird, sei es aufgrund einer zusätzlichen Störung oder aufgrund eines Zufalls. Wenn die konstanten und die variablen Phänomene des Todes einmal bekannt und gemeistert sind, kann man dank jener Eröffnung der zeitlichen Dimension eine ganze Krankheitsentwicklung fixieren. Bei der Schwindsucht hat man zuerst feste, homogene, weißliche Tuberkeln; dann weichere Bildungen, die in der Mitte einen eitrigen Kern tragen; und schließlich einen Zustand

[43] Ebd., S. 253 und 538.
[44] Ebd., S. 238.
[45] Ebd., S. 480, 500.

der Vereiterung, der Geschwüre hervorruft und damit eine Zerstörung des Lungenparenchyms.[46] Durch die Systematisierung derselben Methode konnte Laennec gegen Bayle selbst nachweisen, daß die Melanose keinen eigenen pathologischen Typ bildet, sondern nur eine mögliche Entwicklungsphase darstellt. Die Zeit des Todes kann sich innerhalb der ganzen Krankheitsentwicklung verschieben; da er seine Undurchsichtigkeit verloren hat, aber nicht seine zeitunterbrechende Wirkung, wird der Tod zum Instrument, mit dem die Dauer der Krankheit in den unbeweglichen Raum eines aufgeschnittenen Körpers integriert werden kann.

Nunmehr bilden Leben, Krankheit und Tod eine technische und begriffliche Dreifaltigkeit. Die alten Kontinuitäten, die im Leben die drohende Krankheit und in der Krankheit die Nähe des Todes ansetzten, sind gebrochen. An ihrer Stelle erhebt sich nun eine Dreiecksfigur, deren Spitze der Tod einnimmt. Von der Höhe des Todes aus können die organischen Abhängigkeiten und die pathologischen Sequenzen gesehen und analysiert werden. Der Tod ist nicht mehr, was er so lange Zeit gewesen ist: die Nacht, in der sich das Leben auflöst und selbst die Krankheit sich trübt; er ist nun jene Macht, die den Raum des Organismus und die Zeit der Krankheit beherrscht und ans Licht bringt ... Das Privileg seiner Zeitlosigkeit, das ebenso alt ist wie das Bewußtsein seiner Bedrohlichkeit wird zum ersten Mal zu einem technischen Instrument, das die Wahrheit des Lebens und die Natur seines Leidens in den Griff bekommt. Der Tod ist nun der große Analytiker, der die Verbindungen zeigt, indem er sie auflöst, der die Wunder der Genese in der Unbarmherzigkeit seiner Zersetzung aufleuchten läßt. Diese Zersetzung ist eine *Dekomposition* im vollen Sinn des Wortes: die »Analyse«, die Philosophie der Elemente und ihrer Gesetze, findet im Tod, was sie vergeblich in der Mathematik, in der Chemie, in der Sprache gesucht hatte — ein unüberbietbares von der Natur selbst vorgegebenes Modell; auf dieses große Vorbild sollte sich der Blick des Arztes nunmehr stützen. Er ist nicht mehr der Blick eines lebenden Auges, sondern der Blick eines Auges, das dem Tod ins Auge gesehen hat: ein großes, weißes, Leben zersetzendes Auge.

Es gäbe viel zu sagen über den »Vitalismus« Bichats. Indem er den einzigartigen Charakter des Lebendigen erfassen wollte, fand er im Risiko des Krankseins seine spezifische Eigenart: ein bloß physikalischer Körper kann von seinem natürlichen Typ nicht abweichen.[47] Das ändert aber nichts daran, daß die Analyse der Krankheit nur vom Tod aus möglich ist, von jenem Tod, dem das Leben per definitionem Widerstand leistet. Bichat hat den Begriff des Todes relativiert, hat ihn seiner Absolutheit beraubt,

[46] G.-L. Bayle, *Recherches sur la phthisie pulmonaire,* S. 21—24.
[47] Vgl. G. Canguilhem, *La connaissance de la vie* (Paris 1952), S. 195.

welche ihn zu einem unteilbaren, entscheidenden und unwiderruflichen Faktum gemacht hatte; er hat ihn sich in das Leben verflüchtigen lassen, indem er ihn in partielle und langsam fortschreitende Tode auflöste, die erst nach dem eigentlichen Tod abgeschlossen sind. Aus dieser Tatsache machte er aber eine wesentliche Struktur des medizinischen Denkens und Wahrnehmens: der Tod ist das, dem sich das Leben *entgegensetzt* und in dem es sich *auseinandersetzt;* bezogen auf ihn ist es lebendige *Opposition* und daher *Leben;* in ihm findet es seine *Exposition* und damit seine *Wahrheit.* Magendie und vor ihm schon Buisson gingen als Biologen dem Problem auf den Grund, als sie die Definition des Lebens kritisierten, mit der Bichat seine »Recherches physiologiques« einleitet: »Die Idee ist falsch, weil ›sterben‹ in allen Sprachen soviel heißt wie ›aufhören zu leben‹ und weil daher die angebliche Definition ein bloßer circulus vitiosus ist: das Leben ist die Gesamtheit der Funktionen, die sich dem Nicht-Leben entgegensetzen.«[48] Bichat war jedoch von einer anatomisch-pathologischen Erfahrung ausgegangen, die er selber konstituiert hatte: in dieser Erfahrung war der Tod die einzige Möglichkeit, dem Leben eine positive Wahrheit zu verleihen. Daß sich das Lebendige auf das Mechanische und Chemische nicht reduzieren läßt, ist sekundär gegenüber dem fundamentalen Band zwischen dem Leben und dem Tod. Der Vitalismus beruht auf einem »Mortalismus«.

So weit hat sich Bichat von Cabanis entfernt, der nicht lange zuvor dem Wissen vom Leben denselben Ursprung und dasselbe Fundament zugewiesen hatte wie dem Leben selbst: »Die Natur hat gewollt, daß die Quelle unserer Erkenntnisse dieselbe sei wie die Quelle des Lebens. Man muß Eindrücke aufnehmen, um zu leben; und man muß Eindrücke aufnehmen, um zu erkennen; und da die Notwendigkeit ihres Studiums von ihrer Wirkung auf uns abhängt, entsprechen unsere Erkenntnismittel immer unseren Bedürfnissen.«[49] Für Cabanis, für das ganze 18. Jahrhundert, ja für die gesamte auf die Renaissance zurückgehende Tradition gründete sich die Erkenntnis des Lebens mit Fug und Recht auf das Wesen des Lebendigen, von dem auch sie nur eine Erscheinung war. Daher suchte man die Krankheit immer nur vom Lebendigen aus zu denken, sei es von seinen — mechanistischen — Modellen oder von seinen — humoralen oder chemischen — Elementen aus. Sowohl der Vitalismus wie der Antivitalismus entstanden aus dem fundamentalen Primat des Lebens in der Erfahrung der Krankheit. Mit Bichat findet die Erkenntnis des Lebens ihren Ursprung

[48] F.-R. Buisson, *De la division la plus naturelle des phénomènes physiologiques* (Paris 1802), S. 57; vgl. auch Magendie, Anm. 1 auf Seite 2 seiner Ausgabe von Bichats *Recherches physiologiques.*

[49] Cabanis, *Du degré de certitude de la médecine* (Paris [3]1819), S. 76 f.

in der Zerstörung des Lebens, in seinem äußersten Gegensatz. Die Krankheit und das Leben sagen dem Tod ihre Wahrheit: ihre spezifische Wahrheit, die gerade deswegen nicht aufs Anorganische reduziert werden kann, weil der circulus vitiosus des Todes sie als das bezeichnet, was sie sind. Cabanis, der das Leben in der Tiefe seiner Ursprünge verwurzelte, war natürlicherweise eher Mechanizist als Bichat, der es nur in seinem Bezug zum Tode dachte. Von der Renaissance bis zum Ende des 18. Jahrhunderts war das Wissen vom Leben im Zirkel des Lebens befangen, der in sich zurückläuft und sich selber spiegelt. Seit Bichat steht dieses Wissen neben dem Leben; es ist von ihm durch die unüberschreitbare Grenze des Todes getrennt. Der Tod ist der Spiegel, in dem das Wissen das Leben betrachtet.

Zweifellos war diese Wendung für den ärztlichen Blick schwierig und paradox. Eine unvordenkliche Neigung — ebenso alt wie die Furcht der Menschen — richtete das Auge der Ärzte auf die Eliminierung der Krankheit, auf die Heilung, auf das Leben: nur um dessen Wiederherstellung konnte es sich handeln. Der Tod blieb — im Rücken des Arztes — die dunkle Drohung, die sein Wissen und Können zunichte machte; er war nicht nur das Risiko des Lebens und der Krankheit sondern auch des sie befragenden Wissens. Seit Bichat kreist der ärztliche Blick um sich selbst und fordert vom Tod Rechenschaft über das Leben und über die Krankheit, von seiner endgültigen Unbeweglichkeit fordert er Rechenschaft über ihre Zeit und ihre Bewegungen. Mußte die Medizin nicht ihr ältestes Anliegen verraten, um in dem Zeugnis ihrer Niederlage das Fundament ihrer Wahrheit zu finden?

Aber Bichat hat nicht nur die Medizin von der Todesfurcht befreit. Er hat den Tod in ein technisches und begriffliches Instrumentarium integriert, in welchem er seine spezifischen Eigenschaften und seinen fundamentalen Erfahrungswert gewinnt. Daher ist der große Einschnitt in der Geschichte der abendländischen Medizin genau der Augenblick, in dem die klinische Erfahrung zum anatomisch-klinischen Blick wird. Pinels »Médecine clinique« erscheint 1802, Cabanis' »Révolutions de la Médecine« im Jahre 1804; die Regeln der »Analyse« scheinen in der Entzifferung von Symptomgruppen zu triumphieren. Aber Bichat hat sie schon ein Jahr zuvor der Vergangenheit anheimgegeben: »Sie können zwanzig Jahre lang vom Morgen bis zum Abend am Bett der Kranken Notizen über die Störungen des Herzens, der Lungen, des Magens machen; all dies wird Sie nur verwirren; die Symptome, die sich an nichts anknüpfen, werden Ihnen eine Folge unzusammenhängender Phänomene darbieten. Öffnen Sie einige Leichen: alsbald werden Sie die Dunkelheit schwinden sehen, welche die bloße Beobachtung nicht vertreiben konnte.«[50] Die Nacht des Lebendigen weicht vor der Helligkeit des Todes.

[50] Bichat, *Anatomie générale,* Vorwort, S. XCIX.

IX. Kapitel

Das Sichtbar-Unsichtbare

Vom Tod aus gesehen hat die Krankheit einen Boden, ein Heimatland, einen unterirdischen, aber festen Ort; an ihm knüpfen sich ihre Verwandtschaften und Folgen, von ihm werden ihre Formen definiert. Vom Leichnam aus sieht man paradoxerweise ihr Leben; aber es ist weder das Leben der alten Sympathien noch der Kombinationsgesetze von Komplikationen. Das Leben der Krankheit hat nunmehr seine eigenen Gestalten und Gesetze.

1. Das Gewebe als Kommunikationssystem

Schon Roederer und Wagler hatten den »morbus mucosus« als eine Krankheit definiert, welche die innere und äußere Seite des Verdauungskanals in seiner gesamten Länge angreifen kann.[1] Diese Beobachtung wird von Bichat verallgemeinert: ein pathologisches Phänomen bevorzugt im Organismus den Weg, der von der Identität eines Gewebes vorgezeichnet wird. Jede Membranart hat ihre eigenen pathologischen Modalitäten: »Da die Krankheiten nur Veränderungen vitaler Eigenschaften sind, und da sich die Gewebe im Verhältnis dieser Eigenschaften voneinander unterscheiden, müssen sie sich gleichermaßen auch in ihren Krankheiten unterscheiden.«[2] Die Spinnwebenhaut kann von denselben Formen der Wassersucht befallen werden wie das Brustfell der Lunge oder das Bauchfell, weil es sich hier wie dort um seröse Membranen handelt. War das Netz der Sympathien bislang an systemlose Ähnlichkeiten, empirische Feststellungen oder Vermutungen über das Nervensystem geknüpft, so beruht es nunmehr auf einer strengen Strukturanalogie: wenn die Hüllen des Gehirns entzündet sind, dann ist die Empfindlichkeit des Auges und des Ohres erhöht; bei einer Operation des Wasserbruchs kann die Reizung der Scheidenwand Schmerzen in der Lendengegend hervorrufen; eine Entzündung des Bauchfells kann durch eine »tonische Sympathie« zu einer Gehirnstörung führen.[3] Das Pathologische folgt nunmehr vorgeschriebenen Bahnen.

[1] Roederer und Wagler, *Tractatus de morbo mucoso* (Göttingen 1783).
[2] Bichat, *Anatomie générale*, Vorwort, Bd. I, S. LXXXV.
[3] Bichat, *Traité des membranes* (Hg. Magendie), S. 122 f.

2. Die Undurchlässigkeit von Geweben

Dieses Prinzip hängt mit dem ersten eng zusammen. Der Krankheitsprozeß breitet sich über ein Gewebe flächig aus, ohne es vertikal zu anderen Geweben hin zu durchdringen. Das sympathetische Erbrechen betrifft das Fasergewebe, nicht die Schleimhaut des Magens. Die Krankheiten der Beinhaut haben mit den Knochen nichts zu tun und bei einem Bronchienkatarrh bleibt das Brustfell intakt. Die funktionelle Einheit eines Organs ist nicht imstande, das Pathologische von einem Gewebe auf ein anderes übergehen zu lassen. Beim Wasserbruch bleibt die Samendrüse intakt, obwohl die sie umgebende Tunika entzündet ist.[4] Während die Verletzungen des Hirnmarks selten sind, sind die der Spinnwebenhaut häufig; und deren Verletzungen sind wiederum ganz anders geartet als die der weichen Hirnhaut. Jede Gewebeschicht hat ihre individuellen pathologischen Eigenarten. Die Ausbreitung der Krankheiten folgt isomorphen Flächen und nicht Nachbarschaften oder Überlagerungen.

3. Die indirekte Durchdringung von Geweben

Die Regeln der homologen Ausbreitung und der Undurchlässigkeit werden allerdings durch die Möglichkeit regionaler Einflüsse und schichtweiser Durchdringung eingeschränkt und ergänzt. Wenn eine Störung lange dauert, kann sie die darunterliegenden oder benachbarten Gewebe beeinflussen: dies ist der Fall bei chronischen Krankheiten wie dem Krebs, wo alle Gewebe eines Organs nacheinander befallen werden und schließlich »zu einer einzigen Masse verschmelzen«.[5] Es gibt aber auch Übergänge, die nicht so leicht zu definieren sind und die weder durch Beeinflussung noch durch Berührung vor sich gehen, sondern durch Bewegungen, die einmal von einem Gewebe zu einem anderen Gewebe und dann von einer Struktur zu einer Funktion übergehen; die krankhafte Veränderung einer Membran kann, ohne auf die benachbarte Membran überzugreifen, die Erfüllung ihrer Funktionen mehr oder weniger vollständig behindern: die Schleimabsonderungen des Magens können durch die Entzündung seiner Fasergewebe gestört werden; oder die Verstandesfunktionen können durch Verletzungen der Spinnwebenhaut beeinträchtigt werden.[6] Die Durchlässigkeit von Geweben kann aber auch noch komplexere Formen annehmen: wenn die Herzbeutelentzündung die Membranhüllen des Herzens angreift, so führt das zu einer Funktionsstörung,

[4] Ebd., S. 101.
[5] Bichat, *Anatomie générale*, Bd. I, Vorwort, S. XCI.
[6] Ebd., S. XCII.

die eine Hypertrophie des Organs und damit eine Veränderung der Muskelsubstanz zur Folge hat.[7] Die Brustfellentzündung betrifft ursprünglich nur das Brustfell der Lunge; aber dieses sondert unter der Einwirkung der Krankheit eine eiweißartige Flüssigkeit ab, welche im chronischen Fall die ganze Lunge bedeckt; die Lunge wird dadurch geschwächt, ihre Tätigkeit erlischt fast vollständig; sie verliert soviel an Oberfläche und Volumen, daß der größte Teil ihrer Gewebe schon zerstört zu sein scheint.[8]

4. Für jedes Gewebe ist eine bestimmte Art der krankhaften Veränderung typisch

Die Veränderungen, deren Wege und Wirkungen den angeführten Regeln folgen, sind nicht nur durch verschiedene Angriffspunkte, sondern auch durch verschiedene Qualitäten spezifiziert. Bichat hat sich der Beschreibung dieser Verschiedenartigkeit schon angenähert, indem er die Entzündungen und die Skirrhen unterschied. Laennec hat, wie wir gesehen haben[9], eine allgemeine Typologie der krankhaften Veränderungen versucht (Veränderungen der Gewebestruktur, der Form, der Nahrungszufuhr, der Position und Veränderungen aufgrund von Fremdkörpern). Aber nicht einmal der Begriff der Veränderung der Gewebestruktur reicht aus, um die verschiedenen Arten, in denen ein Gewebe in seinem inneren Aufbau angegriffen werden kann, zu erfassen. Dupuytren schlägt vor, zwischen der Umformung eines Gewebes in ein anderes und der Bildung neuer Gewebe zu unterscheiden. In dem einen Fall bringt der Organismus ein Gewebe hervor, das in anderer Lokalisierung normalerweise schon existiert; so bei den widernatürlichen Verknöcherungen; hier kann man Zell-, Fett-, Knorpel-, Knochen-, Flüssigkeits-, Synovial- und Schleimbildungen nennen; dabei handelt es sich um *Abirrungen* der Gesetze des Lebens, nicht um *Abänderungen*. Wenn hingegen ein Gewebe neu geschaffen wird, liegt eine fundamentale Verkehrung der Gesetze des Organismus vor; das krankhafte Gewebe unterscheidet sich von jedem natürlichen Gewebe; so etwa die Entzündungen, die Tuberkeln, die Skirrhen, der Krebs. Indem er diese Typologie auf die Prinzipien der Gewebelokalisierung bezieht, bemerkt Dupuytren, daß jeder Membran ein bestimmter Typ krankhafter Veränderung vorzugsweise zuzuordnen ist: den Schleimhäuten zum Beispiel die Polypen und den serösen Membranen die Was-

[7] Corvisart, *Essai sur les maldies et les lésions organiques du cœur et des gros vaisseaux.*

[8] G.-L. Bayle, *Recherches sur la phthisie pulmonaire,* S. 13 f.

[9] Vgl. oben S. 146.

sersucht.[10] In Anwendung dieses Prinzips konnte Bayle der Entwicklung der Schwindsucht nachgehen; er konnte die Einheit ihrer Prozesse feststellen, ihre verschiedenen Formen unterscheiden und sie von Störungen mit ähnlichen Symptomen aber völlig anderem Veränderungstyp abgrenzen. Die Schwindsucht ist durch eine »fortschreitende Desorganisierung« der Lunge gekennzeichnet, die mit Tuberkeln, mit Geschwüren, mit Steinen, mit Körnchen, als Melanose oder Krebs auftreten kann. Sie ist aber weder mit der Reizung der Schleimhäute (Katarrh) noch mit einer Veränderung der serösen Absonderungen (Brustfellentzündung) und vor allem nicht mit einer Veränderung zu verwechseln, welche ebenfalls die Lunge selbst angreift, aber eine Entzündung darstellt (chronische Lungenentzündung).[11]

5. Wechselwirkung zwischen krankhaften Veränderungen

»Diagonale« Störungen, welche verschiedene Arten krankhafter Veränderung nacheinander ins Spiel bringen, sind zwar im allgemeinen ausgeschlossen. Gleichwohl erleichtern gewisse Störungen das Auftreten anderer Störungen: die Entzündung der Lungen und der Katarrh bilden nicht die Tuberkulose; sie begünstigen aber ihre Entwicklung.[12] Die lange Dauer einer Störung führt manchmal dazu, daß eine andere Störung nachfolgt. Die Gehirnhyperämie in der Form eines plötzlichen Blutandrangs führt zu einer Ausweitung der Gefäße (daher die Schwindelanfälle, die Blendungen, die optischen Täuschungen, das Ohrensausen) oder — wenn sie auf einen Punkt konzentriert ist — zu einem Platzen der Gefäße mit Bluterguß und sofortiger Lähmung. Wenn aber der Bluterguß langsam vor sich geht, so dringt zuerst das Blut in die Gehirnmasse ein (was mit Zuckungen und Schmerzen verbunden ist), die Substanz wird aufgeweicht und verändert sich durch die Mischung mit Blut innerlich; es bilden sich Klumpen und leblose Inseln (daher die Lähmungen); schließlich löst sich das Gefäßsystem im Gehirnparenchym und oft auch in der Spinnwebenhaut völlig auf. Mit der Aufweichung setzen auch seröse Ergüsse ein, dann auch Eiterungen mit Abszessen; die Überspannung und Reizung der Gefäße weicht schließlich ihrer Vereiterung und Aufweichung.[13]

[10] Artikel »Anatomie pathologique« im *Bulletin de l'Ecole de Médecine de Paris* (Jahr XIII), 1. Jahrgang, S. 16—18.

[11] G.-L. Bayle, *Recherches sur la phthisie pulmonaire,* S. 12.

[12] Ebd., S. 423 f.

[13] F. Lallemand, *Recherches anatomo-pathologiques sur l'encéphale et ses dépendances,* Bd. I, S. 98 f.

Diese Prinzipien regeln den pathologischen Verlauf und legen seine möglichen Wege von vornherein fest. Sie bestimmen das Koordinatengesetz seines Raumes und seiner Entwicklung, sie machen die Nervatur der Krankheit sichtbar. Die Krankheit erscheint als eine große organische Vegetation mit bestimmten Wachstumsformen und -zonen. Da sie im Raum des Organismus bestimmten Linien und Flächen folgen, wirken die pathologischen Phänomene wie lebendige Prozesse. Das hat zwei Konsequenzen: die Krankheit ist dem Leben aufgepfropft, sie nährt sich von ihm und partizipiert an jener »Wechselwirkung, in der alles aufeinander folgt, sich verkettet und verbindet«.[14] Sie ist nicht mehr ein Ereignis oder ein Wesen, das von außen eingeschleppt wird; sie ist das Leben, das sein Funktionieren und damit sich selber modifiziert: »Jedes physiologische Phänomen verweist letztlich auf die Eigenschaften der lebenden Körper in ihrem natürlichen Zustand; jedes pathologische Phänomen leitet sich von deren Vergrößerung, Verkleinerung oder Veränderung ab.«[15] Die Krankheit ist eine innere Abweichung des Lebens. Mehr noch: jede Krankheit organisiert sich in der Art eines lebenden Individuums: es gibt ein Leben der Tuberkel und der Krebse; es gibt ein Leben der Entzündung; deren alte Definition durch vier Symptome (Schwellung, Rötung, Hitze, Schmerz) genügt nicht zur Erfassung ihrer Entwicklung, die verschiedene Schichten des Organismus erreicht: in den Blutkapillaren sind ihre Stadien die Auflösung, der Brand, die Verhärtung, die Vereiterung und der Abszeß; in den weißen Kapillaren geht ihre Entwicklung von der Auflösung zur weißen und tuberkulösen Vereiterung und von da zu den unheilbaren, fressenden Geschwüren.[16] Statt von einer Krankheit, die das Leben angreift, spricht man besser von einem *pathologischen Leben*. Die Krankheitserscheinungen sind vom Text des Lebens aus, nicht von einer nosologischen Wesenheit her zu interpretieren: »Man hat die Krankheit als eine Unordnung betrachtet, anstatt in ihr eine Reihe von Erscheinungen zu sehen, die voneinander abhängen und zumeist auf ein bestimmtes Ende abzielen; man hat das pathologische Leben völlig übersehen.«

Daß die Entwicklung der Krankheit nicht chaotisch, sondern letztlich weise verläuft — war das nicht schon seit langem allgemein anerkannt? Die Regeln der botanischen Klassifizierung und die Konstanz der kli-

[14] Bichat, *Anatomie générale*, Bd. IV, S. 591.

[15] Ebd., Bd. I, Vorwort, S. VII.

[16] F. J. Broussais, *Histoire des phlegmasies chroniques* (Paris 1808), Bd. I, S. 54 f.

nischen Formen haben schon lange vor der neuen Anatomie Ordnung in die Welt der Krankheit gebracht. Nicht die Tatsache der Ordnung ist neu, wohl aber ihre Art und ihre Begründung. Bei Sydenham und bei Pinel fand die Krankheit Ursprung und Gestalt in einer allgemeinen Rationalitätsstruktur, in der es um die *Natur* und die Ordnung der Dinge ging. Seit Bichat jedoch wird das pathologische Phänomen vor dem Hintergrund des *Lebens* wahrgenommen und damit an die konkreten Formen gebunden, die es in einer organischen Individualität annimmt. Das Leben mit seinen genau definierten Variationsbreiten spielt in der pathologischen Anatomie die Rolle, die in der Nosologie dem weiten Begriff der Natur zukam: es ist nun der unerschöpfliche aber nicht unendliche Grund, in dem die Krankheit die geordneten Quellen ihrer Unordnungen findet. Zweifellos verschiebt diese Änderung in den fernen Höhen der Theorie auf lange Sicht den philosophischen Horizont — aber kann man sagen, daß sie sich auf die Welt der Wahrnehmung und auf den Blick, den ein Arzt auf einen Kranken wirft, auswirkt?

Sie tut es allerdings, und zwar ganz massiv. Sie verleiht den Phänomenen der Krankheit einen neuen epistemologischen Status. Paradoxerweise ließ gerade der klinische »Nominalismus« am Rande des Blickfeldes, an den grauen Grenzen zwischen dem Sichtbaren und dem Unsichtbaren, was das Ganze der Erscheinungen und ihr Gesetz, ihr Sammelpunkt und die strenge Regel ihrer Kohärenz war; die Krankheit hatte nur in den Symptomen Wahrheit, sie war aber auch die Wahrheit der Symptome. Die Entdeckung der Lebensprozesse als Inhalt der Krankheit gibt ihr ein Fundament, das weder fern noch abstrakt ist: ein Fundament, das dem Sichtbaren so nahe ist wie nur möglich; die Krankheit ist nur mehr die pathologische Form des Lebens. Die großen nosologischen Wesenheiten, die über dem Leben kreisten und es bedrohten, sind verflogen: nun ist das Leben das unmittelbare, gegenwärtige und wahrnehmbare *Jenseits* der Krankheit; die Phänomene der Krankheit sind Ausprägungen des kranken Lebens.

Handelt es sich um eine Wiederbelebung der vitalistischen Philosophie? Tatsächlich kannte Bichat das Denken Bordeus oder Barthez' recht gut. Aber wenn der Vitalismus auch ein spezifisches Interpretationsschema für die gesunden oder kranken Phänomene des Organismus ist, ist er doch kaum fähig, das Ereignis, welches die Entdeckung der pathologischen Anatomie darstellt, zu erklären. Bichat hat den Gedanken von der Eigenart des Lebendigen nur aufgegriffen, um das Leben auf einem tieferen und entscheidenderen epistemologischen Niveau anzusiedeln: für ihn ist es nicht die Gesamtheit aller Merkmale, die sich vom Anorganischen abheben, sondern das Grundlegende, von dem aus der Gegensatz des Organismus zum Leblosen seinen Konfliktcharakter und seine Sichtbarkeit erhält. Das Leben ist nicht die Form des Organismus, sondern der Organismus ist die sichtbare Form des Lebens in seinem Widerstand gegen das, was nicht lebt und sich ihm entgegensetzt. Eine Diskussion zwischen dem Vitalismus und dem Mechanizismus konnte — ebenso wie eine Diskussion zwischen Humorismus und Solidismus — solange sinnvoll sein, wie die Natur als breites ontologisches Fundament den verschiedenen Interpretationsmodellen einen großen Spielraum ließ: das normale oder anormale Funktionieren konnte nur unter Bezug auf eine präexistente Form oder auf einen spezifischen Typ erklärt werden. Sobald das Leben nicht nur eine Reihe natürlicher Gestalten erklärt, sondern selber die Rolle des allgemeinen Elementes für die physiologischen und pathologischen Phänomene übernimmt, verliert die Idee des Vitalismus ihre Bedeutung und ihren Inhalt. Indem er dem Leben — auch dem pathologischen Leben — einen so fundamentalen Status verleiht, befreit Bichat die Medizin vom Problem des Vitalismus und von den damit zusammenhängenden Diskussionen. Daher war die theoretische Reflexion der meisten Mediziner am Anfang des 19. Jahrhunderts von dem Gefühl getragen, endlich von den Systemen und Spekulationen frei zu sein. Kliniker wie Cabanis und Pinel hielten ihre Methode für die Realisierung der Philosophie[17]; die Begründer der pathologischen Anatomie sehen in ihrer Methode eine Nicht-Philosophie; sie meinen, die Philosophie überwunden zu haben, da sie endlich gelernt hätten wahrzunehmen. In Wirklichkeit handelt es sich lediglich um eine Verschiebung im epistemologischen Fundament ihrer Wahrnehmung.

Auf diesem epistemologischen Niveau ist das Leben an den Tod gebunden, der es bedroht und seine Kraft zu zerstören vermag. Im 18. Jahrhundert gehörte die Krankheit zugleich der Natur wie der Gegennatur an, da sie eine geordnete Wesenheit hatte und da es andererseits ihr Wesen war, das natürliche Leben zu gefährden. Mit Bichat übernimmt nun die Krankheit wieder eine Zwischenstellung, aber zwischen dem Leben und dem Tod. Natürlich war der Weg, der von der Gesundheit zur Krankheit geht und von da zum Tod, lange vor der pathologischen Anatomie nur allzu bekannt. Aber dieses Verhältnis war niemals wissenschaftlich durchdacht worden, es war in keiner medizinischen Wahrnehmung strukturiert worden; erst zu Beginn des 19. Jahrhunderts bekommt es eine Gestalt, die auf zwei Ebenen analysiert werden kann: einmal ist der Tod der absolute Gesichtspunkt auf das Leben und die Öffnung (auch im technischen Sinn des Wortes) seiner Wahrheit. Aber der Tod

[17] Vgl. z. B. Pinel, *Nosographie philosophique,* S. XI; oder C.-L. Dumas, *Recueil de discours prononcés à la Faculté de Médecine de Montpellier* (Montpellier 1820), S. 22 f.

ist auch dasjenige, wogegen das Leben in seinem täglichen Vollzug ankämpft; in ihm löst sich das Lebewesen natürlicherweise auf, und die Krankheit ist nicht mehr etwas Zufälliges, sie tritt in die innere, beständige und bewegliche Dimension des Bezuges zwischen dem Leben und dem Tod ein. Nicht weil der Mensch krank geworden ist, stirbt er, sondern weil er sterben kann, geschieht es dem Menschen, daß er krank wird. Unter der chronologischen Reihe Leben—Krankheit—Tod zeichnet sich eine andere ursprünglichere und tiefere Gestalt ab, welche das Leben und den Tod eint, um darüber hinaus die Zeichen der Krankheit freizusetzen.

Zunächst war uns der Tod als die Bedingung jenes Blicks erschienen, der Flächen abliest und damit die Zeit der pathologischen Ereignisse erfaßt; er ermöglichte es der Krankheit, sich endlich in einem wahren Diskurs zu artikulieren. Nun erscheint er als Quelle der Krankheit in ihrem Sein selbst; als die Möglichkeit, die dem Leben innewohnt, aber stärker ist als es selbst, die es zwingt, sich abzunützen, abzuweichen und zu verschwinden. Der Tod macht die Krankheit zu einem Element des Lebens, weil er selber eines ist. Wenn Bichat das pathologische Phänomen vom physiologischen Prozeß herleitet, so beruht der Abstand in dieser Herleitung auf dem Tod. Die Abweichung im Leben gehört dem Leben an: aber einem Leben, das auf den Tod zugeht.

Deswegen ist der Begriff der »Degeneration« für die pathologische Anatomie so wichtig geworden. Der Begriff ist alt: Buffon wendete ihn auf Individuen an, die sich von ihrem Arttyp entfernen[18]; die Ärzte haben mit ihm jene Schwächung der natürlichen und robusten Menschennatur bezeichnet, welche vom Leben in der Gesellschaft, von der Zivilisation, von den Gesetzen und von der Sprache allmählich zu einem Leben der Künstlichkeiten und zu Krankheiten verdammt wird. Degeneration bedeutete eine Bewegung des Abfalls von einem ursprünglichen, an der Spitze aller Vollkommenheiten und Zeiten stehenden Zustand; in diesem Begriff war alles Negative vereinigt, das vom Historischen, vom Atypischen, vom Widernatürlichen ausging. Aufgrund der dank Bichat endlich begrifflich geklärten Wahrnehmung des Todes gewinnt die »Degeneration« nun allmählich einen positiven Inhalt. Auf dem Wege dahin definiert Corvisart die organische Krankheit dadurch, daß »Organe oder irgendeine lebende Materie in ihrer Gesamtheit oder in einem Teil soweit von ihrer natürlichen Verfassung degeneriert sind, daß ihre leichte, regelmäßige und beständige Tätigkeit empfindlich und anhaltend gestört ist.«[19] Diese Definition umfaßt jede Form einer anatomischen oder funktionellen Veränderung; sie ist noch negativ, sofern die Degeneration als

[18] Buffon, Histoire naturelle, *Œuvres complètes* (Paris 1848), Bd. III, S. 311.

Entfernung von einem Naturzustand bestimmt wird; sie ermöglicht aber bereits eine positive Analyse, da Corvisart verschiedene Typen unterscheidet: die »Veränderungen der Gewebestruktur«, die Modifikationen der Symmetrie und die Veränderungen in »der physikalischen und chemischen Seinsweise«.[20] So verstanden bildet die Degeneration die äußere Kurve, in die sich die einzelnen Punkte der pathologischen Phänomene einzeichnen und deren Verlauf sie damit bestimmen; gleichzeitig ist sie das Prinzip, mit dem sich die Feinstruktur der pathologischen Phänomene erfassen läßt.

In einem so allgemeinen Rahmen war der Anwendungspunkt des Begriffes kontrovers. In einer Abhandlung über die organischen Krankheiten stellt Martin[21] den Gewebebildungen die eigentlichen Degenerationen gegenüber, welche nur die Form oder die innere Struktur des Gewebes verändern. Cruveilhier, der ebenfalls einen zu allgemeinen Gebrauch des Begriffs der Degeneration kritisiert, möchte ihn hingegen jener gestörten Tätigkeit des Organismus vorbehalten, die neuartige Gewebe schafft; diese Gewebe, die meist »speckartig und gräulich« sind, finden sich in den Tumoren, in den auf Kosten der Organe entstandenen irregulären Bildungen, in den Geschwüren und Fisteln.[22] Laennec wiederum spricht von Degeneration in zwei Fällen: wenn sich eine Gewebe in ein anderes umformt, das in ähnlicher Form und an anderem Ort im Organismus bereits existiert (Verknöcherung der Knorpeln, Verfettung der Leber), und wenn ein Gewebe eine Struktur und eine Gestalt annimmt, der kein natürliches Modell zugrundeliegt (tuberkulöse Degeneration der Lymphdrüsen oder des Lungenparenchyms; skirrhöse Degeneration der Eierstöcke oder der Hoden).[23] Keinesfalls aber kann man von Degeneration sprechen, wenn sich Gewebe pathologisch übereinanderlegen. Eine offenkundige Verdickung der harten Hirnhaut ist nicht immer eine Verknöcherung; bei der anatomischen Untersuchung läßt sich auf der einen Seite das Blatt der Spinnwebenhaut und auf der anderen Seite die harte Hirnhaut ablösen: dann kommt ein Gewebe zum Vorschein, das sich zwischen die beiden Membranen gelegt hat, ohne das Degenerationsprodukt einer von ihnen zu sein. Von Degeneration ist nur bei einem Prozeß zu sprechen, der sich innerhalb einer Gewebestruktur abspielt; sie ist deren pathologische Dimension. Ein Gewebe degeneriert, wenn es als Gewebe krank ist.

[19] Corvisart, *Essai sur les maladies et lésions organiques du coeur,* S. 636 f.

[20] Ebd., S. 636, Anm. 1.

[21] Vgl. *Bulletin des Sciences médicales,* Bd. 5 (1810).

[22] J. Cruveilhier, *Anatomie pathologique* (Paris 1816), Bd. I, S. 75 f.

[23] R. Laennec, Artikel »Dégénération«, in: *Dictionnaire des Sciences médicales* (1814), Bd. VIII, S. 201—207.

Diese Gewebekrankheit kann man dreifach kennzeichnen: sie ist nicht ein Abfall oder eine beliebige Abweichung, sondern sie gehorcht Gesetzen: »Die Natur ist an feste Regeln gebunden, im Aufbau der Wesen ebenso wie in ihrer Zerstörung.«[24] Die organische Gesetzmäßigkeit ist also nicht nur ein leicht verletzlicher Prozeß; er ist auch eine umkehrbare Struktur, deren Momente einen bestimmten Weg vorschreiben: »Die Phänomene des Lebens folgen Gesetzen auch noch in ihren krankhaften Veränderungen.«[25] Der Weg der Desorganisation führt zu einer immer niedriger werdenden Organisationsebene: zuerst wird die Morphologie angegriffen (irreguläre Verknöcherungen); dann werden die intra-organischen Differenzierungen verwischt (Zirrhosen, Hepatisation der Lunge); schließlich schwindet die innere Kohärenz des Gewebes: wenn die Zellhülle der Arterie entzündet ist, »läßt sie sich wie Speck zerteilen«[26] und das Lebergewebe läßt sich mühelos zerreißen. Zuletzt wird die Desorganisation zur Selbstzerstörung, wie etwa bei der tuberkulösen Degeneration, wo die Verschwärung der Kerne nicht nur die Zerstörung des Parenchyms, sondern sogar die der Tuberkel hervorruft. Die Degeneration ist also keine Rückkehr zum Anorganischen; sie ist diese Rückkehr nur insofern, als sie unfehlbar auf den Tod hin orientiert ist. Ihre Desorganisation führt nicht zum Nicht-Organischen, sondern zum Nicht-Lebenden; sie geschieht am Leben, das im Begriffe ist, sich zu vernichten: »Lungenschwindsucht muß man jede Läsion der Lunge nennen, die eine fortschreitende Desorganisation dieses Organs herbeiführen kann, was ihre krankhafte Veränderung und schließlich den Tod zur Folge hat.«[27] Deshalb gibt es auch eine Degeneration, die ständig mit dem Leben einhergeht und seine ununterbrochene Konfrontation mit dem Tod darstellt: »Die meisten Autoren sind der Auffassung, daß die Veränderung und die Läsion unserer Organteile gerade auf ihre Tätigkeit zurückzuführen sind.«[28] Die Abnutzung ist eine unauslöschliche zeitliche Dimension der organischen Tätigkeit: sie mißt die stille Arbeit, welche die Gewebe desorganisiert — einfach dadurch, daß sie ihre Funktionen erfüllen und »einer Menge fremder Einwirkungen« begegnen, die »ihren Widerstand brechen« können. Mit dem ersten Augenblick der Tätigkeit und der Konfrontation mit der Außenwelt setzt die Drohung des Todes ein;

[24] R. Laennec, Einleitung und erstes Kapitel des *Traité inédit d'anatomie pathologique,* S. 52.

[25] Dupuytren, *Dissertation inaugurale sur quelques points d'anatomie* (Paris, Jahr XII), S. 21.

[26] Lallemand, *Recherches anatomo-pathologiques sur l'encéphale,* I, S. 88 f.

[27] Bayle, *Recherches sur la phthisie pulmonaire,* S. 5.

[28] Corvisart, *Essai sur les maladies et les lésions organiques du cœur et des gros vaisseaux,* Vorrede, S. XVII.

diese Drohung ist mehr als die Möglichkeit eines Zufalls: sie bildet zusammen mit dem Leben, mit den Bewegungen und Zeiten das eine Gewebe, welches das Leben zugleich aufbaut und zerstört.

Die Degeneration ist die vom Leben untrennbare Notwendigkeit des Todes, sie ist die allgemeinste Möglichkeit der Krankheit. Die Verbindung dieses Begriffs mit der anatomisch-pathologischen Methode wird nun ganz klar. In der anatomischen Wahrnehmung ist der Tod der Gesichtspunkt, von dessen Höhe aus die Krankheit sich auf die Wahrheit hin öffnet. Die Dreifaltigkeit Leben—Krankheit—Tod gipfelt im Tod; die Wahrnehmung kann Leben und Krankheit nur im Blick auf den Tod vereinen. Und in den Strukturen des Wahrgenommenen kann man dieselbe Konfiguration, nur spiegelverkehrt, wiederfinden: das Leben mit seiner wirklichen Dauer und die Krankheit als Möglichkeit der Abweichung finden ihren Ursprung im tief vergrabenen Tod, der von unten aus ihre Existenz beherrscht. Der Tod, der im anatomischen Blick rückwirkend die Wahrheit über die Krankheit kündet, ermöglicht vorgreifend ihre wirkliche Form.

Jahrhundertelang hatte die Medizin nach den genauen Beziehungen zwischen der Krankheit und dem Leben gesucht. Nur die Intervention eines Dritten konnte ihrer Begegnung, ihrer Koexistenz, ihren Interferenzen eine Form verleihen, die sowohl der begrifflichen Möglichkeit wie der Fülle des Wahrgenommenen entsprach; dieses Dritte ist der Tod. Von ihm aus nimmt die Krankheit in einem Raum Gestalt an, der mit dem Raum des Organismus eins ist, dessen Linien und Gliederungen sie folgt, nach dessen allgemeiner Geometrie sie sich organisiert und auf dessen Besonderheiten sie eingeht. Sobald der Tod in ein technisches und begriffliches Instrumentarium integriert war, konnte die Krankheit zugleich verräumlicht und individualisiert werden. Raum und Individuum werden zwei einander zugeordnete Strukturen, die sich aus einer Wahrnehmung des Todes notwendig ergeben.

In ihren tiefen Bewegungen folgt die Krankheit den dunklen aber unausweichlichen Wegen der Gewebereaktionen. Aber was wird aus ihrem sichtbaren Körper, jenem Ensemble von unverhüllten Erscheinungen, die sie für den Blick der Kliniker zur Gänze lesbar machten? Was wird aus den Zeichen, die sie erkennbar machten, und aus den Symptomen, mit deren Hilfe man sie entziffern konnte und deren Totalität ihr Wesen erschöpfend definierte? Muß nicht diese ganze Sprache ihr spezifisches Gewicht verlieren und auf eine Serie von Oberflächenwirkungen reduziert werden — ohne grammatikalische Struktur und semantische Notwendigkeit? Indem sie der Krankheit geheime Wege in der Welt des Körpers zuweist, verringert die pathologische Anatomie tatsächlich die Bedeutung der klinischen Symptome und ersetzt die Methodologie des Sichtbaren durch eine komplexere Erfahrung; in dieser kann die Wahrheit nur durch den Übergang zum Leblosen aus ihrer Reserve hervorgeholt werden: durch den Übergang zur Gewalt des aufgeschnitteten Leichnams. Die Semantik des Lebenden wird durch eine Geometrie von Massen abgelöst.

Wiederum kehren sich die Beziehungen zwischen Zeichen und Symptomen um. In der klinischen Medizin gab es zunächst keinen Wesensunterschied zwischen Zeichen und Symptom.[29] Jede Manifestation der Krankheit konnte ohne wesentliche Modifikation als Zeichen gelten, sofern sie von einem informierten ärztlichen Blick in die chronologische Totalität der Krankheit integriert wurde. Jedes Symptom war potentielles Zeichen und das Zeichen war nichts anderes als ein entziffertes Symptom. In einer anatomisch-klinischen Wahrnehmung hingegen kann das Symptom ganz stumm bleiben, seine Zeichenfunktion kann ausfallen. Welches sichtbare Symptom kann die Lungenschwindsucht mit Sicherheit anzeigen? Weder die Atembeschwerde, die man auch bei chronischem Katarrh finden kann, die aber bei einem Tuberkulösen manchmal nicht auftritt, noch der Husten, der auch bei Lungenentzündung auftritt, aber nicht immer bei der Schwindsucht, aber auch nicht das hektische Fieber, das bei Brustfellentzündung häufig ist, bei Schwindsüchtigen aber oft nur zögernd auftritt.[30] Die Stummheit der Symptome kann umgangen, aber nicht aufgehoben werden. Bei diesem Umgehen spielt das Zeichen eine Rolle: es ist nicht mehr das sprechende Symptom, sondern es kompensiert die fundamentale Sprachlosigkeit des Symptoms. Im Jahre 1810 sah sich Bayle gezwungen, alle semiologischen Hinweise auf die Schwindsucht zu verwerfen: kein einziger war evident und sicher. Neun Jahre später auskultiert Laennec eine Kranke, von der er glaubt, daß sie von Lungenkatarrh mit galligem Fieber befallen sei; dabei gewinnt er den Eindruck, daß die Stimme direkt aus der Brust kommt, und zwar von einer Fläche von etwa einem Quadratzoll. Dasselbe Phänomen findet er bei etwa zwanzig Schwindsüchtigen; dann unterscheidet er ein ähnliches Phänomen, das er bei Brustfellentzündung findet: die Stimme scheint ebenfalls aus der Brust zu kommen; sie ist aber etwas heller als gewöhnlich, sie klingt silbern oder meckernd.[31] Laennec definiert also die »Pektoriloquie« als einziges sicheres pathologisches Zeichen der Lungenschwindsucht und die »Ziegenstimme« als Zeichen des pleuretischen Ergusses. In der anatomisch-klinischen Erfahrung hat also das Zeichen eine völlig andere Struktur als in der klinischen Methode. Bei Zimmermann oder Pinel war das

[29] Vgl. oben, S. 107.

[30] G.-L. Bayle, *Recherches sur la phtisie pulmonaire,* S. 5—14.

[31] Laennec, *Traité de l'auscultation médiate* (Paris 1819), Bd. I.

Zeichen umso gesprächiger und gewisser, je mehr Raum es in den Manifestationen der Krankheit einnahm: so war das Fieber das Hauptsymptom und damit das sicherste und dem Wesentlichen nächste Zeichen für die Erkennung jener Krankheiten, die eben »Fieber« genannt wurden. Für Laennec hängt der Wert des Zeichens nicht mehr von der Ausdehnung des Symptoms ab; punktartig reduziert, abseits liegend und kaum wahrnehmbar, vermag es nun den sichtbaren — aus allgemeinen und ungewissen Elementen bestehenden — Körper der Krankheit zu durchqueren und mit einem Schlag ihre Natur zu erreichen. Er verliert dadurch die statistische Struktur, die ihm in der klinischen Wahrnehmung eigen war: zur Herstellung der Gewißheit mußte das Zeichen einer konvergierenden Reihe angehören; die Wahrheit lag in der Zufallskonfiguration einer Menge. Jetzt aber spricht das Zeichen allein, und seine Aussage ist apodiktisch: der Husten, das chronische Fieber, die Schwächung, das Blutspucken machen die Wahrscheinlichkeit der Schwindsucht immer größer aber letztlich niemals vollständig; allein die Pektoriloquie bezeichnet sie unfehlbar. Schließlich verwies das klinische Zeichen auf die Krankheit selbst, während das anatomisch-klinische Zeichen auf die Läsion hinzeigt. Wenn gewisse Gewebeveränderungen mehreren Krankheiten gemeinsam sind, so kann das betreffende Zeichen nichts über die Natur der Störung sagen; man kann eine Hepatisation der Lunge feststellen, aber deren Zeichen sagt nicht, welche Krankheit zugrundeliegt.[32] Das Zeichen verweist also nur auf die aktuelle Gegebenheit einer Läsion, niemals auf eine pathologische Wesenheit.

Die Zeichenwahrnehmung der anatomischen Methode ist also von der frühen Klinik epistemologisch verschieden. Dieser Unterschied zeigt sich sogar in der Art, wie man vor und nach Bichat den Puls abgenommen hat. Für Menuret ist der Puls ein Zeichen, weil er Symptom ist, d. h. weil er eine natürliche Manifestation der Krankheit darstellt und weil er mit deren Wesen voll kommuniziert. Ein »voller, starker, schlagender« Puls zeigt daher große Blutfülle, große Pulsstärke und Überfüllung der Gefäße an und läßt einen starken Bluterguß erwarten. Der Puls »hängt durch seine Ursachen mit dem Aufbau der Maschine, mit der wichtigsten und ausgedehntesten ihrer Funktionen zusammen; da er leicht greifbar und entwickelt ist, deckt er das ganze Innere des Menschen auf«; ihm ist es zu verdanken, daß »der Arzt an der Wissenschaft vom höchsten Wesen Anteil hat«.[33] Durch die Unterscheidung der Kopf-, Brust- und Bauchpulsschläge modifiziert Bordeu die Wahrnehmung des Pulses nicht. Immer noch geht es darum, einen bestimmten pathologischen Zustand im Laufe

[32] A.-F. Chomel, *Eléments de pathologie générale* (Paris 1817), S. 522 f.
[33] Menuret, *Nouveau traité du pouls* (Amsterdam 1768), S. IX f.

seiner Entwicklung zu erfassen und seinen Gang mit größtmöglicher Wahrscheinlichkeit vorauszusehen; der Brustpuls zum Beispiel ist weich, voll und ausgedehnt; die Pulsschläge sind gleichmäßig aber wellenförmig; sie bilden eine Wellenbewegung »mit einer Leichtigkeit, einer Weichheit und einer sanften Schwingung, die diesen Puls von jedem anderen unterscheiden.«[34] Er kündigt eine Entleerung in der Brustregion an. Wenn hingegen Corvisart seinem Patienten den Puls abnimmt, so sucht er nicht nach dem Symptom einer Störung, sondern nach dem Zeichen einer Läsion. Die Weichheit oder die Fülle des Pulses bilden keine expressiven Qualitäten mehr; hingegen gibt es in der anatomisch-klinischen Erfahrung eindeutige Entsprechungen zwischen dem Verhalten des Pulses und der Typologie der Läsionen: der Puls ist stark, hart, zitternd und rasch bei den aktiven Schlagadergeschwulsten ohne Komplikationen; er ist weich, langsam, regelmäßig und schwach bei einfachen passiven Schlagadergeschwulsten; er ist unregelmäßig und wellenförmig bei permanenten Stenosen; er ist noch unregelmäßiger und stockend bei momentanen Stenosen; er ist sehr schwach bei Verhärtungen, Verknöcherungen und Aufweichungen; er ist schnell, unregelmäßig und zuckend beim Bruch von Muskelsträngen.[35] Diese Wissenschaft hat mit der Wissenschaft vom Höchsten Wesen keine Analogie mehr; es handelt sich nicht um eine Wissenschaft von den Gesetzen der natürlichen Bewegungen, sondern um die Formulierung bestimmter Signalwahrnehmungen.

Das Zeichen spricht nicht mehr die Natursprache der Krankheit; es existiert nur innerhalb der von der ärztlichen Untersuchung gestellten Fragen, ja es wird von dieser Untersuchung erst hervorgerufen und beinahe erzeugt. Es ist nicht mehr die spontane Aussage der Krankheit, sondern der Punkt, an dem die Untersuchungstätigkeit und der kranke Organismus zusammentreffen. So erklärt sich auch die Tatsache, daß es für Corvisart keine theoretische Schwierigkeit bedeutete, die schon ziemlich alte und vergessene Entdeckung Auenbruggers wiederzubeleben. Diese Entdeckung beruhte auf der bekannten pathologischen Tatsache, daß bei vielen Lungenleiden das Luftvolumen in der Brusthöhle abnimmt; außerdem beruhte sie auf der schlichten Erfahrungstatsache, daß beim Beklopfen einer Tonne das Dumpfwerden des Tones anzeigt, wie weit jene angefüllt ist; und schließlich stützte sie sich auf ein anatomisches Experiment: »Wenn in die innere Höhlung des Brustkörpers eine Flüssigkeit injiziert wird, so wird der außen zu hörende Ton bis zur Höhe der eingefüllten Flüssigkeit dunkel sein.«[36]

[34] Bordeu, *Recherches sur le pouls* (Paris 1771), Bd. I, S. 30 f.

[35] Corvisart, *Essai sur les maladies et les lésions organiques du cœur,* S. 397 f.

[36] Auenbrugger, *Nouvelle méthode pour reconnaître les maladies internes de la poitrine.* Französische Übersetzung von Corvisart (Paris 1808), S. 70.

Natürlich kümmerte sich die klinische Medizin am Ende des 18. Jahrhunderts nicht um diese Technik, die künstlich ein Zeichen hervorbrachte, wo kein Symptom gegeben war, und die eine Antwort provozierte, wo sich die Krankheit nicht zu Wort meldete: die Klinik war in ihrer Diagnose ebenso abwartend wie in ihrer Therapie. Sobald jedoch die pathologische Anatomie der Klinik vorschreibt, den Körper in den Massen seines Organismus zu befragen und seine Tiefenschichten an die Oberfläche zu bringen, wird die Idee eines technischen Instruments zur Aufbringung einer Läsion wissenschaftlich fundiert. Die Rückkehr zu Auenbrugger erklärt sich durch dieselbe Restrukturierung wie die Rückkehr zu Morgagni. Das Beklopfen hat keinen Sinn, wenn die Krankheit nur ein Netz von Symptomen ist; es wird aber notwendig, wenn der Kranke nichts anderes ist als ein mit Flüssigkeit gefüllter Leichnam, eine zur Hälfte angefüllte Tonne.

Indem man diese künstlichen oder natürlichen Zeichen einführt, wirft man über den lebenden Körper eine Netz von anatomisch-pathologischen Markierungspunkten, denen die Obduktion zu folgen hat. Es geht also darum, die Tiefenschichten an die Oberfläche zu bringen; die Semiologie ist keine *Lektüre* mehr, sondern ein Ensemble von Techniken zum Aufbau einer *projektiven anatomischen Pathologie.* Der Blick des Klinikers richtete sich auf Abfolgen und Gruppierungen pathologischer Ereignisse; er mußte synchronisch und diachronisch sein: jedenfalls gehorchte er dem Gesetz der Zeit; er *analysierte eine Serie.* Der anatomisch-klinische Blick gliedert ein Volumen; er hat es mit komplexen räumlichen Gegebenheiten zu tun, die — zum ersten Mal in der Geschichte der Medizin — dreidimensional sind. Implizierte die klinische Erfahrung ein *Gewebe von Sichtbarem und Lesbarem,* so beruht die neue Semiologie auf einer *Triangulierung der Sinne:* zum ersten Mal verbinden sich das Hören und das Berühren mit dem Sehen.

Das Kosten des Urins war eine uralte ärztliche Praxis. Zum Berühren, Beklopfen und Behorchen konnten sie sich erst sehr spät durchringen. Handelt es sich um moralische Verbote, die durch die Fortschritte der Aufklärung schließlich aufgehoben wurden? Gegen diese Erklärung spricht die Tatsache, daß Corvisart das Beklopfen gerade in der Napoleonischen Ära wiederentdeckt hat und daß Laennec in der Zeit der Restauration zum ersten Mal das Ohr an die Brust von Frauen gelegt hat. Die moralische Behinderung wurde erst verspürt, als das epistemologische Bedürfnis aufgetreten war; erst die wissenschaftliche Notwendigkeit hat das Verbot als solches aufgedeckt: das Geheimnis ist eine Erfindung des Wissens. Schon Zimmermann wünschte, um die Stärke des Kreislaufs zu erkennen, daß »die Ärzte die Freiheit haben sollten, bei ihren Beobachtungen die Hand an das Herz zu legen«; aber er mußte feststellen, daß

»unsere zarten Sitten uns daran hindern, vor allem bei den Frauen«.[37] Im Jahre 1811 kritisiert Double diese »falsche Bescheidung« und diese »übertriebene Zurückhaltung« — nicht, weil er ein solches Vorgehen ohne jede Beschränkung für erlaubt hält, sondern weil »sich diese Untersuchung auch über dem Hemd sehr genau und mit allem Anstand durchführen läßt.«[38] Die moralische Schirmwand, deren Notwendigkeit anerkannt ist, wird zur technischen Vermittlung. Die *»libido sciendi«*, die von dem von ihr selbst hervorgerufenen Verbot wiederum gestärkt worden ist, gibt ihm nun eine Wendung, die es noch gebieterischer macht; sie rechtfertigt es mit Gründen wissenschaftlicher und gesellschaftlicher Art, umgibt es mit dem Ansehen des Notwendigen, um ihm den Geruch des Moralischen zu nehmen, und errichtet auf ihm die Struktur, die es durchkreuzt und zugleich aufrechterhält. Nicht mehr die Scham verhindert die Berührung, sondern der Ekel vor dem Schmutz und dem Elend; nicht mehr die Unschuld, sondern die Häßlichkeit der Körper hält ab. Die unmittelbare Auskultation ist »für den Arzt ebenso unangenehm wie für den Patienten; schon der Ekel macht sie in den Spitälern praktisch undurchführbar; bei den meisten Frauen ist sie kaum ratsam und bei einigen ist die Größe der Brüste sogar ein physisches Hindernis.« Das in Ekel transformierte Verbot und die materielle Behinderung schaffen eine Distanz, die vom Stethoskop ausgemessen wird: »Im Jahre 1816 wurde ich von einer jungen Person konsultiert, die Symptome einer Herzkrankheit aufwies und bei der das Berühren und das Beklopfen wegen der Körperfülle kaum Resultate zeitigen konnten; da mir Alter und Geschlecht der Patientin das Anlegen des Ohres an die Herzgegend verboten, erinnerte ich mich an ein sehr bekanntes akustisches Phänomen: wenn man das Ohr an das Ende eines Stabes anlegt, hört man ganz genau einen Nadelstich am anderen Ende.«[39] Als materialisierte Distanz überträgt das Stethoskop tiefe und unsichtbare Ereignisse auf einer halb haptischen, halb akustischen Achse. Die instrumentelle Vermittlung hält die von der Moral gebotene Distanz aufrecht; das Verbot der körperlichen Berührung ermöglicht ein virtuelles Bild von dem, was sich tief unter der Körperoberfläche abspielt. Der Abstand der Schamhaftigkeit ist für das Verborgene ein Projektionsspiegel: was man nicht sehen *kann*, zeigt sich in der Distanz von dem, was man nicht sehen *darf*.

Mit dieser Ausrüstung versehen umfaßt der Blick des Arztes mehr, als das Wort »Blick« vermuten läßt. Es vereinigt verschiedene Sinnesfelder zu einer einzigen Struktur. Die Dreieinigkeit Sehen—Berühren—Hören definiert eine Wahrnehmungskonfiguration, die das unzugängliche Übel

[37] Zimmermann, *Traité de l'expérience,* Bd. II, S. 8.
[38] F. J. Double, *Séméiologie générale.*

mit Markierungspunkten umzingelt, seine Tiefe auslotet, es an die Oberfläche zieht und seine Verteilung auf die Organe des Leichnams antizipiert. Der »erspähende« Blick ist eine komplexe Organisation zur räumlichen Bestimmung des Unsichtbaren geworden. Jedes Sinnesorgan übernimmt eine partielle Funktion. Dabei fällt dem Auge nicht die wichtigste zu; kann es denn etwas anderes erreichen als »das Hautgewebe und den äußersten Ansatz einiger Membranen«? Mit dem Tastsinn kann man innere Geschwüre, skirrhöse Massen, Schwellungen des Eierstocks und Herzerweiterungen feststellen; mit dem Ohr kann man »das Krachen von Knochensplittern, das Brausen des Schlagadergeschwulstes, die mehr oder weniger klaren Geräusche des Brustkörpers und des Mutterschoßes bei Beklopfen wahrnehmen«.[40] In den Blick des Arztes gehen nun mehrere Sinne ein: es ist ein Blick, der berührt, der horcht, und der außerdem — aber nicht wesensnotwendig — sieht.

Einmal, gegen meine Gewohnheit, sei ein Medizinhistoriker zitiert: »Mit dem Ohr und mit dem Finger kann man am Lebenden das erkennen, was die Obduktion am Leichnam sehen läßt; die Beschreibung der Krankheiten und folglich die Therapie betreten damit eine ganz neue Bahn.«[41]

Um uns das Wesentliche nicht entgehen zu lassen, müssen wir uns darüber im klaren sein, daß die Dimensionen des Berührens und des Hörens zum Bereich des Sehens nicht einfach hinzugetreten sind. Die für die anatomisch-klinische Wahrnehmung unerläßliche Sinnesdreiheit bleibt immerhin unter der Herrschaft des Sichtbaren. Ist doch diese synästhetische Wahrnehmung nur eine Antizipation des Triumphs, den der Blick in der Obduktion feiern kann; das Ohr und die Hand sind als provisorische Ersatzorgane nur so lange tätig, bis der Tod der Wahrheit die lichtvolle Gegenwart des Sichtbaren zurückgibt; in der *Nacht des Lebens* werden die Dinge nur abgetastet und belauscht, damit sie verraten, was sie in der weißen Helligkeit des Todes sein werden. Vor allem aber beziehen sich die von der Anatomie entdeckten Veränderungen auf »die Form, die Größe, die Position und die Richtung« der Organe oder ihrer Gewebe[42], also auf räumliche Gegebenheiten, für die von vornherein der

[39] R. Laennec, *Traité de l'auscultation médiate,* Bd. I, S. 7 f.

[40] A.-F. Chomel, *Eléments de pathologie générale* (Paris 1817), S. 30 f.

[41] Ch. Daremberg, *Histoire des sciences médicales* (Paris 1870), Bd. II, S. 1066.

[42] Bichat, Essai sur Desault, in *Œuvres chirurgicales de Desault* (1798), Bd. I, S. 10 f.

Blick zuständig ist. Wenn Laennec von Strukturveränderungen spricht, so handelt es sich nie um etwas, was jenseits des Sichtbaren liegt oder nur einem feinen Tastsinn zugänglich ist, sondern um Risse oder Brüche, um Flüssigkeitsansammlungen, anomale Vergrößerungen oder Entzündungen, die man an der Schwellung und Rötung des Gewebes erkennt.[43] Der letzte Horizont der wahrnehmenden Untersuchung ist jedenfalls immer die Sichtbarkeit. Bichat sagt von den Anatomen: »Sie malen eher Bilder aus, als daß sie Dinge wahrnehmen. Sie müssen mehr sehen als meditieren.«[44] Wenn Corvisart ein schlecht funktionierendes Herz hört oder Laennec eine dünne zitternde Stimme, so sehen sie eine Hypertrophie oder einen Erguß — so sehen sie mit jenem Blick, der ihr Hören insgeheim leitet und über das Hören hinausführt.

Der ärztliche Blick wird also durch die Entdeckung der pathologischen Anatomie verdoppelt: es gibt einen lokal beschränkten Blick, der an das Hören und Berühren grenzt, der nur eines der Sinnesfelder abdeckt und nur die sichtbaren Oberflächen erreicht. Es gibt aber auch einen absoluten Blick, der alle Wahrnehmungen integriert, beherrscht und begründet, der die Bereiche des Auges, des Ohres und des Tastsinns souverän auf eine höhere Ebene hebt und sie dort in seiner eigenen Struktur vereinigt. Wenn der Arzt beobachtet und alle seine Sinne geöffnet sind, so ist ein anderes Auge auf die fundamentale Sichtbarkeit der Dinge gerichtet. Wenn die einzelnen Sinne auf verschlungenen Wegen das Leben durchsuchen, so blickt jenes andere Auge arglos und direkt auf die feste und klare Gestalt des Todes.

Die Wahrnehmungs- und Wissensstruktur, welche die klinische Anatomie und seither jede Medizin leitet, ist die der *unsichtbaren Sichtbarkeit.* Die Wahrheit, die für das Auge gemacht ist, wird ihm entzogen; aber alsbald enthüllt sie sich heimlich in dem, worin sie zu verschwinden drohte. Das Wissen entwickelt sich in einem Spiel von *Einhüllungen* und *Enthüllungen;* das Verbergen wird selber etwas Verborgenes: es gehört zur Natur des *Schleiers, durchsichtig* zu sein.[45] Das Ziel der Anatomen »ist erreicht, wenn die undurchsichtigen Hüllen, die unsere Organe bedecken, für ihr geübtes Auge nur mehr durchsichtige Schleier sind, die das Gesamte und seine Beziehungen aufdecken.«[46] Die einzelnen Sinne um-

[43] Laennec, *Dictionnaire des Sciences médicales,* Bd. II, Artikel »Anatomie pathologique«, S. 52.

[44] Bichat, *Essai sur Desault,* in loc. cit., S. 11.

[45] Diese Struktur datiert keineswegs vom Beginn des 19. Jahrhunderts; in ihren Hauptlinien bestimmt sie seit der Mitte des 18. Jahrhunderts sowohl das Wissen wie die Erotik, und sie bleibt bis zum Ende des 19. Jahrhunderts vorherrschend. Wir werden später versuchen, sie zu analysieren.

[46] Bichat, ebd.

lauern diese Hüllen und versuchen sie zu umgehen oder aufzuheben; ihre geschäftige Neugier erfindet tausend Mittel, unschamhafterweise weiß sie sich sogar der Scham zu bedienen (Beispiel: das Stethoskop). Währenddessen hat jedoch das absolute Auge des Wissens die hellen oder rauhen Stimmen, das Pfeifen, das Herzklopfen, die rauhe oder zarte Haut und die Schreie in seine Geometrie von Linien, Flächen und Massen integriert. Die Souveränität des Sichtbaren ist umso gebieterischer, als sie sich mit der Macht des Todes verbündet. Der Vorhang, der verbirgt, die Nacht, die umhüllt — das ist das Leben; der Tod hingegen öffnet den schwarzen Schrein des Körpers dem Licht des Tages. Das Leben ist dunkel, der Tod durchsichtig und hell: die ältesten Einbildungen der abendländischen Welt verkehren sich zu einem Widersinn, der jedoch der Sinn der pathologischen Anatomie ist — sofern man sie nur als eine Zivilisationstatsache betrachtet, wie es auch der Übergang von einer Verbrennungskultur zu einer Bestattungskultur ist. In der Medizin des 19. Jahrhunderts herrscht heimlich jenes absolute Auge, welches das Leben zur Leiche erstarren läßt und in der Leiche das gebrochene Geäder des Lebens aufdeckt.

Einstmals war es der Mythos von der Unsterblichkeit oder doch von der allmählichen Verlängerung des Lebens[47], der zwischen dem Arzt und dem Tod vermittelte. Nun aber blicken die Menschen, die über das Leben der Menschen wachen, deren Tod direkt ins Auge.

Diese Projektion der Krankheit auf die Ebene absoluter Sichtbarkeit gibt der medizinischen Erfahrung allerdings auch einen undurchsichtigen Hintergrund, über den sie nicht hinauskann. Was nicht in den Bereich des Blicks fällt, fällt aus dem Bereich möglichen Wissens heraus. Daher werden nun einige wissenschaftliche Techniken, die bereits in Anwendung waren, verworfen. Bichat weigert sich sogar, das Mikroskop zu verwenden: »Wenn man in die Dunkelheit blickt, sieht jeder nach seiner Art.«[48] Für die pathologische Anatomie gibt es nur die Sichtbarkeit, die vom alltäglichen Blick her definiert wird: eine naturgegebene Sichtbarkeit, die in einer vorübergehenden Unsichtbarkeit eine undurchsichtige Transparenz einhüllt — und nicht (wie bei der mikroskopischen Untersuchung) eine naturgegebene Unsichtbarkeit, die von einer Technik des künstlich vervielfältigten Blicks für eine gewisse Zeit aufgehoben wird. Es mag uns befremden, ist aber strukturell notwendig, daß die Analyse pathologischer Gewebe jahrelang sogar auf die ältesten optischen Geräte verzichtet hat.

Noch bezeichnender ist die Ablehnung der Chemie. Die von Lavoisier entwickelte Analyse hat der neuen Anatomie als epistemologisches Modell

[47] Vgl. noch am Ende des 18. Jahrhunderts einen Text wie den von Hufeland, *Makrobiotik oder die Kunst, das Leben zu verlängern* (Jena 1796).

[48] Bichat, *Traité des membranes* (Paris, Jahr VIII), S. 321.

gedient[49], ohne allerdings zur technischen Verlängerung ihres Blicks zu werden. In der Medizin des 18. Jahrhunderts gab es viele experimentelle Ideen; wollte man wissen, worin das entzündliche Fieber bestand, so machte man Blutanalysen: man verglich das Gewicht des gestockten Blutes mit dem der »abgesonderten Lymphe«; man führte Destillationen durch und maß das feste Salz, das Riechsalz, das Öl und die Erde, die in gesunden und in kranken Körpern enthalten waren.[50] Zu Beginn des 19. Jahrhunderts verschwindet dieses Arsenal von Experimenten in der Versenkung und das einzige technische Problem wird die Frage, ob bei einem Entzündungsfieber die Öffnung der Leiche sichtbare Veränderungen aufdeckt oder nicht. »Zur Charakterisierung einer krankhaften Läsion genügt es«, nach Laennec, »gewöhnlich, ihre physikalischen oder sinnlich wahrnehmbaren Eigenschaften zu beschreiben sowie den Ablauf und den Abschluß ihrer Entwicklung anzugeben«; außerdem kann man noch einige »chemische Reaktionen« herbeiführen, sofern sie sehr einfach sind und lediglich »physikalische Merkmale erkennen lassen«: man kann zum Beispiel eine Leber erhitzen oder man kann eine Degeneration mit einer Säure behandeln, wenn man nicht weiß, ob es sich um eine Fett- oder Eiweißdegeneration handelt.[51]

Der Blick beherrscht nun allein das ganze Feld möglichen Wissens; Techniken, die Probleme der Messung, der Substanz, der Zusammensetzung auf dem Niveau unsichtbarer Strukturen aufwerfen, sind ausgeschaltet. Diese Analyse soll nicht immer feinere Strukturen — bis zu denen des Anorganischen — erfassen; in dieser Richtung stößt sie bald an die absolute Schranke, die ihr der Blick setzt; von da an schlägt sie eine andere Richtung ein und arbeitet sich auf die Differenzierung individueller Qualitäten vor. Auf jenem schmalen Grat über dem Abgrund, wo das Sichtbare im Unsichtbaren unterzugehen droht, kommen die individuellen Eigenschaften ins Spiel. Nun wird ein Diskurs über das Individuum von neuem möglich oder vielmehr notwendig, weil er allein den Blick davor rettet, sich in Erfahrungen und Experimente zu verlieren, für die er nicht gerüstet ist. Das Prinzip der Sichtbarkeit wird durch das Prinzip der Differentiallektüre der Fälle ergänzt.

Diese Lektüre geht nun aber ganz anders vor sich als in der ersten Periode der Klinik. Jene analytische Methode betrachtete den »Fall« nur als Träger von Zeichen, der einer synchronischen oder sukzessiven Menge

[49] Vgl. oben, Kapitel VIII.

[50] Experimente von Langrish und Tabor; zit. bei Sauvages, *Nosologie méthodique,* Bd. II, S. 331—333.

[51] Laennec, Introduction et chapitre I du *Traité inédit d'anatomie pathologique* (Hg. V. Cornil, Paris 1884), S. 16 f.

angehörte; aufgrund der Struktur dieser Mengen wurde das Zufällige bzw. Variable annulliert und erst durch diese Ausschaltung des Unwesentlichen erhielt der Fall seine lesbare Struktur. Die Klinik war eine Wissenschaft von den Fällen, sofern ihr erster Schritt das Durchmustern von Individualitäten war. Hingegen bildet in der anatomischen Methode die individuelle Wahrnehmung die letzte Stufe einer systematischen Durchforschung des Raums: sie ist deren differenzierteste Form und hat, obwohl sie vor allem für das Akzidentelle aufgeschlossen ist, den größten Erklärungswert. Laennec beobachtet eine Frau, die die charakteristischen Symptome eines Herzleidens aufweist: blasses und aufgedunsenes Gesicht, blaue Lippen, angeschwollene Beine, schnellen und keuchenden Atem, Hustenanfälle, und die Unmöglichkeit, ausgestreckt auf dem Rücken zu liegen. Die Öffnung des Leichnams zeigt eine Lungenschwindsucht mit konkretösen Höhlungen und Tuberkeln, die im Kern gelblich sind und außen grau oder durchsichtig. Das Herz war in einem fast normalen Zustand (mit Ausnahme der stark erweiterten rechten Herzkammer). Aber der linke Lungenflügel war mit dem Brustfell durch einen Zellstreifen verwachsen und wies an dieser Stelle unregelmäßige und zusammenlaufende Rillen auf; die Spitze der Lunge zeigte breite gekreuzte Streifen.[52] Diese Besonderheit der tuberkulösen Läsion erklärte die Atembehinderung und die Kreislaufstörungen, welche auf dem klinischen Tableau eine Herzkrankheit ergeben hätten. Die anatomisch-klinische Methode integriert die Möglichkeit einer individuellen Abwandlung in die Struktur der Krankheit. Diese Möglichkeit gab es sicherlich auch schon vorher in der Medizin: aber da wurde sie als äußerer Einfluß auf den pathologischen Typ begriffen, als Einfluß des Temperaments oder des Milieus oder der therapeutischen Eingriffe. Für die anatomische Wahrnehmung ist die Krankheit immer nur in einer bestimmten Modulation gegeben; ihr Anfang, ihre Entwicklung, ihre Intensität, ihre Beschleunigung stehen von vornherein in einem Spielraum, der ihre individuelle Figur ermöglicht. Diese ist keine Abweichung, die zur pathologischen Abweichung hinzutritt; die Krankheit ist selber eine ständige Abweichung innerhalb ihrer wesentlich abweichenden Natur. Es gibt nur individuelle Krankheiten — nicht weil das Individuum auf seine eigene Krankheit reagiert, sondern weil sich die Tätigkeit der Krankheit immer schon in der Form der Individualität vollzieht.

Hier liegt auch der Grund für die Wendung der medizinischen Sprache. Es geht nicht mehr darum, in eindeutiger Entsprechung das Sichtbare ins Lesbare zu übersetzen und ihm mittels der Universalität einer kodifizierten Sprache Bedeutung zu verleihen, sondern darum, die Worte auf eine quali-

[52] R. Laennec, *De l'auscultation médiate,* Bd. I, S. 72—76.

tative, möglichst konkrete und individuelle Differenzierung hin zu öffnen; daher wird die Farbe, die Konsistenz, das »Korn« so wichtig; daher wird die Metapher der Messung vorgezogen, wird der Schwierigkeitsgrad einfacher Operationen (zerreißen, zerdrücken) so bedeutsam; daher werden synästhetische Qualitäten (glatt, fettig, löcherig) ebenso geschätzt wie empirische Vergleiche und Anspielungen auf die Alltagserfahrung (dunkler als im Normalzustand; eine Empfindung, »die zwischen der Empfindung von einer feuchten und halb mit Luft gefüllten Blase, wenn man sie mit den Fingern drückt, und der Empfindung vom natürlichen Rauschen eines gesunden Lungengewebes liegt«[53]). Es sollen nicht mehr ein Wahrnehmungsausschnitt und ein semantisches Element miteinander in Beziehung gesetzt werden, vielmehr soll die Sprache ganz auf jene Region ausgerichtet werden, wo das Wahrgenommene in seiner Individualität dem Wort zu entrinnen droht und wo es zuletzt gar unwahrnehmbar wird, weil es unsagbar ist. *Entdecken* bedeutet schließlich nicht mehr, unter einer Unordnung einen wesenhaften Zusammenhang zu *entziffern,* sondern die Grenze der Sprache in eine Region voranzutreiben, die noch der Klarheit der Wahrnehmung, aber nicht mehr der Alltagssprache zugänglich ist. Entdecken bedeutet, die Sprache in jenes Halbdunkel zu locken, wo der Blick keine Worte mehr hat. Dies ist eine harte und heikle Arbeit; eine Arbeit, die *sichtbar macht;* so hat Laennec zum ersten Mal in der Geschichte der medizinischen Wahrnehmung eine zirrhotische Leber unterschieden, anstatt sie in der konfusen Masse der Skirrhen untergehen zu lassen. Die außergewöhnliche Schönheit des Textes verbindet die innere Mühe einer Sprache, die mit allem stilistischen Aufwand einer Wahrnehmung nachjagt, mit einer bis dahin unerreichten Wahrnehmung der pathologischen Individualität: »Die auf ein Drittel ihres Volumens reduzierte Leber war in ihrer Region sozusagen versteckt; ihre äußere Oberfläche war ausgetrocknet und wie mit Warzen bedeckt, sie zeigte eine gelblich-graue Färbung; aufgeschnitten schien sie aus einer Menge kleiner — runder oder ovaler — Körner zu bestehen, deren Größe zwischen der eines Hirsekorns zu der eines Hanfkorns variierte. Zwischen diesen Körnern, die leicht voneinander zu trennen waren, gab es fast keinen Raum für die spärlichen Reste des eigentlichen Lebergewebes; die Körner waren von falber oder rötlich gelber Färbung, die gelegentlich ins Grünliche überging. Ihr Gewebe war feucht, undurchsichtig, eher welk als weich; preßte man die Körner zwischen den Fingern, so konnte man nur einen kleinen Teil ausdrücken; das meist fühlte sich wie ein Stück weichen Leders an.«[54]

Die Figur des Sichtbar-Unsichtbaren organisiert die anatomisch-patho-

[53] Ebd., S. 249.
[54] Ebd., S. 368.

logische Wahrnehmung. Aber die Figur ist umkehrbar. Einmal handelt es sich um das *Sichtbare,* welches von der lebendigen Individualität, von der Überschneidung der Symptome und der Tiefe der Organe für eine Zeit unsichtbar gemacht wird, bis es dann von der Souveränität des anatomischen Blicks freigesetzt wird. Es handelt sich aber auch um jenes *Unsichtbare* der individuellen Modulationen, deren Entflechtung selbst einem Kliniker wie Cabanis unmöglich schien[55], und das schließlich von der geduldigen Arbeit einer einschneidenden und geduldig nagenden Sprache für alle sichtbar gemacht wird. Die Sprache und der Tod mußten gemeinsam in dieser Erfahrung am Werk sein, um endlich einer wissenschaftlichen Wahrnehmung zu eröffnen, was für sie so lange das Unsichtbar-Sichtbare, das verbotene und drohende Geheimnis geblieben war: das Wissen vom Individuum.

Das Individuum ist nicht die anfängliche und ausgeprägteste Form, in der sich das Leben darbietet. Es wird dem Wissen erst am Ende eines langen Verräumlichungsprozesses zugänglich, dessen entscheidende Instrumente ein bestimmter Gebrauch der Sprache und eine diffizile Verbegrifflichung des Todes gewesen sind. Bergson geht in die verkehrte Richtung, wenn er in der Zeit und gegen den Raum, in einem intimen Erfassen der Innerlichkeit, in einem tollkühnen Ansturm auf die Unsterblichkeit die Bedingungen sucht, unter denen die lebendige Individualität zu denken ist. Bichat hat ein Jahrhundert vorher eine strengere Lektion erteilt. Das alte Aristotelische Gesetz, das den wissenschaftlichen Diskurs über das Individuum verbot, ist aufgehoben worden, als der Tod in der Sprache den Ort seines Begriffs gefunden hatte: damals hat der Raum dem Blick die differenzierte Gestalt des Individuums eröffnet.

Diese Einführung des Todes in das Wissen steht allerdings auch in einer langen Geschichte von Entsprechungen und Wiederklängen: das Ende des 18. Jahrhunderts bringt etwas ans Licht, was seit der Renaissance im Schatten geblieben war. Im Leben den Tod sehen, in seinem Wechselspiel die Unbeweglichkeit und am Ende seiner Zeit den Beginn einer umgekehrten Zeit, die von unzählbaren Leben wimmelt — dies ist das Spiel einer Erfahrung, die im vorigen Jahrhundert wieder auftaucht, vierhundert Jahre nach den Fresken des Campo Santo. Und ist Bichat nicht der Zeitgenosse dessen, der mit einem Schlag die Erotik und deren letzte Spitze, den Tod, in die diskursivste aller Sprachen eintreten ließ? Auch dieses Zusammentreffen zeugt wieder von der tiefen Verwandtschaft zwi-

[55] Vgl. oben.

schen dem Wissen und der Erotik. In den allerletzten Jahren des 18. Jahrhunderts liefert diese Zusammengehörigkeit den Tod der Arbeit und den endlosen Wiederholungen der Sprache aus. Das 19. Jahrhundert ist ein hartnäckiges Sprechen vom Tode: vom wilden und verschnittenen Tod Goyas, vom muskulösen, sichtbaren, plastischen Tod Géricaults, von Delacroix' Tod wollüstiger Feuersbrünste, von Lamartines Tod flutender Wasser, vom Tod Baudelaires. Die Erkenntnis des Lebens ist nur einem grausamen, höhnischen, infernalischen, seinen Tod herbeisehnenden Wissen gegeben. Der Blick, der das individuellste Fleisch umstreichelt und seziert und seine geheimsten Bißwunden aufdeckt — das ist der starre, aufmerksame, etwas erweiterte Blick, der von der Höhe des Todes aus bereits sein Urteil über das Leben gefällt hat.

Aber die Wahrnehmung des Todes im Leben hat im 19. Jahrhundert nicht dieselbe Funktion wie in der Renaissance. Damals hatte sie eine gleichmacherische Bedeutung: der Unterschied im Schicksal, im Vermögen, in den Lebensbedingungen wurde von seiner universalen Geste zunichte gemacht; unwiderruflich führte er jedermann dem Los aller zu; die Totentänze waren so etwas wie egalitäre Saturnalien auf der anderen Seite des Lebens; der Tod kompensierte unvermeidlich jedes Schicksal. Nun hingegen konstituiert er die Einzigartigkeit; in ihm kommt das Individuum zu sich selbst, in ihm entkommt es der Monotonie und Nivellierung der Lebensläufe; in dem langsamen, halb unterirdischen und doch schon sichtbaren Herannahen des Todes wird das gemeine Leben endlich Individualität; ein schwarzer Ring schnürt es ab und gibt ihm den Stil seiner Wahrheit. Daher die Bedeutung des Morbiden. Implizierte das *Makabre* eine homogene Wahrnehmung des Todes nach dem Überschreiten seiner Schwelle, so läßt das *Morbide* genau wahrnehmen, wie das Leben im Tod seine differenzierteste Figur findet. Das Morbide ist die *rarste* Form des Lebens: einmal in dem Sinn, daß sich die Existenz in der Leere des Todes erschöpft und verdünnt; und dann auch in dem Sinn, daß sie hier zu ihrer eigenen Freiheit findet, die auf keine Gleichförmigkeiten, Gewohnheiten und Notwendigkeiten zurückzuführen ist: zu ihrer Einzigartigkeit und absoluten Rarität. Das ist das Vorrecht des Schwindsüchtigen: einst wurde man von der Lepra als kollektiver Züchtigung befallen; der Mensch des 19. Jahrhunderts wird lungenkrank, um in diesem Fieber, das die Dinge beschleunigt und verrät, in sein unverwechselbares Geheimnis zu kommen. Daher sind die Krankheiten der Brust von der gleichen Natur wie die Liebe: sie sind Passion — also Leben, dem der Tod ein unaustauschbares Gesicht gibt.

Der Tod hat seinen alten tragischen Himmel verlassen und ist zum lyrischen Kern des Menschen geworden: seine unsichtbare Wahrheit, sein sichtbares Geheimnis.

X. Kapitel

Die Krise der Fieber

Nun bleibt noch zu behandeln, wie die anatomisch-klinische Wahrnehmung ihr inneres Gleichgewicht gefunden hat. Dieses Kapitel würde sehr umfangreich, wenn man sich von der Vielzahl der einzelnen Ereignisse beeindrucken ließe: fast 25 Jahre lang — vom Jahre 1808, in dem Broussais' »Histoire des phlegmasies chroniques« erscheint, bis zum Jahre 1832, in dem die Diskussionen über die Cholera einsetzen — wird die medizinische Forschung durch die Theorie der essentiellen Fieber und ihre Kritik durch Broussais beherrscht; man wundert sich, daß ein Problem, das auf der Ebene der Beobachtung ziemlich rasch zu erledigen war, eine so große Rolle spielen konnte. Die Unzahl der Polemiken jedoch, die Verständigungsschwierigkeiten trotz Übereinstimmung über die Tatsachen, das Herbeiholen von Argumenten aus Bereichen, die mit der Pathologie nichts zu tun hatten — all dies verweist auf eine wesentliche Konfrontation, auf den letzten, den heftigsten und verwickeltsten Konflikt zwischen zwei unvereinbaren Typen der medizinischen Erfahrung.

Die von Bichat und seinen unmittelbaren Nachfolgern entwickelte Methode ließ zwei Problemfelder offen.

Das erste davon betraf die Realität der Krankheit und ihr Verhältnis zu den Läsionserscheinungen. Wenn man einen serösen Erguß, eine degenerierte Leber, eine durchlöcherte Lunge feststellt, sieht man dann wirklich die Brustfellentzündung, die Zirrhose, die Schwindsucht selbst, blickt man dann in ihren pathologischen Grund? Ist die Läsion die ursprüngliche dreidimensionale Form der Krankheit, ist das Sein der Krankheit selber räumlicher Natur — oder muß man die Krankheit anderswo ansetzen: sei es in der Region der nächsten Ursachen, sei es als erste sichtbare Manifestation eines verborgen bleibenden Prozesses? Nachträglich sehen wir deutlich, welche Antwort von der Logik der anatomisch-klinischen Wahrnehmung gefordert wird; aber für diejenigen, die sich zum ersten Mal in der Geschichte der Medizin in dieser Wahrnehmung versuchten, waren die Dinge nicht so klar. Petit, der seine Konzeption des enterisch-mesenterischen Fiebers auf Beobachtungen der pathologischen Anatomie gründete, ist nicht der Meinung, daß er in den Darmläsionen, die gewisse adynamische und ataxische Fieber begleiten, das Wesen der Krankheit, ihre unüberholbare Wahrheit entdeckt hat; es handelt sich dabei nur um ihren »Sitz«, und diese geographische Bestimmung ist für die medizinische Erkenntnis weniger wichtig als »die Gesamtheit der Symptome, welche die Krankheiten voneinander unterscheiden und ihren wirklichen Charakter erkennen lassen«: auch die Therapie geht in die Irre, wenn sie an den Darmläsionen ansetzen will, anstatt den Indikationen der Symptome zu folgen, welche tonische Mittel verlangen.[1] Der »Sitz« der Krankheit zeigt nur ihre Verräumlichung an; ihr Wesen wird von anderen Krankheitsmanifestationen bestimmt. Dieses Wesen ist die bleibende Voraussetzung, die die Ursachen und Symptome miteinander verbindet und die auch die Läsion in den Bereich des Akzidentellen verweist; die Gewebe- oder Organveränderung bezeichnet nur den Punkt, an dem die Krankheit ansetzt, sie bezeichnet die Region, von der das Kolonisationsunternehmen der Krankheit ausgeht: »Zwischen der Hepatisation der Lunge und ihren Ursachen liegt ein Geschehen, das sich uns entzieht; so ist es mit allen Läsionen, die man bei der Öffnung der Körper feststellt; sie sind keineswegs die erste Ursache der beobachteten Phänomene, sondern selber nur die Wirkung einer eigenartigen Störung in der inneren Tätigkeit unserer Organe; diese letztlich zugrundeliegende Tätigkeit entzieht sich aber allen unseren Untersuchungsmethoden.«[2] Je genauer die pathologische Anatomie den Sitz der Krankheit situiert, umso tiefer scheint sich diese in das Innere eines unzugänglichen Prozesses zurückzuziehen.

Das zweite Problemfeld läßt sich in folgenden Fragen artikulieren: Sind allen Krankheiten entsprechende Läsionen zuzuweisen? Ist die Angebbarkeit eines Sitzes ein allgemeines Prinzip der Pathologie oder trifft dieses nur für eine bestimmte Gruppe von Krankheitserscheinungen zu? Und ist nicht im zweiten Fall dem Studium der Krankheiten eine nosographische Klassifikation (organische und nicht-organische Störungen) voranzustellen, ehe man in den Bereich der pathologischen Anatomie eintreten kann? Bichat hat die Krankheiten ohne Läsion erwähnt — doch eigentlich nur, um sie zu übergehen: »Ziehen Sie einige Fieber und nervöse Störungen ab und alles andere fällt in den Bereich dieser Wissenschaft« (scil. der pathologischen Anatomie).[3] Laennec unterteilt die Krankheiten von vornherein in »zwei große Klassen: diejenigen, die von sichtbaren Läsionen an mindestens einem Organ begleitet werden und seit Jahren als organische Krankheiten bezeichnet werden; und diejenigen, die an keinem Körperteil eine konstante, ihren Ursprung darstellende Veränderung hinterlassen und die gewöhnlich Nervenkrankheiten genannt werden.«[4] Zu

[1] M.-A. Petit, *Traité de la fièvre entéro-mésentérique* (Paris 1812), S. 147 f.

[2] A.-F. Chomel, *Eléments de pathologie générale* (Paris 1817), S. 523.

[3] Bichat, *Anatomie générale*, Bd. I, S. XCVIII.

[4] Laennec, Artikel »Anatomie pathologique«, in: *Dictionnaire des Sciences médicales*, Bd. II, S. 47.

der Zeit, da Laennec dies schreibt (1812), hat er im Streit um die Fieber noch nicht endgültig Stellung bezogen; er steht noch dem Lokalismus nahe, von dem er sich bald trennen sollte. Bayle unterscheidet zur gleichen Zeit das *Organische* nicht vom *Nervösen,* sondern vom *Vitalen;* den organischen Läsionen, den Störungen der festen Körper (z. B. Schwellungen) stellt er die vitalen Störungen gegenüber, »die Veränderungen der vitalen Eigenschaften oder Funktionen« (Schmerz, Hitze, Beschleunigung des Pulses); beide Typen können sich überlagern, so bei der Schwindsucht.[5] Diese Klassifikation wird dann von Cruveilhier übernommen und differenziert; er unterscheidet: einfache und mechanische Läsionen (Frakturen); primär organische und sekundär vitale Läsionen (Blutergüsse); primär vitale Störungen, die mit tiefen oder oberflächlichen organischen Läsionen verbunden sind (chronische bzw. akute Phlegmasien); schließlich vitale Krankheiten ohne jegliche Läsion (Neurosen und Fieber).[6]

Wenn man auch sagen konnte, daß die gesamte Nosologie unter der Kontrolle der pathologischen Anatomie blieb, da eine vitale Krankheit nur negativ — durch die Vergeblichkeit der Suche nach Läsionen — zu bestimmen war, so gelangte man auf diesem Wege doch wieder zu einer Form der klassifizierenden Analyse. Die Natur der Krankheit wurde von ihrer Art bestimmt und nicht von ihrem Sitz oder von ihrer Ursache; und ob sie einen lokalisierbaren Herd hatte oder nicht, war von der vorgängigen Artbestimmung abhängig. Die Läsion war nicht die Krankheit, sondern nur die erste der Manifestationen, in denen sich ihr Gattungsunterschied zu den Störungen ohne lokalen Herd anzeigte. Paradoxerweise verlieh die Bemühung der anatomischen Pathologen der Idee der Klassifikation neuen Auftrieb. So erklärt sich die Bedeutung von Pinels Werk und sein erstaunliches Ansehen. In Paris und Montpellier in der Tradition Sauvages' und unter dem Einfluß Cullens geformt, ist das Denken Pinels wesentlich auf Klassifikation ausgerichtet. Unglücklicher- und glücklicherweise geriet es aber in eine Zeit hinein, in der die klinische und dann die anatomisch-klinische Methode die Nosologie ihres wirklichen Inhalts beraubten, was allerdings nicht ohne gegenseitige Verstärkungseffekte abging: wir haben gesehen, wie die Idee der Klassifizierung mit einer neutralen Beobachtung der Symptome verknüpft war[7] und wie die klinische Entzifferung eine Lektüre der Wesenheiten implizierte[8]; nun sehen wir, wie sich die pathologische Anatomie mit einer bestimmten Form der Nosographie verbindet. Diesen Verstärkungen verdankt Pinels Werk seine

[5] Bayle, 2. Artikel »Anatomie pathologique«, ebd., S. 62.

[6] J. Cruveilhier, *Essai sur l'anatomie pathologique* (Paris 1816), Bd. I, S. 21—24.

[7] Vgl. oben, Kap. I, S. 31.

[8] Vgl. oben, Kap. VII, S. 131.

Autorität. Seine Methode schließt die Errungenschaften der Klinik und der Anatomie der Läsionen nur sekundär ein; grundsätzlich handelt es sich um einen realen aber abstrakten Zusammenhang transitorischer Strukturen, durch welche der klinische Blick oder die anatomisch-klinische Wahrnehmung in einer schon existierenden Nosologie eine Stütze und ein gewisses Gleichgewicht suchten. Kein Mediziner der alten Schule war für die neueren Formen der ärztlichen Erfahrung aufgeschlossener als Pinel; er war gern Professor der Klinik und ließ ziemlich offen Obduktionen durchführen; aber er nahm nur Rekurrenzeffekte wahr, d. h. er sah in den neuen Strukturen nur das, worin sie sich auf die alten stützten[9], so daß sich die Nosologie jederzeit bestätigt fand und die neue Erfahrung in die Nosologie integriert war. Bichat war wohl der einzige, der von Anfang an die Unvereinbarkeit seiner Methode mit der der Nosographen einsah: »Wir decken, so gut wir können, die Wege der Natur auf ... Wir sollten nicht dieser oder jener Klassifikation eine allzu große Bedeutung zumessen«: keine von ihnen wird uns jemals »ein präzises Tableau vom Gang der Natur« geben.[10] Laennec hingegen läßt ohne weiteres die anatomisch-klinische Erfahrung in den Raum der nosologischen Verteilung eingehen: die Öffnung der Leichen und die Auffindung der Läsionen bedeuten die Aufdeckung »des Festesten, des Positivsten, des am wenigsten Variablen an den lokalen Krankheiten« und die Isolierung dessen, »was sie charakterisieren und spezifizieren soll«; letzten Endes dienen sie der Nosologie, indem sie ihr die sichersten Kriterien liefern.[11] In diesem Geist schrieb die »Société médicale d'émulation«, welche die junge Generation versammelte und die neue Schule gut repräsentierte*, 1809 die berühmte Preisfrage aus: »Welche Krankheiten sind im besonderen als organisch zu betrachten?«[12] Worum es damals ging, war der Begriff der essentiellen Fiebers und seine nicht-organische Natur, an der Pinel festhielt; aber damit war auch das Problem der Artbestimmtheit und der Klassifizierung

[9] P. A. Prost erzählt, daß er »den Professoren Corvisart und Pinel Entzündungen und Veränderungen der inneren Darmmembran zeigte, die sie so wenig vermutet hatten, daß sie die Leichen, in denen er sie ihnen zeigte, aus der Hand gegeben hatten, ohne die Gedärme geöffnet zu haben«. *Traité de cholera-morbus* (1832), S. 30.

[10] Bichat, *Anatomie descriptive,* Bd. I, S. 19.

[11] Laennec, *Traité de l'auscultation,* Vorwort, S. XX.

[12] In einer preisgekrönten Abhandlung kritisiert Martin den Gebrauch des Begriffs »Krankheit«, den er jenen Leiden vorbehalten will, die auf eine Ernährungsstörung der Gewebe zurückzuführen sind; vgl. *Bulletin des Sciences médicales,* Bd. 5 (1810), S. 167—188.

* Vgl. oben, S. 86 (Anm. des Übersetzers).

aufgeworfen. Pinel wurde diskutiert, jedoch wurde seine Medizin nicht von Grund auf in Frage gestellt.

Dies wird erst 1816 von Broussais besorgt: im »*Examen de la Doctrine généralement admise*« radikalisiert dieser die Kritik, die er acht Jahre zuvor in der »*Histoire des phlegmasies chroniques*« formuliert hatte. Unerwarteterweise bedarf es dieser ausdrücklich physiologischen Medizin, dieser so wenig strengen Theorie der Sympathien, der Verallgemeinerung des Begriffes der Irritation und damit der Rückkehr zu einem pathologischen Monismus Brownscher Prägung, um die pathologische Anatomie wirklich aus der Vormundschaft der Nosographen zu befreien und die Wahrnehmungsanalyse der organischen Läsionen von der Problematik der Krankheitswesenheiten zu lösen. Im Laufe der Zeit wird man vergessen, daß die Struktur der anatomisch-klinischen Erfahrung nur dank Broussais ihr Gleichgewicht finden konnte; man hat nur die wütenden Attacken gegen Pinel im Gedächtnis behalten, dessen kaum spürbare Kontrolle Laennec so gut ertrug; man wird sich noch an seine physiologischen Übertreibungen, seine voreiligen Verallgemeinerungen erinnern. Erst kürzlich hat ein sonst milder Autor seinen Vorrat an Schimpfwörtern aus der Jugend hervorgeholt, um sie Broussais' Manen nachzuwerfen.[13] Er war nur so unklug, weder die Texte zu lesen noch die Sache zu verstehen.

Mit diesen verhält es sich folgendermaßen.

Neurosen und essentielle Fieber galten am Ende des 18. und am Beginn des 19. Jahrhunderts allgemein als Krankheiten ohne organische Läsion. Die Geistes- und Nervenkrankheiten hatten durch Pinel einen besonderen Status erhalten, so daß sie — jedenfalls bis zu A.-L. Bayles Entdeckung in den Jahren 1821–1824 — in der Diskussion über die Organizität der Krankheiten kaum eine Rolle spielten. Deshalb stehen nun die Fieber mehr als 15 Jahre lang im Zentrum des Problems.

Erläutern wir zunächst in seinen Grundzügen den Begriff des Fiebers, wie er sich im 18. Jahrhundert darstellt. Unter Fieber versteht man in erster Linie eine zweckgerichtete Reaktion des Organismus, der sich gegen eine pathogene Attacke oder Substanz verteidigt; das im Laufe einer Krankheit auftretende Fieber wendet sich gegen diese und versucht, sie rückgängig zu machen; es ist nicht ein Zeichen der Krankheit, sondern

[13] H. Mondor, *Vie de Dupuytren* (Paris 1945), S. 176: »marktschreierischer Arzt ... eitler und lärmender Scharlatan ... seine Verschlagenheit, seine Unverschämtheit, seine wortreiche Streitsucht, seine hochtrabenden Irrtümer ... sein Gaukelspiel«.

des Widerstandes gegen die Krankheit, »ein Zustand des Lebens, das sich bemüht, den Tod zu verdrängen«.[14] Es hat also genaugenommen eine heilende Wirkung; es zeigt, daß der Organismus »morbiferam aliquam materiam sive praeoccupare sive removere intendit«.[15] Das Fieber ist ein Ausscheidungsvorgang, der eine Reinigung herbeiführen soll; Stahl erinnert an eine Etymologie: »februare« bedeutet die rituelle Austreibung der Schatten der Verstorbenen aus dem Haus.[16]

Aufgrund dieser Zweckhaftigkeit lassen sich Bewegung und Mechanismus des Fiebers leicht analysieren. Die Abfolge der Symptome weist verschiedene Phasen auf: die anfängliche Kälteempfindung und der Schüttelfrost zeigen einen Oberflächenkrampf an sowie ein Abnehmen des Blutes in den hautnahen Gefäßen. Die Pulsfrequenz zeigt die Reaktion des Herzens, das den Extremitäten möglichst viel Blut zuzuführen sucht; die Hitze beweist, daß das Blut tatsächlich schneller zirkuliert und daß alle Funktionen beschleunigt sind. Die motorischen Kräfte nehmen aber gleichzeitig ab — daher der Eindruck von Schlaffheit und Muskelschwäche. Die Schweißbildung zeigt schließlich den Erfolg dieser Fieberreaktion an, die die pathogene Substanz auszustoßen vermag; falls sich diese aber wieder erneuern kann, kommt es zu Wechselfiebern.[17]

Diese einfache Interpretation, welche die manifesten Symptome auf ihre organischen Entsprechungen zurückführte, hatte in der Geschichte der Medizin eine dreifache Bedeutung. Einmal deckt sich die Analyse des Fiebers mit dem Mechanismus der lokalen Entzündungen; hier wie dort tritt zuerst Stillstand des Blutes ein und eine Kontraktion führt zur Stokkung; sodann bemüht sich das System, den Kreislauf wieder zu beleben, wodurch das Blut in heftige Bewegung gerät; man sieht »rote Blutkörperchen in die Lymphadern übergehen«, was zum Unterlaufen der Bindehaut und allgemein zur Erhitzung und Erregung des Organismus führt; wenn sich die Bewegung beschleunigt, trennen sich die feinen Blutteile von den schweren, welche in den Kapillargefäßen bleiben, wo »die Lymphe zu einer Art Gelee wird«; daher kommt es zu Eiterungen, die im Falle einer allgemeinen Entzündung im Atmungs- oder Verdauungs-

[14] Boerhaave, Aphorismus.

[15] Stahl; zitiert in: Dagoumer, *Précis historique de la fièvre* (Paris 1831), S. 9.

[16] Zitiert ebd. [Vgl. G. E. Stahl, *Theoria medica* (Halle 1707), Bd. II, S. 349; Anm. d. Übers.]

[17] Dieses Schema findet sich bei Boerhaave (*Aphorismi de cognoscenidis et curandis morbis in usum doctrinae medicae.* Leiden 1709; Nr. 563, 570, 581); bei Hoffmann (*Fundamenta medica,* Halle 1694); bei Stoll (*Aphorismi de cognoscendis et curandis febribus,* Wien 1786); bei Huxham (*Essay on fevers,* London 1739); bei Boissier de Sauvages (*Nosologia methodica,* Leiden 1760; Bd. II).

system auftreten und bei einem lokalen Fieber zur Abszeßbildung führen.[18]

Die funktionelle Identität von Entzündung und Fieber beruht aber darauf, daß in diesem Prozeß vor allem das Kreislaufsystem betroffen ist. Dessen Funktionen werden zuerst verlangsamt und dann überreizt; aus einer Störung wird eine Reizung. »Alle diese Phänomene müssen von der gesteigerten Reizbarkeit des Herzens und der Arterien, von der Tätigkeit irgendeines Stimulus und vom Widerstand des solchermaßen gereizten Lebens gegen den schädlichen Stimulus hergeleitet werden.«[19] Das Fieber, dessen innerer Mechanismus lokal oder allgemein sein kann, hat also im Blut seine organische Basis, von der auch seine lokale Begrenzung oder seine allgemeine Ausbreitung bestimmt wird. Aufgrund dieser diffusen Reizung des Blutsystems kann das Fieber allgemeines Symptom einer durchaus lokalen Krankheit sein: es kann also essentiell und sympathetisch in einem sein. In dieser Konzeption konnte das Problem der essentiellen Fieber ohne lokalisierbare Läsionen nicht auftreten: welches auch immer seine Form, sein Ausgangspunkt und seine Erscheinungsfläche war, das Fieber hatte immer dieselbe organische Basis.

Das Phänomen der Erhitzung bildet schließlich keineswegs das Wesen der Fieberentwicklung; es ist nur ein oberflächlicher und vorübergehender Effekt. Die eigentliche Natur des Fiebers liegt in der Bewegung des Blutes, in den Verunreinigungen, die vom Blut aufgenommen und ausgeschieden werden, in den Verschleimungen und Ausschwitzungen. Grimaud lehnt die physikalischen Instrumente ab, mit denen »sich nur die Hitze messen läßt; die Intensitätsunterschiede der Erhitzung sind für die Praxis aber ziemlich unwichtig; ... der Arzt muß sich vor allem bemühen, in der Fieberhitze Qualitäten zu unterscheiden, die nur von einem sehr geübten Spürsinn wahrgenommen werden können und die sich allen von der Physik gelieferten Mitteln entziehen. So zum Beispiel die beißende und irritierende Qualität der Fieberhitze, die wie Rauch in den Augen wirkt« und ein Faulfieber anzeigt.[20] Außer der allgemeinen Eigenschaft der Hitze hat das Fieber auch noch besondere Qualitäten, die seine differenzierte Substanz ausmachen und seine Aufteilung in spezifische Formen ermöglichen. Der Übergang vom Fieber zu *den* Fiebern ist also ganz natürlich und unproblematisch. Die uns ins Auge springende Verschiebung des Sinns und der begrifflichen Ebene von der Bezeichnung

[18] Huxham, *Essai sur les fièvres*. Französische Übersetzung (Paris 1752), S. 339.

[19] Stoll, *Aphorismes sur la connaissance et la curation des fièvres*. Französische Übersetzung in: *Encyclopédie des Sciences médicales*, 7. Abteilung, Bd. 5, S. 347.

eines allgemeinen Symptoms zur Bestimmung spezifischer Krankheiten[21] kann von der Medizin des 18. Jahrhunderts mit ihrer Analyse des Fiebermechanismus nicht wahrgenommen werden.

Ausgehend von einer homogenen und kohärenten Konzeption »des Fiebers« bringt es das 18. Jahrhundert auf eine beträchtliche Vielzahl von »Fiebern«. Stoll kennt deren zwölf, denen er noch die »neuen und unbekannten« hinzufügt. Bald spezifiziert man sie nach dem ihnen zugrundeliegenden Kreislaufmechanismus (Entzündungsfieber, das von J. P. Franck analysiert wurde und in der Tradition unter dem Namen »Synoke« bekannt war); bald nach dem wichtigsten nicht-fiebrigen Begleitsymptom (Gallfieber von Stahl, Selle, Stoll); bald nach den von der Entzündung betroffenen Organen (mesenterisches Fieber von Baglivi); bald nach der Qualität der Ausscheidungen (Faulfieber von Haller, Tissot, Stoll); oder schließlich nach den Formen seiner Entwicklung (bösartiges oder ataxisches Fieber von Selle).

Dieses Netz ist für unser getrübtes Auge erst seit dem Tage verworren, da die epistemologische Basis des ärztlichen Blicks eine andere geworden ist.

Lange vor Bichat und den ersten Beobachtungen Prosts hatte schon eine Begegnung zwischen der Anatomie und der Symptomanalyse der Fieber stattgefunden. Diese Begegnung war negativer Art, da sie die Rechte der anatomischen Methode einschränkte; diese mußte sich damit abfinden, für einige Fieberkrankheiten keinen lokalen Herd auffinden zu können. Im 49. Brief seiner Abhandlung sagte Morgagni, daß er in Fällen akuter Fieber bei der Obduktion kaum etwas gefunden habe, »quod earum gravitati aut impetui responderet; usque adeo id saepe latet per quod faber interficiunt.«[22] Eine Analyse der Fieber einzig nach ihren Symptomen und ohne Lokalisierung wurde möglich, ja notwendig: um die verschiedenen Formen des Fiebers zu strukturieren, mußte man den organischen Raum durch ein Koordinatennetz ersetzen, in dem es nur die Zeichen und ihre Bedeutung gab.

Die von Pinel durchgeführte Neuordnung lag nicht nur auf der Linie seiner eigenen Methode der nosologischen Entzifferung; sie fügte sich auch genau in die von der pathologischen Anatomie der ersten Periode

[20] Grimaud, *Traité des fièvres* (Montpellier 1791), Bd. I, S. 89.

[21] Klar analysiert bei Bouillaud, *Traité des fièvres dites essentielles* (Paris 1826), S. 8.

[22] Morgagni, *De sedibus et causis morborum*, Brief 49, Artikel 5.

definierte Zuteilung: die Fieber ohne Läsion sind essentiell und die Fieber mit lokaler Läsion sind sympathetisch. Diese durch äußere Manifestationen charakterisierten idiopathischen Formen weisen »gemeinsame Eigenschaften auf, wie Appetit- und Verdauungsstörungen, Kreislaufbeschwerden, Störung von Ausscheidungen, Schlaflosigkeit, Störung von Verstandes- und Sinnesfunktionen, Beeinträchtigung der Muskelbewegung«.[23] Aber die Mannigfaltigkeit der Symptome läßt auch verschiedene Arten unterscheiden: das angiotonische oder das Entzündungsfieber, das »äußerlich durch Reizungen oder Spannungen der Blutgefäße gekennzeichnet ist« und häufig in der Pubertät, am Beginn der Schwangerschaft und nach alkoholischen Exzessen auftritt; das »meningo-gastrische« Fieber*, das nervöse Symptome aufweist, aber auch solche »in der Magengegend«; das Adenomeningialfieber**, »dessen Symptome auf eine Reizung der Darmschleimhäute hinweisen« und das hauptsächlich bei Personen von lymphatischem Temperament, bei Frauen und alten Menschen zu finden ist; das adynamische Fieber, dessen »äußere Zeichen vor allem eine extreme Schwäche und eine allgemeine Schlaffheit der Muskeln« sind und dessen Ursachen wahrscheinlich in der Feuchtigkeit und im Schmutz, in den Spitälern, Gefängnissen und Theatern, in schlechter Ernährung und in venerischen Ausschweifungen zu suchen sind; und schließlich das ataxische oder bösartige Fieber, das sich durch die »Abwechslung zwischen Aufregung, Erschlaffung und gewöhnlichen nervösen Störungen« auszeichnet und das etwa dieselben Ursachen hat wie das adynamische Fieber.[24]

Schon das Prinzip dieser Spezifizierung ist paradox. In seiner allgemeinen Form wird das Fieber nur durch seine Wirkungen gekennzeichnet; es hat jedes organische Substrat verloren: Pinel erwähnt nicht einmal die Hitze als wesentliches Zeichen oder Hauptsymptom der Klasse der Fieber; die Unterteilung dieser Wesenheit wird aber nicht entsprechend der logischen Konfiguration der Arten, sondern im Hinblick auf die organische Räumlichkeit des Körpers vorgenommen: die Blutgefäße, der Magen, die Darmschleimhaut, das Muskel- und Nervensystem müssen als Anhaltspunkte dienen, um die vielfältigen Symptome zusammenzufassen. Nicht weil sie *Ausdruck von Wesenheit* sind, lassen sich aus den Symptomen Arten konstruieren, sondern weil sie *lokale Zeichen* sind. Die »Essentialität« der Fieber besteht konkret und spezifisch nur in ihrer Lokalisier-

[23] Pinel, *Nosographie philosophique* ([5]1813), I, S. 320.
[24] Ebd., S. 9 f. und 323 f.

* Gemeint ist ein »Magen- und Gedärmhäutefieber«, wie J. A. Ecker, der Übersetzer der deutschen Ausgabe, den Terminus Pinels, den er übrigens kritisiert, übersetzt. Vgl. *Philosophische Nosographie* (Tübingen 1799), S. 47; Anm. des Übersetzers.
** Gemeint ist ein »Schleimhäutefieber«; vgl. ebd.; Anm. des Übersetzers.

barkeit. Von Sauvages' *Nosologie* zu Pinels *Nosographie* hat sich die Konfiguration umgekehrt: während in jener die lokalen Manifestationen immer eine mögliche Allgemeinheit implizierten, schließt in dieser die allgemeine Struktur die Notwendigkeit einer Lokalisierung ein.

So ist es verständlich, daß Pinel gemeint hat, die Entdeckungen von Roederer und Wagler in seine Symptomanalyse der Fieber integrieren zu können. Diese hatten 1783 gezeigt, daß das Schleimfieber immer von einer inneren oder äußeren Entzündung im Verdauungskanal begleitet wird.[25] Es wird auch verständlich, daß er die Ergebnisse der Obduktionen von Prost, welche offensichtliche Läsionen im Verdauungssystem nachwiesen, akzeptierte; ebenso ist aber auch verständlich, daß er von sich aus zu diesen Ergebnissen nicht gelangen konnte[26]: die Lokalisierung der Läsionen war für ihn nur ein Sekundärphänomen, das seinen Platz in einer Symptomatologie hatte, in welcher die lokalen Zeichen nicht auf den Sitz der Krankheiten, sondern auf ihre Wesenheit verwiesen. Schließlich wird auch verständlich, warum die Apologeten Pinels in ihm den ersten Vertreter des Lokalismus sehen konnten: »Er beschränkte sich keineswegs auf die Klassifizierung der Gegenstände; indem er die bis dahin allzu metaphysische Wissenschaft sozusagen materialisierte, bemühte er sich, jede Krankheit zu lokalisieren oder ihr einen besonderen Sitz zuzuweisen, d. h. den Ort ihrer ursprünglichen Existenz zu bestimmen. Diese Idee zeigt sich klar in den neuen Benennungen der Fieber, die er weiterhin als essentielle bezeichnete, um gleichsam den bis dahin herrschenden Ideen eine letzte Ehre zu erweisen, denen er aber auch jeweils einen besonderen Sitz zuwies, indem er z. B. die Gall- und Schleimfieber auf eine besondere Reizung bestimmter Teile des Darms zurückführte.«[27]

Was Pinel lokalisierte, waren nicht die Krankheiten, sondern die Zeichen; und deren Lokalisierung meinte nicht einen regionalen Ursprung, sondern nur einen Ort, an dem die Krankheit ihre Entwicklung und ihre Form begonnen hat; sie war also nur ein Erkennungszeichen der Krankheit, die sich dieses charakteristische Symptom ihres Wesens gegeben hatte. Deshalb verlief die zu bestimmende Kausal- und Zeitreihe nicht von der Läsion zur Krankheit, sondern von der Krankheit zur Läsion als ihrer Konsequenz und ihrem vielleicht bevorzugten Ausdruck. Chomel ist noch 1820 der *Nosographie* treu, wenn er die von Broussais wahrgenommenen Darmgeschwüre »als Wirkung und nicht als Ursache der Fieberkrankheit« analysiert: treten sie nicht verhältnismäßig spät auf, erst am zehnten Tag der Krankheit, wenn die Blähung, die Empfindlichkeit der rechten Bauch-

[25] Roederer und Wagler, *De morbo mucoso* (Göttingen 1783).
[26] Vgl. oben, S. 189, Anm. 9.
[27] Richerand, *Histoire de la chirurgie* (Paris 1825), S. 250.

seite und die jauchigen Ausscheidungen die Existenz der Krankheit bereits beweisen? Sind sie nicht in den Teilen des Verdauungskanals zu finden, in denen die von der Krankheit schon gereizten Massen am längsten liegen: am Ende des Krummdarms, im Blinddarm und im beginnenden Grimmdarm? Und sind sie nicht in den absteigenden Teilen der Gedärme viel häufiger zu finden als in den aufsteigenden?[28] So läßt sich die Krankheit im Organismus nieder, verankert in ihm ihre lokalen Zeichen und verteilt sich im Raum des Körpers; aber dieser Raum ist sekundär gegenüber ihrer Wesensstruktur. Der organische Raum enthält zwar Hinweise auf diese Struktur, er signalisiert sie, aber er bestimmt sie nicht.

Das »Examen de la doctrine généralement admise« von 1816 bezog sich in erster Linie auf die Doktrin Pinels und deckte deren Postulate mit erstaunlichem theoretischem Scharfsinn kritisch auf. Aber schon in der »Histoire des phlegmasies« hatte Broussais ein zuvor nicht gegebenes Dilemma formuliert: ein Fieber ist entweder idiopathisch oder es ist lokalisierbar; und jede gelungene Lokalisierung nimmt dem Fieber somit seine Essentialität.

Diese von der anatomisch-klinischen Erfahrung implizierte Unvereinbarkeit war zwar bei Prost schon angeklungen, als er zeigte, daß sich die Fieber durch »die sie hervorrufende Organstörung« oder »durch die Art der Veränderung« der Gewebe unterscheiden.[29] Auch von Récamier und seinen Schülern war sie vermutet worden, als sie beim Studium der gutartigen Hirnhautentzündungen darauf hingewiesen hatten, daß »derartige Fieber selten essentielle Krankheiten sind, daß sie vielleicht sogar immer von einem Gehirnleiden, etwa von einer Entzündung oder einer serösen Ansammlung abhängen.«[30] Von diesen ersten Annäherungen konnte Broussais zu einer systematischen Interpretation aller Fieber übergehen, weil er mannigfache und doch miteinander zusammenhängende Erfahrungsfelder der Medizin durchquert hatte.

Noch vor der Revolution in der Medizin des 18. Jahrhunderts ausgebildet und als Marinearzt mit den Problemen der Spitalmedizin und der chirurgischen Praxis vertraut, war er in der Folge Schüler Pinels und der Kliniker an der neuen »École de Santé«; nachdem er in den Vorlesungen Bichats und in den klinischen Übungen Corvisarts in die patho-

[28] A.-F. Chomel, *De l'existence des fièvres essentielles* (Paris 1820), S. 10—12.

[29] Prost, *La médecine des corps éclairée par l'ouverture et l'observation* (Paris, Jahr XII), Bd. I, S. XXII f.

[30] P.-A. Dan de la Vautrie, *Dissertation sur l'apoplexie considérée spécialement comme l'effet d'une phlegmasie de la substance cérébrale* (Paris 1807).

logische Anatomie eingeführt worden war, nahm er den Militärdienst wieder auf und zog mit der Armee von Utrecht nach Mainz und von Böhmen nach Dalmatien; dabei betätigte er sich wie sein Lehrer Desgenettes in der vergleichenden Nosographie und führte viele verschiedene Obduktionen durch. Alle Formen der medizinischen Erfahrung, die am Ende des 18. Jahrhunderts noch oder schon praktiziert werden, sind ihm vertraut; daher konnte er aus ihrem Zusammentreffen und aus ihren Überschneidungen eine radikale Konsequenz ziehen, die jeder von ihnen ihren Sinn gab. Broussais ist nur der Konvergenzpunkt aller dieser Erfahrungen, ihre Vereinigung in einer Gestalt. Er wußte es übrigens, daß in ihm »jener Beobachter-Arzt sprach, der die Erfahrung der anderen nicht fürchtet, sondern sie durch seine eigene Erfahrung bestätigen möchte ... Unsere Medizinschulen, welche sich vom Joch der alten Systeme befreien konnten und sich auch vor der Ansteckung der neuen bewahrt haben, bilden seit einigen Jahren die Männer aus, die den immer noch schwankenden Weg der Heilkunst zu festigen imstande sind. Mitten unter ihren Mitbürgern oder in den fernen Armeen beobachten sie, meditieren sie... Eines Tages werden sie ihre Stimme vernehmen lassen.«[31] Und gleich nach seiner Heimkehr aus Dalmatien veröffentlicht Broussais 1808 seine »Histoire des phlegmasies chroniques«.

Dieses Buch ist eine Rückkehr zur vorklinischen Idee, daß Fieber und Entzündung ein und demselben pathologischen Prozeß angehören. Während aber im 18. Jahrhundert diese Identität die Unterscheidung zwischen dem Allgemeinen und dem Lokalen zweitrangig gemacht hat, ist sie bei Broussais die natürliche Konsequenz der von Bichat dem Gewebe zugewiesenen Rolle, d. h. sie folgt aus der Nötigung, die organische Angriffsfläche aufzufinden. Wenn jedes Gewebe seine eigene Veränderungsform aufweist, so muß man die einzelnen Entzündungsformen aller organischen Ebenen analysieren, um die sogenannten Fieber zu studieren. Es gibt die Entzündungen in den von Blutgefäßen durchzogenen Geweben (wie der harten Hirnhaut und den Lungenflügeln), die einen starken Wärmestoß, eine Störung der Nervenfunktionen, eine Behinderung der Absonderungen und eventuell Muskelleiden (Unruhe, Kontraktionen) hervorrufen; die mit Blutgefäßen nur spärlich ausgestatteten Gewebe (die dünnen Membranen) weisen ähnliche Störungen in verminderter Stärke auf; die Entzündung der Lymphgefäße schließlich führt zu Störungen in der Ernährung und in den serösen Absonderungen.[32]

Durch diese recht globale Spezifizierung, deren Stil stark an die Analysen Bichats erinnert, wird die Welt der Fieber sehr vereinfacht. Man

[31] Broussais, *Histoire des phlegmasies chroniques,* Bd. II, S. 3 f.
[32] Ebd., Bd. I, S. 55 f.

findet in der Lunge nur mehr Phlegmasien, die der ersten Entzündungsform angehören (Katarrh und Lungenentzündung), solche der zweiten Form (Brustfellentzündung) und solche, deren Ursprung eine Entzündung der Lymphgefäße ist (tuberkulöse Schwindsucht). Was das Verdauungssystem betrifft, so kann die Schleimhaut entweder im Magen angegriffen werden (Gastritis) oder im Darm (Darmentzündung, Bauchfellentzündung). Ihre Entwicklung ist entsprechend der Logik der Gewebeausbreitung konvergierend: eine Entzündung der Blutgefäße greift, wenn sie andauert, immer auf die Lymphgefäße über; daher führen die Phlegmasien des Atmungssystems »alle zur Lungenschwindsucht«.[33] Und die Darmentzündungen führen zur eitrigen Bauchfellentzündung. In ihrem Ursprung einheitlich und in ihren Endformen konvergierend, kommen die Phlegmasien nur vorübergehend zu symptomatischer Differenzierung. Sie erreichen auf dem Weg der Sympathie neue Regionen und Gewebe: bald folgen sie den Bahnen des organischen Lebens (so kann die Entzündung der Darmschleimhaut die Gall- oder Urinabsonderungen stören, sie kann Hautflechten oder Unreinigkeit im Mund hervorrufen); bald befallen sie nacheinander die Nervenfunktionen (Kopfschmerz, Muskelschmerz, Schwindel, Schläfrigkeit, Delirium). Alle symptomatologischen Variationen können daraus hervorgehen.

Hier liegt die große Wendung des Denkens, die von Bichats Methode ermöglicht, aber noch nicht ganz zu Ende geführt worden war: indem sie sich verallgemeinert, liefert die lokale Krankheit die einzelnen Symptome jeder Art; aber in seiner anfänglichen geographischen Form ist das Fieber nichts anderes als ein lokal individualisiertes Phänomen einer allgemeinen pathologischen Struktur. Das Einzelsymptom (Nerven- oder Lebersymptom) ist nicht ein lokales Zeichen, sondern weist auf eine Verallgemeinerung hin; nur das allgemeine Entzündungssymptom bedarf eines ganz bestimmten Angriffspunktes. Bichats Anliegen war es immer noch, die allgemeinen Krankheiten organisch zu fundieren: er suchte nach organischen Universalien. Broussais reißt die Paare Einzelsymptom–lokale Läsion und allgemeines Symptom–Gesamtveränderung auseinander und verteilt ihre Elemente neu: unter dem Einzelsymptom deckt er die Gesamtveränderung auf und unter dem allgemeinen Symptom die lokale Läsion. Jetzt erst ist der Raum der organischen Lokalisierung vom Raum der nosologischen Konfiguration wirklich unabhängig: dieser gleitet über jenen hinweg, hebt seine Bedeutungen von ihm ab und verweist nur in inverser Projektion auf ihn.

Was ist aber eigentlich die Entzündung, dieser Prozeß mit einer allgemeinen Struktur und einem stets lokalisierten Angriffspunkt? In der

[33] Ebd., Bd. I, Vorwort, S. XIV.

alten Symptomanalyse wird sie durch Schwellung, Rötung, Hitze und Schmerz charakterisiert; aber diese Symptome entsprechen nicht den Formen, die sie in den Geweben annimmt. Die Entzündung einer Membran führt weder zu Schmerz noch zu Hitze oder gar zu Rötung. Die Entzündung ist keine Konstellation von Zeichen; sie ist ein Prozeß, der sich im Inneren eines Gewebes abspielt: jede lokale Übersteigerung der organischen Bewegungen, welche die Harmonie der Funktion stört und das betroffene Gewebe desorganisiert, muß als Entzündung betrachtet werden.«[34] Es handelt sich also um ein Phänomen, das zwei pathologische Schichten von unterschiedlichem Niveau und unterschiedlicher Chronologie aufweist: zunächst eine funktionelle Störung und dann eine Gewebestörung. Die Entzündung hat eine physiologische Realität, die eine anatomische Desorganisierung vorwegnehmen kann, welche sie sichtbar macht. Darum ist eine physiologische Medizin nötig, »die das Leben beobachtet: nicht das abstrakte Leben, sondern das Leben der Organe und in den Organen und unter Einbeziehung aller möglichen Einwirkungen auf die Organe«.[35] Die pathologische Anatomie als bloße Untersuchung der leblosen Körper stößt insofern an ihre eigene Grenze, als »die Rolle und die Sympathien aller Organe bei weitem nicht vollständig bekannt sind.«[36]

Um diese erste und fundamentale Funktionsstörung aufzudecken, muß sich der Blick vom Läsionsherd lösen können, denn dieser ist nicht von vornherein gegeben, obwohl die Krankheit immer einen lokalisierbaren Ausgang nimmt. Der Blick muß die der Läsion vorausliegende Wurzel mithilfe der Funktionsstörungen und ihrer Symptome ausfindig machen. Hier fällt der Symptomatologie ihre Rolle wieder zu; aber eine Rolle, die ganz auf den lokalen Charakter der pathologischen Attacke gegründet ist: indem sie den Weg der Sympathien und der organischen Einflüsse zurückgeht, muß sie unter dem endlosen Netz der Symptome den Ausgangspunkt der physiologischen Störung »induzieren« oder »deduzieren« (Broussais verwendet beide Begriffe in derselben Bedeutung). »Die veränderten Organe zu studieren, ohne die Krankheitssymptome zu berücksichten, das ist dasselbe, wie wenn jemand den Magen unabhängig von der Verdauung betrachtete.«[37] Anstatt also, »wie es jetzt Mode ist, die Vorteile der Beschreibung maßlos« zu übertreiben und »die Induktion als hypothetische Theorie, als apriorisches System leerer Vermutungen zu

[34] Ebd., Bd. I, S. 6.

[35] Broussais, *Sur l'influence que les travaux des médecins physiologistes ont exercée sur l'état de la médecine* (Paris 1832), S. 19 f.

[36] Broussais, *Examen des doctrines* (Paris ²1821), Bd. II, S. 647.

[37] Ebd., S. 671.

denunzieren«[38], läßt man die Beobachtung der Symptome selber die Sprache der pathologischen Anatomie sprechen.

Der medizinische Blick wird wieder neu organisiert; seit Bichats »Traité des membranes« war das Prinzip der Sichtbarkeit das Absolute und die Lokalisierung nur seine Konsequenz. Mit Broussais kehrt sich die Ordnung um: weil die Krankheit wesentlich lokaler Natur ist, ist sie sekundär auch sichtbar. Broussais betont vor allem in der »Histoire des phlegmasies«, daß jede »pathologische Affektion« eine »besondere Veränderung bewirkt, die unseren Körper zu den Gesetzen der anorganischen Materie zurückführt«; schon damit geht er über Bichat hinaus, für den die vitalen Krankheiten keine Spuren hinterlassen können. Er zieht daraus auch noch die Folgerung: »Wenn uns die Leichen manchmal stumm schienen, so lag das daran, daß es uns an der Kunst mangelte, sie zu befragen.«[39] Diese Veränderungen können aber, wenn die Attacke vor allem physiologischer Art ist, kaum wahrnehmbar sein; oder sie können, wie etwa die Hautflecken beim Darmfieber, mit dem Tod verschwinden; sie können jedenfalls in ihrer Ausdehnung und in ihrer Sichtbarkeit mit den von ihnen hervorgerufenen Störungen unvergleichbar sein: an diesen Veränderungen ist nicht das bedeutend, was sich dem *Sehen* zeigt, sondern der *Ort* ihrer Entwicklung. Indem er die von Bichat aufrechterhaltene nosologische Scheidewand zwischen der vitalen und der funktionellen Störung niederlegt, verleiht Broussais kraft einer evidenten strukturellen Notwendigkeit dem Axiom der Lokalisierung den Vorrang vor dem Prinzip der Sichtbarkeit. Noch ehe die Krankheit für die *Sicht* da ist, gehört sie dem Raum an. Das Verschwinden der beiden letzten großen apriorischen Klassen der Nosologie hat der Medizin ein durchgängig räumliches Untersuchungsfeld eröffnet, das zur Gänze von lokalen Bestimmungen definiert wird. Merkwürdigerweise ist diese absolute Verräumlichung der medizinischen Erfahrung nicht der endgültigen Integration der normalen und pathologischen *Anatomie* zu verdanken, sondern der ersten Bemühung um die Definition einer *Physiologie* des Krankheitsphänomens.

Sucht man nach den konstituierenden Elementen dieser neuen Medizin, so muß man noch weiter zurückgehen und nach dem Ursprung der Entzündung fragen. Da diese eine lokale Übersteigerung der organischen Bewegungen ist, setzt sie in den Geweben eine gewisse »Fähigkeit sich zu bewegen« voraus, sowie — für die Berührung dieser Gewebe — ein Agens, das die Mechanismen stimuliert und steigert. Das ist die Irritabilität, die Reizbarkeit, »die Fähigkeit der Gewebe, durch die Berührung mit einem fremden Körper in Bewegung zu geraten... Haller hat diese Eigenschaft

[38] Broussais, *Mémoire sur la philosophie de la médecine* (Paris 1832), S. 14 f.
[39] Broussais, *Historie des phlégmasies,* I, Vorwort, S. V.

nur den Muskeln zugesprochen; heute weiß man, daß sie allen Geweben zukommt.«[40] Sie ist nicht mit der Sensibilität, der Empfindlichkeit zu verwechseln, welche das »Bewußtsein der durch die Fremdkörper hervorgerufenen Bewegungen ist« und somit nur ein sekundäres, zur Reizbarkeit hinzukommendes Phänomen: der Embryo ist noch nicht empfindlich, der Ohnmächtige ist es nicht mehr; beide sind aber reizbar. Die Steigerung der Aktivität wird durch »lebende oder nicht lebende Körper oder Gegenstände«[41] hervorgerufen, welche mit den Geweben in Berührung kommen; es handelt sich also um innere oder äußere Agenzien, die dem Funktionieren des Organs aber immer fremd sind; die Feuchtigkeit eines Gewebes kann für ein anderes Gewebe oder für es selbst irritierend werden, wenn sie stark ist; die Reizung kann aber ebensogut von einem Klimawechsel oder von einer bestimmten Ernährungsweise ausgehen. Ein Organismus erkrankt nur, wenn er von der Außenwelt gereizt wird oder wenn sein Funktionieren oder seine Anatomie verändert wird. »Nach so vielen Umwegen und Ungewißheiten geht die Medizin nun endlich die Bahn, die sie zur Wahrheit führen kann: die Beobachtung der Beziehungen des Menschen zu den äußeren Veränderungen und der Beziehungen der menschlichen Organe zueinander.«[42]

Mit dieser Konzeption des äußeren Agens oder der inneren Modifikation umgeht Broussais eines der wichtigsten Themen der Medizin seit Sydenham: nämlich die Unmöglichkeit, die Ursache der Krankheiten zu bestimmen. Die Nosologie von Sauvages bis Pinel war von dem Verzicht auf die Kausalbestimmung getragen und umfaßt: die Krankheit begründete sich in ihrer Wesensausprägung selbst und in dieser ihrer Begründung durch die Natur des Pathologischen spielten die Kausalketten nur eine sekundäre Rolle. Erst mit Broussais — und noch nicht mit Bichat — wird die Lokalisierung in ein Kausalschema eingefügt: der Sitz der Krankheit ist nur der Ansatzpunkt für die irritierende Ursache und dieser Punkt wird sowohl von der Reizbarkeit des Gewebes wie von der Irritationskraft des Agens bestimmt. Der lokale Raum der Krankheit ist zugleich und unmittelbar ein kausaler Raum.

Nun erst verschwindet — und das ist die große Neuerung von 1816 — das *Sein* der Krankheit. Als organische Reaktion auf ein irritierendes Agens kann das pathologische Phänomen nicht mehr einer Welt angehören, in der die einzelne Krankheit der Herrschaft eines vorgängigen Typs unterliegt, in welchem sie nach Eliminierung aller individuellen Zufälle zu ihrem Wesen gelangt; es ist vielmehr in ein organisches Ge-

[40] Broussais, *De l'irritation et de la folie* (Paris 1839), I, S. 3.

[41] Ebd., S. 1, Anm. 1.

[42] Ebd., Vorwort zur Ausgabe von 1828 (Paris 1839), Bd. I, S. LXV.

webe von räumlichen Strukturen, kausalen Bestimmungen, anatomischen und physiologischen Phänomenen eingelassen. Die Krankheit ist nur mehr eine komplexe Bewegung von Geweben, die auf eine Reizursache reagieren: darin liegt das ganze Wesen des Pathologischen und es gibt keine essentiellen Krankheiten und keine Wesenheiten von Krankheiten mehr. »Alle Klassifikationen, die uns die Krankheiten als besondere Wesen sehen lassen wollen, sind mangelhaft und ein urteilsfähiger Geist ist ständig und gleichsam wider Willen auf der Suche nach den leidenden Organen.«[43] So kann auch das Fieber nicht essentiell sein: es ist »nichts anderes als eine Beschleunigung des Blutkreislaufs ... mit einer gesteigerten Wärmeerzeugung und einer Läsion der grundlegenden Funktionen. Dieser Zustand des Organismus hängt immer von einer lokalen Reizung ab.«[44] Alle Fieber lösen sich in einem langen organischen Prozeß auf, der von Broussais 1808 weitgehend geahnt, 1816 endgültig aufgezeigt und wiederum acht Jahre später im »Catéchisme de la Médecine physiologique« begrifflich entfaltet worden ist. Am Anfang der Fieber steht immer ein und dieselbe Magen-Darm-Reizung: zunächst eine einfache Rötung, dann immer mehr weinrote Flecken in der Krummdarm-Blinddarm-Region, die oft in Schwellungen und Eiterungen übergehen. Von diesen anatomisch-pathologischen Konstanten aus, welche den Ursprung und die allgemeine Form der Magen-Darm-Entzündung bilden, verzweigen sich die Prozesse: wenn sich die Reizung des Verdauungskanals mehr an der Oberfläche als in der Tiefe ausbreitet, so führt sie zu einer beträchtlichen Gallabsonderung und zu Schmerz in den Bewegungsmuskeln — also zu dem, was Pinel das Gallfieber genannt hat. Bei einem lymphatischen Kranken oder bei Verschleimung des Darms wird die Magen-Darm-Entzündung zum »Schleimfieber«. Das sogenannte adynamische Fieber »ist nichts anderes als eine Magen-Darm-Entzündung, die so stark geworden ist, daß die Kräfte erlahmen, die Verstandesfähigkeiten schwinden, ... daß die Zunge braun wird und der Mund sich schwärzlich belegt«. Wenn die Reizung sympathetisch auf die Gehirnhüllen übergreift, so kommt es zu den »bösartigen« Fiebern.[46] Durch diese und andere Verzweigungen greift die Magen-Darm-Entzündung allmählich auf den ganzen Organismus über: »Es ist wahr, daß sich der Kreislauf des Blutes in allen Geweben beschleunigt; aber das beweist nicht, daß die Ursache

[43] Broussais, *Examen de la doctrine* (Paris 1816), Vorwort.

[44] Ebd., Ausgabe von 1821, Bd. II, S. 399.

[45] 1808 nahm Broussais den bösartigen Typhus (die ataxischen Fieber) noch aus, weil er dafür bei der Obduktion noch keine Darmentzündung gefunden hatte *(Examen des doctrines*, 1821, Bd. II, S. 666—668).

[46] Broussais, *Catéchisme de la Médecine physiologiste* (Paris 1824), S. 28, 30.

dieser Erscheinungen in allen Teilen des Körpers liegt.«[47] Das Fieber verliert also seine Allgemeinheit zugunsten der physio-pathologischen Prozesse, die seine Manifestationen spezifizieren. Es wird »desessentialisiert«[48]: es verwest.

Diese Auflösung der Fieber-Ontologie ist mitsamt ihren Irrtümern (in einer Zeit, in der der Unterschied zwischen Hirnhautentzündung und Typhus gerade klar zu werden begann) das bekannteste Element der Analyse Broussais'. In deren Gesamtaufbau ist sie aber nur die negative Kehrseite einer positiven und viel subtileren Seite: nämlich der Idee, daß eine medizinische (eine anatomische und vor allem physiologische) Methode auf das organische Leiden anzuwenden ist. Man muß »in der Physiologie die charakteristischen Züge der Krankheiten vollständig erfassen und in einer kunstvollen Analyse die oft durcheinanderschreienden Leiden der Organe entwirren.«[49] Diese Medizin der leidenden Organe umfaßt drei Momente:

1. Bestimmung des leidenden Organs aufgrund der manifesten Symptome; Voraussetzung dafür ist die Kenntnis »aller Organe und aller Gewebe, welche die Verbindungen zwischen den Organen herstellen und aller Wechselwirkungen zwischen den Veränderungen der Organe«.

2. »Erklärung des Leidens eines Organs« durch ein äußeres Agens; dabei muß die wesentliche Tatsache berücksichtigt werden, daß die Reizung entweder eine Überfunktion oder eine funktionelle Asthenie hervorrufen kann und daß »diese beiden Modifikationen fast immer gleichzeitig in unserem Organismus bestehen« (z. B. gehen unter Kälteeinwirkung die Hautabsonderungen zurück, die Tätigkeit der Lunge aber wird intensiver).

3. »Angabe dessen, was gegen das Leiden zu tun ist«: man muß die Ursache beseitigen (z. B. die Kälte bei der Lungenentzündung); man muß aber auch die Wirkungen ausmerzen, »die nach der Ausschaltung der Ursache nicht immer verschwinden« (z. B. hält bei Lungenentzündung der Blutandrang die Reizung in den Lungen aufrecht).[50]

In der Kritik der medizinischen »Ontologie« geht der Begriff des organischen Leidens sicherlich weiter und tiefer als der der Reizung. Dieser

[47] Broussais, *Examen des doctrines* (1821), Bd. II, S. 399.

[48] Der Ausdruck findet sich in Broussais Antwort an Foderé (Histoire de quelques doctrines médicales), *Journal universel des Sciences médicales,* Bd. XXIV.

[49] Broussais, *Examen de la doctrine* (1816), Vorwort.

[50] Broussais, *Examen des doctrines* (1821), Bd. I, S. 52—55. In *L'influence des médecins physiologistes* (1832) fügt Broussais nach der zweiten Vorschrift noch die ein, daß die Wirkung des leidenden Organs auf die anderen Organe zu bestimmen ist.

bildete in seiner begrifflichen Abstraktheit und in seinem universellen Erklärungswert für den auf den Organismus gerichteten Blick immer noch eine letzte Abstraktionsebene. Der Begriff eines »Leidens« der Organe enthält hingegen nur die Idee eines Bezugs vom Organ zum Agens oder zu einem Milieu, die Idee einer Reaktion auf die Attacke, eines normalen Funktionierens und eines störenden Einflusses des angegriffenen Elementes auf die anderen Organe. Nun richtet sich der Blick des Arztes nur mehr auf einen mit Organbildungen erfüllten Raum. Der Raum der Krankheit ist nun ganz genau der Raum des Organismus. Die Wahrnehmung des Krankhaften ist nur eine ganz bestimmte Wahrnehmung des Körpers.

Die Medizin der Krankheiten ist zu Ende. Es beginnt eine Medizin der pathologischen Reaktionen und damit eine Erfahrungsstruktur, die das 19. und bis zu einem gewissen Grad und mit methodologischen Modifikationen das 20. Jahrhundert beherrscht hat, da sich auch die Medizin der pathogenen Agenzien in sie einfügen sollte.

Auf die endlosen Diskussionen zwischen den Getreuen Broussais' und den letzten Anhängern Pinels müssen wir nicht eingehen. Die von Petit und Serres angestellten anatomisch-pathologischen Analysen des enterisch-mesenterischen Fiebers[51], Caffins Unterscheidung zwischen den thermischen Symptomen und den angeblichen Fieberkrankheiten[52], Lallemands Arbeiten über die akuten Hirnstörungen[53] und schließlich Bouillauds Traktat über die »sogenannten essentiellen Fieber«[54] haben den Polemiken das sachliche Fundament entzogen und sie schließlich zum Schweigen gebracht. Chomel, der 1821 die Existenz von allgemeinen Fiebern ohne Läsion behauptet hat, weist ihnen allen 1834 eine organische Lokalisierung zu.[55] Andral, der in der ersten Ausgabe seiner »Clinique médicale« einen Band der Klasse der Fieber widmete, eliminiert sie in der zweiten, indem er sie in Darm- und Nervenphlegmasien unterteilt.[56]

[51] M.-A. Petit und Serres, *Traité de la fièvre entéro-mésentérique* (Paris 1813).

[52] Caffin, *Traité analytique des fièvres essentielles* (Paris 1811).

[53] Lallemand, *Recherches anatomo-pathologiques sur l'encéphale* (Paris 1820).

[54] Bouillaud, *Traité clinique et expérimental des fièvres dites essentielles* (Paris 1826).

[55] Chomel, *Traité des fièvres et des maladies pestilentielles* (1821), *Leçons sur la fièvre typhoïde* (1834).

[56] Andral, *Clinique médicale* (Paris 1823–1827, 4 Bände). Einer Anekdote zufolge soll Pinel die Absicht gehabt haben, in der letzten Auflage der *Nosographie* die Klasse der Fieber zu eliminieren, woran ihn sein Verleger gehindert habe.

Und dennoch wurde Broussais bis zu seinem letzten Tag leidenschaftlich attackiert; und nach seinem Tod kam er in immer größeren Verruf. Es konnte nicht anders sein. Denn er hatte für die Eliminierung der essentiellen Krankheiten einen zu hohen Preis gezahlt, indem er den alten (und gerade von der pathologischen Anatomie kritisierten) Begriff der Sympathie wiederbelebt hatte; indem er zum Hallerschen Begriff der Reizung zurückgekehrt war; indem er auf einen pathologischen Monismus Brownscher Prägung zurückgegangen war; indem er — durchaus in der Logik seines Systems — die alten Praktiken des Aderlassens wieder aufgegriffen hatte. Alle diese Anachronismen waren strukturell notwendig, damit eine Medizin der Organe rein zur Erscheinung kommen und damit sich die medizinische Wahrnehmung von jedem nosologischen Vorurteil befreien konnte. Aber diese Wahrnehmung geriet eben dadurch auch in die Gefahr, sich in der Mannigfaltigkeit und in der Einheitlichkeit des Prozesses zu verlieren. Die Wahrnehmung schwankte zwischen der Monotonie der Reizung und der Unendlichkeit »der Schreie der leidenden Organe«, um dann unvermeidlich Lanzette und Blutegel anzusetzen.

An den wütenden Attacken der Zeitgenossen gegen Broussais war alles gerechtfertigt. Nur eine Einschränkung ist zu machen: die anatomisch-klinische Wahrnehmung, die nun endlich in ihrer Totalität erreicht war und die fähig war, sich selber zu kontrollieren — diese Wahrnehmung, in deren Namen sie gegen ihn recht hatten, verdankten sie seiner »physiologischen Medizin«, zumindest verdankten sie ihr die endgültige Form dieser Wahrnehmung. Alles bei Broussais stand im Gegensatz zu dem, was man in seiner Zeit sah: aber zur *Sehweise* seiner Zeit hatte er das letzte Element beigetragen. Seit dem Jahre 1816 kann sich das Auge des Arztes auf einen kranken Organismus richten. Das historische und konkrete Apriori des modernen medizinischen Blicks ist damit konstituiert.

Die Entzifferung von Strukturen hat nicht zu rehabilitieren. Da es aber noch immer Mediziner und auch andere gibt, die meinen, Geschichte bestehe in Biographien und in Austeilung von Lob und Tadel, sei der Text eines Mediziners zitiert, der keineswegs ein Ignorant war: »Die Veröffentlichung des ›Examen de la doctrine médicale‹ ist eines jener bedeutenden Ereignisse, die im Gedächtnis der Medizin lange unvergessen bleiben werden... Die medizinische Revolution, deren Fundamente Broussais 1816 gelegt hat, ist unbestreitbar die bemerkenswerteste, welche die Medizin in der neueren Zeit erlebt hat.«[57]

[57] Bouillaud, *Traité des fièvres dites essentielles* (Paris 1826), S. 13.

Nachwort

Dieses Buch ist ein Versuch, in dem so verworrenen, so wenig und so schlecht strukturierten Bereich der Ideengeschichte zu einer Methode zu gelangen.

Seine historische Basis ist schmal, handelt es doch nur von einem halben Jahrhundert der Entwicklung der medizinischen Beobachtung und ihrer Methoden. Doch ist dies eine jener Perioden, die eine entscheidende chronologische Schwelle bedeuten: damals kommt das Übel, die Gegen-Natur, der Tod, kommt der ganze schwarze Grund der Krankheit an den Tag: und dies im tiefen, sichtbaren und festen, geschlossenen aber zugänglichen Raum des menschlichen Körpers. Was grundsätzlich unsichtbar war, öffnet sich plötzlich der Klarheit des Blicks: und dies in einer anscheinend so einfachen und unmittelbaren Bewegung, daß sie nur der natürliche Lohn einer besser durchgeführten Erfahrung zu sein scheint. Man hat den Eindruck, daß sich die Ärzte zum ersten Mal seit Jahrtausenden von Theorien und Chimären befreit haben und daß sie endlich bereit sind, an den Gegenstand ihrer Erfahrung selber und mit der Reinheit eines unvoreingenommenen Blicks heranzugehen. Doch muß man die Analyse umkehren: geändert haben sich die Formen der Sichtbarkeit. Der neue Geist der Medizin, den zweifellos Bichat als erster in kohärenter Weise bezeugt, ist nicht psychologischen und epistemologischen Reinigungsprozessen zu verdanken; er ist nichts anderes als eine epistemologische Reorganisation der Krankheit, in der die Grenzen zwischen dem Sichtbaren und dem Unsichtbaren neu gezogen werden. Der Abgrund unter der Krankheit, welcher die Krankheit selber war, kommt nun ans Licht der Sprache — an jenes Licht, das eben damals »Die 120 Tage«, »Juliette« und die »Desastros de la guerra« grell erleuchtet.

Hier aber geht es nur um den Bereich der Medizin und darum, wie sich die besondere Erkenntnis des kranken Individuums im Laufe einiger Jahre strukturiert hat. Damit die klinische Erfahrung als Erkenntnisform möglich wurde, bedurfte es einer Reorganisation des ganzen Spitalbereichs, einer neuen Definition der Stellung des Kranken in der Gesellschaft und der Herstellung eines bestimmten Bezuges zwischen der Fürsorge und der Erfahrung, zwischen dem Helfen und dem Wissen; man mußte den Kranken in einen kollektiven und homogenen Raum stellen. Man mußte auch die Sprache einem ganz neuen Bereich öffnen: dem Bereich einer konstanten und objektiv fundierten Korrelation zwischen dem Sichtbaren und dem Aussagbaren. Ein absolut neuer Gebrauch des wissenschaftlichen Diskurses wurde damit definiert: eine unbedingte Treue gegenüber den Nuancierungen der Erfahrung — man sagt, was man sieht; aber auch eine Begründung und Konstituierung der Erfahrung — man macht sichtbar, indem man sagt, was man sieht; man mußte die Sprache auf jenem anscheinend sehr oberflächlichen, in Wirklichkeit aber tiefen Niveau ansiedeln, auf dem die Beschreibungsformel zugleich Enthüllungsgeste ist. Und diese Enthüllung machte ihrerseits den diskursiven Raum des Leichnams zur Ursprungs- und Manifestationsebene der Wahrheit: das entschleierte Innere. Die Konstituierung der pathologischen Anatomie zu eben der Zeit, da die Kliniker ihre Methode definierten, ist keine zufällige Koinzidenz: das Gleichgewicht der Erfahrung verlangte, daß der auf das Individuum gerichtete Blick und die Sprache der Beschreibung auf dem festen, sichtbaren und lesbaren Grund des Todes aufruhen.

Diese Struktur, in der sich der Raum, die Sprache und der Tod ineinander fügen und die man gewöhnlich als anatomisch-klinische Methode zusammenfaßt, bildet die historische Bedingung einer Medizin, die als positive Medizin gilt. »Positiv« ist hier im vollen Sinn des Wortes zu verstehen. Die Krankheit löst sich von der Metaphysik des Übels, mit der sie jahrhundertelang verbunden war, und findet in der Sichtbarkeit des Todes die adäquate Form, in der ihr Gehalt positiv erscheint. Solange die Krankheit im Bezugsrahmen der Natur gedacht wurde, war sie das unangebbare Negative, dessen Ursachen, Formen und Manifestationen nur auf Umwegen und vor einem sich ständig verschiebenden Hintergrund zu fassen waren; im Bezugsrahmen des Todes wahrgenommen, wird die Krankheit erschöpfend lesbar und sie öffnet sich restlos der sezierenden Tätigkeit der Sprache und des Blicks. Weil der Tod in die medizinische Erfahrung epistemologisch integriert worden ist, konnte sich die Krankheit von ihrem Status als Gegen-Natur befreien und sich im *lebenden Körper* der Individuen *verkörpern*.

Es ist von entscheidender und bleibender Bedeutung für unsere Kultur, daß ihr erster wissenschaftlicher Diskurs über das Individuum seinen Weg über den Tod nehmen mußte. Um in seinen eigenen Augen zum Gegenstand der Wissenschaft zu werden, um in seiner eigenen Sprache eine diskursive Existenz zu gewinnen, mußte sich der abendländische Mensch seiner eigenen Zerstörung stellen; aus der Erfahrung der Unvernunft sind alle Psychologien, ist selbst die Möglichkeit der Psychologie geboren woren*; aus der Einfügung des Todes in das medizinische Denken ist eine Medizin geboren worden, die sich als Wissenschaft vom Individuum präsentiert. Ganz allgemein ist vielleicht die Erfahrung der Individualität in der modernen Kultur an die Erfahrung des Todes ge-

* Vgl Michel Foucault, *Wahnsinn und Gesellschaft.* Eine Geschichte des Wahns im Zeitalter der Vernunft. (Frankfurt 1969), S. 545—551. Anm. des Übersetzers.

bunden: von den geöffneten Leichen Bichats bis zum Menschen Freuds prägt ein hartnäckiger Bezug zum Tod dem Allgemeinen sein besonderes Gesicht auf und verleiht dem Wort eines jeden endlose Vernehmbarkeit; das Individuum verdankt ihm einen Sinn, der bei ihm nicht stehen bleibt. Die Teilung, die der Tod bezeichnet, und die Endlichkeit, deren Siegel er aufdrückt, knüpfen paradoxerweise die Universalität der Sprache an die zerbrechliche aber unersetzbare Form des Individuums. Das Sinnenhafte, das von keiner Beschreibung erschöpft werden kann und das so viele Jahrhunderte verflüchtigen wollten, findet endlich im Tod das Gesetz seines Diskurses. Er läßt in einem von der Sprache artikulierten Raum den verschwenderischen Reichtum der Körper und ihre einfache Ordnung sichtbar werden.

Von hier aus läßt sich die Bedeutung der Medizin für die Konstituierung der Wissenschaften vom Menschen erkennen: eine Bedeutung, die nicht nur methodologischer Art ist, da sie das Sein des Menschen als Gegenstand positiven Wissens betrifft.

Die Möglichkeit des Individuums, zugleich Subjekt und Objekt seiner eigenen Erkenntnis zu sein, führt dazu, daß sich die Struktur der Endlichkeit im Wissen umkehrt. Für das klassische Denken war die Endlichkeit nichts anderes als die Negation des Unendlichen, während ihr das Denken, das sich am Ende des 18. Jahrhunderts ausbildet, die Macht des Positiven zuspricht: die anthropologische Struktur, die nun in Erscheinung tritt, spielt gleichzeitig die kritische Rolle der Grenze und die fundierende Rolle des Ursprungs. Diese Umkehrung war die philosophische Implikation der Organisation einer positiven Medizin; andererseits war diese auf der empirischen Ebene eine der ersten Darstellungen des Bezuges, der den modernen Menschen an eine ursprüngliche Endlichkeit bindet. Daher hat die Medizin ihren bestimmenden Platz in der Gesamtarchitektur der Humanwissenschaften: keine von ihnen ist der sie alle tragenden anthropologischen Struktur so nahe wie sie. Daher hat sie auch ihr Ansehen im Zusammenhang des konkreten Daseins: die Gesundheit tritt an die Stelle des Heils, sagte Guardia. Denn die Medizin hält dem modernen Menschen das hartnäckige und beruhigende Gesicht seiner Endlichkeit vor; in ihr wird der Tod ständig beschworen: erlitten und zugleich gebannt; wenn sie dem Menschen ohne Unterlaß das Ende ankündigt, das er in sich trägt, so spricht sie ihm auch von jener technischen Welt, welche die bewaffnete, positive und volle Form seiner Endlichkeit ist. Die Gesten, die Worte, die Blicke des Arztes haben damals eine philosophische Dichte gewonnen, wie sie vorher vielleicht nur dem mathematischen Denken eigen war. Die Bedeutung von Bichat, Jackson und Freud in der europäischen Kultur beweist nicht, daß sie nicht bloß Ärzte, sondern auch Philosophen waren; sie beweist vielmehr, daß in dieser Kultur der philosophische Status des Menschen wesentlich vom medizinischen Denken bestimmt wird.

Eben dadurch ist die medizinische Erfahrung mit einer lyrischen Erfahrung verwandt, die ihre Sprache von Hölderlin bis Rilke gesucht hat. Diese Erfahrung, die das 18. Jahrhundert ermöglicht hat, und der wir noch nicht entronnen sind, ist an Manifestationen der Endlichkeit gebunden, von denen der Tod die bedrohlichste, aber auch die vollkommenste ist. Hölderlins Empedokles, der aus freien Stücken an den Abgrund des Ätna tritt — das ist der Tod des letzten Mittlers zwischen den Sterblichen und dem Olymp; das ist das Ende des Unendlichen auf der Erde; das ist die Flamme, die zum Feuer ihrer Geburt zurückkehrt und als einzige bleibende Spur das hinterläßt, was durch ihren Tod gerade vernichtet werden sollte: die schöne und geschlossene Form der Individualität; nach Empedokles ist die Welt unter das Zeichen der Endlichkeit gestellt, in jenes Zwischen ohne Versöhnung, in dem das Gesetz regiert, das harte Gesetz der Grenze; es wird zum Schicksal der Individualität, stets in der Objektivität Gestalt anzunehmen, in der sie offenbart und verborgen, verneint und begründet wird: auch hier vertauschen das Subjektive und das Objektive wieder ihre Gestalt. Es mag zunächst befremden, daß die Bewegung, welche der Lyrik des 19. Jahrhunderts zugrundeliegt, eins ist mit jener Bewegung, durch die der Mensch eine positive Erkenntnis seiner selbst gewonnen hat. Aber ist es wirklich verwunderlich, daß die Gestalten des Wissens und die der Sprache einem und demselben Grundgesetz gehorchen? Ist es verwunderlich, daß der Einbruch der Endlichkeit den Bezug des Menschen zum Tod überschattet, der hier einen wissenschaftlichen und rationalen Diskurs ermöglicht und dort die Quelle einer Sprache aufschließt, die sich in der von den abwesenden Göttern hinterlassenen Leere endlos verströmt?

Die Entstehung der klinischen Medizin ist nur eines der sichtbarsten Zeugnisse dieser Veränderungen in den fundamentalsten Dispositionen des Wissens, die mehr bewirkt haben, als eine flüchtige Lektüre des Positivismus vermuten läßt. Bei einer in die Tiefe gehenden Untersuchung des Positivismus stößt man auf eine Reihe von Figuren, die für seine Entstehung unentbehrlich waren, aber von ihm verdeckt werden, die von ihm abgelöst und sogar gegen ihn ausgespielt worden sind. Vor allem war das, was ihm die Phänomenologie mit größter Hartnäckigkeit entgegensetzen sollte, im System seiner Bedingungen schon vorhanden: die Bedeutungskräfte des Wahrgenommenen und seine Verknüpfung mit der Sprache in den ursprünglichen Formen der Erfahrung, die Organisation der Objektivität aufgrund von Zeichenbedeutungen, die insgeheim sprachliche Struktur des Gegebenen, der konstituierende Charakter der leiblichen Räumlichkeit, die Bedeutung der Endlichkeit im Bezug des Menschen zur Wahrheit und in der Begründung dieses Bezuges — all dies war in der Genese des Positivismus schon im Spiel. Es war im Spiel, wurde aber dann zugunsten des Positivismus vergessen, so daß das zeitgenössische Denken im Glauben, ihm seit dem Ende des 19. Jahrhunderts entkommen zu sein, nichts anderes getan hat, als allmählich wiederzuentdecken, wodurch es ermöglicht worden war. Die europäische Kultur hat in den letzten Jahren des 18. Jahrhunderts eine Struktur hervorgebracht, die noch nicht entflochten ist; man beginnt gerade erst, einige ihrer Fäden herauszulösen, die uns so unbekannt sind, daß wir sie leicht für wunderbar neu oder absolut archaisch halten, während sie doch seit nicht weniger, aber auch nicht viel mehr als zwei Jahrhunderten das dunkle aber solide Gewebe unserer Erfahrung bilden.

Bibliographie

I. Nosologie

Alibert, J. L., *Nosologie naturelle* (Paris 1817).

Boissier de Sauvages, F., *Nosologia methodica sistens morborum classes iuxta Sydenhami mentem et botanicorum ordinem* (Leiden 1760).

Capuron, J., *Nova medicinae elementa* (Paris 1804).

Ch . . . , J. J., *Nosographiae compendium* (Paris 1816).

Chaussier, F., *Table générale des méthodes nosologiques* (Paris).

Cullen, W., *First lines of the practice of physick* (London 1777).

—, Apparatus ad nosologiam methodicam (Amsterdam 1775).

Dupont, J. Ch., *Y a-t-il de la difference dans les systèmes de classification dont on se sert avec avantage dans l'étude de l'histoire naturelle et ceux qui peuvent être profitables à la connaissance des maladies?* (Bordeaux 1803).

Duret, F. J. J., *Tableau d'une classification générale des maladies* (Paris 1813).

Fercoq, G. A., *Synoymie ou concordance de la nomenclature de la Nosographie philosophique du Pr Pinel avec les anciennes nosologies* (Paris 1812).

Frank, J. P., *Synopsis nosologiae methodicae* (Pavia 1790).

Latour, F. D., *Nosographie synoptique* (Paris 1810).

Linné, K. v., *Genera morborum* (Upsala 1763).

Pinel, Ph., *Nosographie philosophique* (Paris, Jahr VI).

Sagar, J. B. M., *Systema morborum symptomaticum* (Wien 1776).

Sydenham, Th., *Praxis medica experimentalis* (Leipzig 1695).

Voulonne, *Déterminer les maladies dans lesquelles la médecine agissante est préférable à l'expectante* (Avignon 1776).

II. Medizinische Polizei und Geographie

Audin-Rouvière, J. M., *Essai sur la topographie physique et médicale de Paris* (Paris, Jahr II).

Bacher, A., *De la médecine considérée politiquement* (Paris, Jahr IX).

Banau und Turben, *Mémoires sur les épidémies du Languedoc* (Paris 1766).

Barberet, D., *Mémoire sur les maladies épidémiques des bestiaux* (Paris 1766).

Bienville, J. D. T., *Traité des erreurs populaires sur la médecine* (Den Haag 1775).

Cattet, J. J. und Gardet, J. B., *Essai sur la contagion* (Paris, Jahr II).

Cerveau, M., *Dissertation sur la médecine des casernes* (Paris 1803).

Clerc, *De la contagion* (Sankt Petersburg 1771).

Colombier, J., *Préceptes sur la santé des gens de guerre* (Paris 1775).

—, *Code de médecine militaire,* 5 Bände (Paris 1772).

Daignan, G., *Ordre du service des hôpitaux militaires* (Paris 1785).
—, *Tableau des variétés de la vie humaine*, 2 Bände (Paris 1786).
—, *Centuries médicales du XIXe siècle* (Paris 1807—1808).
—, *Conservatoire de Santé* (Paris 1802).
Desgenettes, R. N., *Histoire médicale de l'armée d'Orient* (Paris 1802).
—, *Opuscules* (Kairo).
Fouquet, H., *Observations sur la constitution des six premiers mois de l'an V à Montpellier* (Montpellier, Jahr VI).
Frank, J. P., *System einer vollständigen medizinischen Polizei*, 4 Bände (Mannheim 1779—1790).
Frier, F., *Guide pour la conservation de l'homme* (Grenoble 1789).
Gachet, L. E., *Problème médico-politique pour ou contre les arcanes* (Paris 1791).
Gachet, M., *Tableau historique des événements présents relatif à leur influence sur la santé* (Paris 1790).
Ganne, A., *L'homme physique et moral* (Straßburg 1791).
Guindant, T., *La nature opprimée par la médecine moderne* (Paris 1768).
Guyton-Morveau, L. B., *Traité des moyens de désinfecter l'air* (Paris 1801).
Hautesierck, F. M., *Recueil d'observations de médecine des hôpitaux militaires*, 2 Bände (Paris 1766—1772).
Hildenbrand, J. V., *Über den ansteckenden Typhus, nebst einigen Winken zur Beschränkung oder gänzlichen Tilgung der Kriegspest und mehrerer anderer Menschenseuchen* (Wien 1810).
De Horne, D. R., *Mémoire sur quelques objets qui interessent plus particulièrement la salubrité de la ville de Paris* (Paris 1788).
Instruction sur les moyens d'entretenir la salubrité et de purifier l'air des salles dans les hôpitaux militaires (Paris, Jahr II).
Jacquin, A. P., *De la Santé* (Paris 1762).
Lafon, J. B., *Philosophie médicale* (Paris 1796).
Lanthenas, F., *De l'influence de la liberté sur la santé, la morale et le bonheur* (Paris 1798).
Laugier, E. M., *L'art de faire cesser la peste* (Paris 1784).
Lebègue de Presle, *Le conservateur de Santé* (Paris 1772).
Lebrun, *Traité théorique sur les maladies épidémiques* (Paris 1776).
Lepecq de la Cloture, L., *Collection d'observations sur les maladies et constitutions épidémiques, 2 Bände* (Rouen 1778).
Lioult, P. J., *Les charlatans dévoilés* (Paris, Jahr VIII).
Mackenzie, J., *History of health and the art of preserving it* (Edinburg 1759).
Maret, M.; *Quelle influence les moeurs des Français ont sur leur santé* (Amiens 1772).
Médecine militaire on Traité des maladies tant internes qu'externes auxquelles les militaires sont exposés pendant la paix ou la guerre, 6 Bände (Paris 1778).
Menuret, J. J., *Essai sur l'action de l'air dans les maladies contagieuses* (Paris 1781).
—, *Essai sur l'histoire médico-topographique de Paris* (Paris 1786).

Murat, J. A., *Topographie médicale de la ville de Montpellier* (Montpellier 1810).

Nicolas, P. F., *Mémoires sur les maladies épidémiques qui ont régné dans la province de Dauphiné* (Grenoble 1786).

Petit, M. A., *Sur l'influence de la Révolution sur la santé publique* (1796).

—, in: *Essai sur la médecine du coeur* (Lyon 1806).

Pichler, J. F. C., *Mémoire sur les maladies contagieuses* (Straßburg 1786).

Préceptes de santé ou Introduction au Dictionnaire de Santé (Paris 1772).

Quatroux, F., *Traité de la peste* (Paris 1771).

Razoux, J., *Tables nosologiques et météorologiques dressées à l'Hôtel-Dieu de Nîmes* (Basel 1767).

Réflexions sur le traitement et la nature des épidémies lues à la Société royale de Médecine le 27 mai 1785 (Paris 1785).

Roy-Desjoncades, A., *Les lois de la nature applicables aux lois physiques de la médecine,* 2 Bände (Paris 1788).

Rochard, C. C. T., *Programme de cours sur les maladies épidémiques* (Straßburg, Jahr XIII).

Ruette, F., *Observations cliniques sur une maladie épidémique* (Paris).

Salverte, E., *Des rapports de la médecine avec la politique* (Paris 1806).

Souquet, *Essai sur l'histoire topographique médico-physique du district de Boulogne* (Boulogne, Jahr II).

Tallavignes, J. A., *Dissertation sur la médecine où l'on prouve que l'homme civilisé est plus sujet aux maladies graves* (Carcassonne 1821).

Thiery, *Vœux d'un patriote sur la médecine en France* (Paris 1789).

III. Reform der ärztlichen Praxis und Ausbildung

Appel à la raison ou vœu de l'humanité.

Baraillon, J. F., *Rapport sur la partie de police qui tient à la médecine,* 8 germinal, an VI (Paris, Jahr VI).

—, *Opinion sur le projet de la commission d'Instruction publique relatif aux Ecoles de Médecine,* 7 germinal an VI (Paris, Jahr VI).

Baumes, J. B. J., *Discours sur la nécessité des sciences dans une nation libre* (Montpellier, Jahr III).

Cabanis, P. J. G., *Œuvres,* 2 Bände (Paris 1956).

Calès, J. M., *Projet sur les Ecoles de santé,* 12 prairial an V (Paris, Jahr V).

—, *Opinion sur les Ecoles de Médecine,* 17 germinal an VI (Paris, Jahr VI).

Cantin, D. M. J., *Projet de réforme adressé à l'Assemblée Nationale* (Paris 1790).

Caron, J. F. C., *Réflexions sur l'exercice de la médecine* (Paris 1804).

—, *Projet de règlement sur l'art de guérir* (Paris 1801).

Chambeau de Montaux, *Moyens de rendre les hôpitaux utiles et de perfectionner la médecine* (Paris 1787).

Colon de Divol, *Réclamations des maladies de Bicêtre* (Paris 1790).

Coqueau, C. P., *Essai sur l'établissement des hôpitaux dans les grandes villes* (Paris 1787).
Daunou, P. C., *Rapports sur les Ecoles spéciales* (Paris, Jahr V).
Demangeon, J. B., *Tableau d'un triple établissement réuni en un seul hospice à Copenhague* (Paris, Jahr VII).
—, *Des moyens de perfectionner la médecine* (Paris 1804).
Desmonceaux, A., *De la bienfaisance nationale* (Paris 1787).
Duchanoy, *Projet d'organisation médicale.*
Du Laurens, J., *Moyens de rendre les hôpitaux utiles et de perfectionner les médecins* (Paris 1787).
Dupont de Nemours, P., *Idées sur les secours à donner aux pauvres malades dans une grande ville* (Paris 1786).
Ehrmann, J. F., *Opinion sur le projet de Vitet,* 14 germinal an VI (Paris, Jahr VI).
Essai sur la réformation de la société dite de médecine (Paris, Jahr VI).
Etat actuel de l'Ecole de Santé (Paris, Jahr VI).
Fourcroy, A. F., *Rapport sur l'enseignement libre des sciences et des arts* (Paris, Jahr II).
—, *Exposé des motifs du projet de loi relatif à l'exercise de la médecine* (Paris).
—, *Rapport sur les Ecoles de Médecine, frimaire an III* (Paris, Jahr III).
—, *Discours sur le projet de loi relatif à l'exercise de la médecine,* 19 ventôse an XI (Paris, Jahr XI).
Fourot, *Essai sur les concours en médecine* (Paris 1786).
Gallot, J. G., *Vues générales sur la restauration de l'art de guérir* (Paris 1790).
Géraud, M., *Projet de décret sur l'organisation civile des médecins* (Paris 1791).
Guillaume, J., *Procès-verbaux du Comité d'Instruction publique* (Paris 1899).
Guillemardet, F. P., *Opinion sur les Ecoles spéciales de Santé,* 14 germinal an VI (Paris, Jahr VI).
Imbert, J., *Le droit hospitalier de la Révolution et de l'Empire* (Paris 1954).
Instituta facultatis medicae Vindobonensis, curante A. Storck (Wien 1775).
Jadelot, N., *Adresse à Nos Seigneurs de l'Assemblée Nationale sur la nécessité et les moyens de perfectionner l'enseignement de la médecine* (Nancy 1790).
Lefèvre, J., *Opinion sur le projet de Vitet,* 16 germinal an VI (Paris, Jahr VI).
Lespagnol, N. L., *Projet d'établir trois médecins par district pour le soulagement des gens de la campagne* (Charleville 1790).
Marquais, J. Th., *Rapport au Roi sur l'état actuel de la médecine en France* (Paris 1814).
Menuret, J. J., *Essai sur les moyens de former de bons médecins* (Paris 1791).
Motif de la reclamation de la Faculté de Médecine de Paris contre l'établissement de la Société royale de Médecine (der Autor ist Vacher de la Feutrie).
Observations sur les moyens de perfectionner l'enseignement de la médecine en France (Montpellier, Jahr V).
Pastoret, C. E., *Rapport sur un mode provisoire d'examen pour les officiers de Santé,* 19 thermidor an V (Paris, Jahr V).

Petit, A., *Projet de réforme sur l'exercise de la médecine en France* (Paris 1791).
—, *Sur la meilleure manière de construire un hôpital* (Paris 1774).
Plan de travail présenté à la Société de Médecine de Paris (Paris, Jahr V).
Plan général d'enseignement dans l'Ecole de Santé de Paris (Paris, Jahr III).
Procher, G. C., *Opinion sur la résolution du 19 fructidor an V*, 16 vendémiaire an VI (Paris, Jahr VI).
Précis historique de l'établissement de la Société royale de Médecine.
Prieur de la Côte-d'Or, C. A., *Motion relative aux Ecoles de Santé* (Paris Jahr VI).
Programme de la Société royale de Médecine sur les cliniques (Paris 1792).
Programme des cours d'enseignement dans l'Ecole de Santé de Montpellier (Paris, Jahr III).
Prunelle, Cl. V., *Des Ecoles de Médecine, de leurs connexions et de leur méthodologie* (Paris 1816).
Recueil de discours prononcés à la Faculté de Montpellier (Montpellier 1820).
Régnault, J. B., *Considérations sur l'état de la médecine en France depuis la Révolution jusqu'à nos jours* (Paris 1819).
Retz, N., *Exposé succint à l'Assemblée Nationale sur les Facultés et Sociétés de Médecine* (Paris 1790).
Royer, P. F., *Bienfaisance médicale et projet financier* (Provins, Jahr IX).
—, *Bienfaisance médicale rurale* (Troyes 1814).
Sabarot de l'Avernière, *Vue de législation médicale adressée aux Etats généraux* (1789).
Tissot, S. A. D., *Essai sur les moyens de perfectionner les études de médecine* (Lausanne 1785).
Vicq d'Azyr, F., *Œuvres,* 6 Bände (Paris 1805).
Vitet, L., *Rapport sur les Ecoles de Santé,* 17 ventôse an VI (Paris, Jahr VI).
Würtz, *Mémoire sur l'établissement des Ecoles de Médecine pratique* (Paris 1784).

IV. Die Methoden

Amard, L. V. F., *Association intellectuelle,* 2 Bände (Paris 1821).
Amoreux, P. J., *Essai sur la médecine des Arabes* (Montpellier 1805).
Audibert-Caille, J. M., *Mémoire sur l'utilité de l'analogie en médecine* (Montpellier 1814).
Auenbrugger, L., *Inventum novum ex percussione thoracis humani, ut signo, abstrusos interni pectoris morbos detegendi* (Wien 1761).
Beullac, J. P., *Nouveau guide de l'étudiant en médecine* (Paris 1824).
Bordeu, Th., *Recherches sur le pouls,* 4 Bände (Paris 1779—1786).
Bouillaud, J., *Dissertation sur les généralités de la clinique* (Paris 1831).
Broussonnet, J. L. V., *Tableu élémentaire de séméiotique* (Montpellier, Jahr VI).
Brulley, C. A., *Essai sur l'art de conjecturer en médecine* (Paris, Jahr X).

Bruté, S. G. G., *Essai sur l'histoire et les avantages des institutions cliniques* (Paris 1803).

Chomel, J. B. L., *Essai historique sur la médecine en France* (Paris 1762).

Clos de Sorèze, J. A., *De l'analyse en médecine* (Montpellier, Jahr V).

Corvisart, J. N., *Essai sur les maladies et lésions du cœur et des gros vaisseaux* (Paris 1806).

Dardonville, H., *Réflexions pratiques sur les dangers des systèmes en médecine* (Paris 1818).

Demorcy-Delettre, J. B. E., *Essai sur l'analyse appliquée au perfectionnement de la médecine* (Paris 1818).

Double, F. J., *Séméiologie générale ou Traité des signes et de leur valeur dans les maladies,* 3 Bände (Paris 1811—1822).

Duvivier, P. H., *De la médecine considérée comme science et comme art* (Paris 1826).

Essich, J. G., *Vorbereitungslehre zum Krankenbette für angehende Ärzte und Wundärzte* (Augsburg 1791).

Fabre, *Recherche des vrais principes de l'art de guérir* (Paris 1790).

Fordyce, G., *An attempt to approve the evidence in medecine* (London 1792).

Fouquet, H., *Discours sur la clinique* (Monpellier, Jahr XI).

Frank, J. F., *Ratio instituti clinici Ticinensis* (Wien 1797).

Gilbert, N. P., *Les théories médicales modernes comparées entre elles* (Paris, Jahr VII).

Girbal, A., *Essai sur l'esprit de la clinique médicale de Montpellier* (Montpellier, 1857).

Goulin, J., *Mémoires sur l'histoire de la médecine* (Paris 1779).

Hélian, M., *Dictionnaire de diagnostic ou l'art de connaître les maladies* (Paris 1771).

Hildenbrand, J., *Ratio medendi in schola practica Vindobonensi* (Wien 1804 bis 1809).

Landré-Beauvais, A. J., *Séméiotique ou traité des signes des maladies* (Paris 1810).

Leroux, J. J., *Cours sur les généralités de la médecine* (Paris 1818).

—, *Ecole de Médecine. Clinique interne* (Paris 1809).

Lordat, J., *Conseils sur la manière d'étudier la la physiologie de l'homme* (Montpellier 1813).

—, *Perpétuité de la médecine* (Montpellier 1837).

Mahon, P. A. O., *Histoire de la médecine clinique* (Paris, Jahr XII).

Martinet, L., *Manuel de clinique* (Paris 1825).

Maygrier, J. P., *Guide de l'étudiant en médecine* (Paris 1807).

Menuret, J. J., *Traité du pouls* (Paris 1798).

Moscati, P., *Dell'uso dei sistemi nella pratica medica* (Pavia 1799).

Petit, M. A., *Collection d'observations cliniques* (Lyon 1815).

Pinel, Ph., *Médecine clinique* (Paris 1802).

Piorry, P. A., *Tableau indiquant la manière d'examiner et d'interroger le malade* (Paris 1832).

Rostan, L., *Traité élémentaire de diagnostic, de pronostic, d'indications thérapeutiques,* 6 Bände (Paris 1826).
Roucher-Deratte, Cl., *Leçons sur l'art d'observer* (Paris 1807).
Selle, Ch. G., *Medicina clinica oder Handbuch der medizinischen Praxis* (Berlin 1781).
—, *Einleitung in das Studium der Natur- und Arzneiwissenschaft* (Berlin 1777).
Sénebier, J., *Essai sur l'art d'observer et de faire des expériences,* 3 Bände (1802).
Thiery, F., *La médecine expérimentale* (Paris 1755).
Vaidy, J. V. F., *Plan d'études médicales à l'usage des aspirants* (Paris 1816).
Zimmermann, J. G., *Von der Erfahrung in der Arzneikunst* (Zürich 1763 bis 1764).

V. Pathologische Anatomie

Baillie, M., *The morbid human anatomy of some of the most important parts of the human body* (London 1793).
Bayle, G. L., *Recherches sur la phthisie pulmonaire* (Paris 1810).
Bichat, X., *Anatomie générale appliquée à la physiologie et à la médecine,* 3 Bände (Paris 1801).
—, *Anatomie pathologique* (Paris 1825).
—, *Recherches physiologiques sur la vie et la mort* (Paris, Jahr VIII).
—, *Traité des membranes* (Paris 1807).
Bonet, Th., *Sepulchretum anatomicum seu anatome practica ex cadaveribus morbo denatis proponens historias et observationes quae pathologiae genuinae tum nosologiae orthodoxae fundatrix dici meritur* (Genf 1679).
Breschet, G., *Répertoire général d'anatomie et de physiologie pathologiques,* 6 Bände (Paris 1826—1828).
Cailliot, L., *Eléments de pathologie et de physiologie pathologique,* 2 Bände (Paris 1819).
Chomel, A. F., *Eléments de pathologie générale* (Paris 1817).
Cruveilhier, J., *Essai sur l'anatomie pathologique en général,* 2 Bände (Paris 1816).
Dezeimeris, J. E., *Aperçu rapide des découvertes en anatomie pathologique* (Paris 1830).
Guillaume, A., *De l'influence de l'anatomie pathologique sur les progrès de la médecine* (Dôle 1834).
Laennec, R., *Traité de l'auscultation médiate,* 2 Bände (Paris 1819).
—, *Traité inédit de l'anatomie pathologique* (Paris 1884).
Lallemand, F., *Recherches anatomo-pathologiques sur l'encéphale et ses dépendances,* 2 Bände (Paris 1820).
Morgagni, J. B., *De sedibus et causis morborum per anatomen indagatis* (Venedig 1761).
Portal, A., *Cours d'anatomie médicale,* 5 Bände (Paris, Jahr XII).

Prost, P. A., *La médecine éclairée par l'observation et l'ouverture des corps*, 2 Bände (Paris, Jahr XII).
Rayer, P., *Sommaire d'une histoire abrégée de l'anatomie pathologique* (Paris 1818).
Ribes, Fr., *De l'anatomie pathologique considérée dans ses vrais rapports avec la science des maladies*, 2 Bände (Paris 1828—1834).
Richerand, B. A., *Histoire des progrès récents de la chirurgie* (Paris 1825).
Saucerotte, C., *De l'influence de l'anatomie pathologique sur les progrès de la médecine* (Paris 1834).
Tacheron, C. F., *Recherches anatomo-pathologiques sur la médecine pratique*, 3 Bände (Paris 1823).

VI. Die Fieber

Barbier, J. B. G., *Réflexions sur les fièvres* (Paris 1822).
Boisseau, F. G., *Pyrétologie physiologique* (Paris 1823).
Bompart, A., *Description de la fièvre adynamique* (Paris 1815).
Bouillaud, J., *Traité clinique ou expérimental des fièvres dites essentielles* (Paris 1830).
Broussais, F. J. V., *Catéchisme de médecine physiologique* (Paris 1824).
—, *Examen des doctrines médicales* (Paris 1821).
—, *Histoire des phlegmasies ou inflammations chroniques*, 2 Bände (Paris 1808).
—, *Leçons sur la phlegmasie gastrique* (Paris 1819).
—, *Mémoire sur l'influence que les travaux des médecins physiologistes ont exercée sur l'état de la médecine* (Paris 1832).
—, *Traité de physiologie appliquée à la pathologie*, 2 Bände (1822—1823).
Caffin, J. F., *Quelques mots de réponse à un ouvrage de M. Broussais* (Paris 1818).
Castel, L., *Réfutation de la nouvelle doctrine médicale de M. le Dr Broussais* (Paris 1824).
Chambon de Montaux, *Traité de la fièvre maligne simple et des fièvres compliquées de malignité*, 4 Bände (Paris 1787).
Chauffard, H., *Traité sur les fièvres prétendues essentielles* (Paris 1825).
Chomel, A. F., *De l'existence des fièvres* (Paris 1820).
—, *Des fièvres et des maladies pestilentielles* (Paris 1821).
Collineau, J. C., *Peut-on mettre en doute l'existence des fièvre essentielles?* (Paris 1823).
Dagoumer, Th., *Précis historique de la fièvre* (Paris 1831).
Dardonville, H., *Mémoire sur les fièvres* (Paris 1821).
Ducamp, Th., *Réflexions critiques sur les écrits de M. Chomel* (Paris 1821).
Fodéra, M., *Histoire de quelques doctrines médicales comparées à celles de M. Broussais* (Paris 1818).
Fournier, M., *Observations sur les fièvres putrides et malignes* (Dijon 1775).

Gérard, M., *Peut-on mettre en doute l'existence des fièvres essentielles?* (Paris 1823).

Giannini, *Della natura delle febbri* (Mailand 1805).

Giraudy, Ch., *De la fièvre* (Paris 1821).

Grimaud, M. de, *Cours complet ou Traité des fièvres,* 3 Bände (Montpellier 1791).

Hernandez, J. F., *Essai sur le typhus* (Paris 1816).

Hoffmann, F., *De vera motuum febrilium indole ac sede* (Halle 1723).

Hufeland, C. W., *Bemerkungen über das Nervenfieber* (Jena 1799).

Huxham, J., *Essay on fevers with their various kinds* (London 1739).

Larroque, J. B. de, *Observations cliniques opposées à l'examen de la nouvelle doctrine* (Paris 1818).

Leroux, F. M., *Oppositions aux erreurs de la science médicale* (Paris 1817).

Lesage, L. A., *Danger et absurdité de la doctrine physiologique* (Paris 1823).

Monfalcon, J. B., *Essai pour servir à l'histoire des fièvres adynamiques* (Lyon 1823).

Mongellaz, P. J., *Essai sur les irritations intermittentes,* 2 Bände (Paris 1821).

Pascal, Ph., *Tableau synoptique du diagnostic des fièvres essentielles* (Paris 1818).

Petit, M. A., *Traité de la fièvre entéro-mésentérique* (Paris 1813).

Petit-Radel, Ph., *Pyrétologie médicale* (Paris 1812).

Quitard-Piorry, H. H., *Traité sur la non-existence des fièvres essentielles* (Paris 1830).

Roche, L. Ch., *Réfutation des objections faites à la nouvelle doctrine des fièvres* (Paris 1821).

Roederer und Wagler, *Tractatus de morbo mucoso* (Göttingen 1783).

Roux, G., *Traité des fièvres adynamiques* (Paris 1812).

Selle, Ch. G., *Rudimenta pyretologiae methodicae* (Berlin 1773).

Stoll, M., *Aphorismi de cognoscendis et curandis febribus* (Wien 1786).

Tissot, S. A. D., *Dissertatio de febribus biliosis seu historia epidemiae Lausanniensis anni 1755* (Lausanne 1758).